名老中医临证医案精粹（内科卷）

姚乃礼脾胃病临证实录

姚乃礼◎主审
刘　震　王少丽　白宇宁◎主编
姚乃礼全国名老中医药专家传承工作室◎组织编写

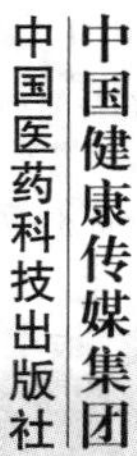

中国健康传媒集团
中国医药科技出版社

内容提要

姚乃礼教授为首都国医名师，第四、五批全国名老中医药专家学术经验继承工作指导老师，享受国务院政府特殊津贴。本书系统论述了姚乃礼教授脾胃病临证经验，全书分为理论篇和临证篇。第一章“学术渊源”，介绍了姚教授从师、习医、行医经历，治学精神，读书方法，临证心法等；第二章“学术思想”，介绍姚教授诊治脾胃相关疾患的诊疗特点及经验，系统讲述了姚教授从事中医药工作的历程；第三章“临证常用药对”，对脾胃病用药选择、刚柔配伍等，从中医学及西医学角度作了较为详细的叙述。第四章“专病临证经验”，收录姚教授诊治脾胃相关疾病的临证经验，是对疾病理论认识与实践经验的概括；第五章“医案选粹”，整理脾胃系疑难病症验案50余例，并逐一进行分析；第六篇“医论医话篇”，主要收集整理姚教授诊治脾胃病的经验，作为门人继承学习的体会，可与专病临证经验部分互参。

本书是脾胃病专著，可供临床医师和中医教学、科研工作者参考。广大群众阅读此书，对防治脾胃病，维护身体健康，也有裨益。

图书在版编目(CIP)数据

姚乃礼脾胃病临证实录 / 刘震，王少丽，白宇宁主编. -- 北京：中国医药科技出版社，2025. 1. -- ISBN 978-7-5214-5108-5

Ⅰ. R256.3

中国国家版本馆CIP数据核字第2025VH1792号

美术编辑 陈君杞
责任编辑 董 臻
版式设计 友全图文

出版 **中国健康传媒集团** | 中国医药科技出版社
地址 北京市海淀区文慧园北路甲22号
邮编 100082
电话 发行：010-62227427 邮购：010-62236938
网址 www.cmstp.com
规格 710×1000mm $^{1}/_{16}$
印张 15 $^{3}/_{4}$
字数 266千字
版次 2025年1月第1版
印次 2025年1月第1次印刷
印刷 河北环京美印刷有限公司
经销 全国各地新华书店
书号 ISBN 978-7-5214-5108-5
定价 59.00元

获取新书信息、投稿、为图书纠错，请扫码联系我们。

编委会

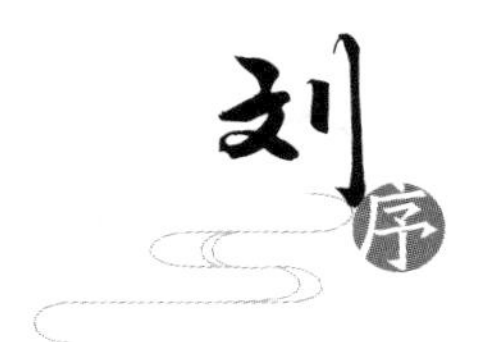

中医药学源远流长，底蕴深厚，在近现代，随着西医的传入与发展，中医学虽面临挑战，但依然保持其独特的生命力，持续发展，历久弥新。在此过程中，不少有识之士勇往直前，守正创新，取长补短，充分发挥中医药防病治病的独特优势和作用，为增进人民健康做出了重要贡献，姚乃礼教授便是其中之一。姚乃礼教授是一位在中医内科领域耕耘多年的专家。他身处中医学从传统到现代过渡的历史节点，深受传统文化的熏陶，同时也接受了西医学的影响。他的成长与经历，正是中医学在现代社会中的缩影。

姚乃礼教授是以学院教育为基础承前启后的一代中医，多年来致力于中医内科的临床、科研和教学工作，为中医学发展呕心沥血。作为中国中医科学院广安门医院主任医师，姚教授秉承中医悬壶济世、大医精诚的精神，勤于临证，思维敏捷，医理清晰，仁心仁术，往往能救患者于危难之时，起沉疴于垂危之际。其学术思想理论独特，在慢性乙型肝炎、肝纤维化、肝硬化、慢性萎缩性胃炎癌前病变的治疗方面提出了创新性的理论，并且不断超越自我，研制临床新方，创制经验方，临床疗效显著。此外，在症状与证候规范、证候演变及其评价研究等方面，姚教授也有着较高的造诣，对业界起到了引领和指导作用，并荣获多项相关课题资助。其研究成果亦获得科技进步奖，这些奖项是他多年辛勤耕耘的见证。

面对西医的汹涌发展之势，国家提出加快推进中医药现代化、产业化，坚持中西医并重，推动中医药和西医药相互补充、协调发展。作为第十届、十一届全国政协委员及全国政协教科文卫体委员会委员，姚教授不仅有悬壶济世的仁术，更有一份胸怀天下的仁心。他有担当，有坚守，永远保持一份对家国天下的热忱和情怀。他认为，现代中医学应适应时代的发展要求，在继承传统中医学理论的基础上，努力进行临床实践，构建中医学诊疗的现代化体系。同时，姚教授积极建言献策，针对影响中医药和卫生事业发展的重大问题提出提案，得到政府部门采纳，促进中医药行业整体协调发展。在此，我也希望当今中医医者，在新时代、新征程中，能不断增强事业心和责任感，推动中医药事业和产业高质量发展，为医院高质量发展和健康中国战略的实现做出新的、更大的贡献，推动中医药走向世界。

清代叶天士在《临证指南医案》中阐述医者的行医标准和奋斗目标："良医处世，不矜名，不计利，此其立德也；挽回造化，立起沉疴，此其立功也；阐发蕴奥，聿著方书，此其立言也。一艺而三善咸备，医道之有关于世，岂不重且大耶？"盖名虽为三而理实一贯，姚乃礼教授从医50余年，不慕名利，恪守医德，不忘初心，救死扶伤，一切从患者出发，利用各种机会为边远山区、少数民族医疗义诊，并通过电话、邮件、短信等为患者服务。对于年轻大夫遇到的临床难题，他随叫随到、耐心指导、实时跟进，始终传播和践行着大医精诚的美好医德。姚教授弘扬中医，主编多部著作，实为叶天士所言"立德、立功、立言"之人！我认为，每一位医务人员都应该像姚乃礼教授学习，做到恪守医德、不忘初心、精研医术。正是由于具备扎实的中医功底和开阔的思想情怀，姚教授方能秉持守正创新的精神，在中医核心思想的指导下，不断融会西医学的研究成果，提高临床能力和水平，发展中医药事业。

传承中医文化不仅是一种医学传统的继承,也是一种文化遗产的保护。作为国家第四、五、六、七批全国老中医药专家学术经验继承工作指导老师，姚教授积极推动名老中医学术思想、临床经验的研究。姚教授一向重视向中医前辈学习，师出名门，师承中医药大家秦伯未、任应秋、陈慎吾、岳美中、方药中、谢海洲、沈仲圭、赵金铎、董德懋、路志正等，尽得其衣钵，且与时俱进、守正创新、海纳百川，集众家之长而自成一体。与此同时，姚教授坚持按照习近平总书记提出的"保护好、发掘好、发展好、传承好"中医药的要求，在中医药事业传承和发展的道路上奋勇前行，永不止步。姚教授以身作则，身体力行，一直致力于中医的传承，真正做好了传、帮、带的工作。他主持举办中医学习班和西学中班，培养中医药人才，讲授中医药知识，坚持薪火传承，实现了桃李满园。

今欣闻刘震主任精心编写的《姚乃礼脾胃病临证实录》一书即将付梓，这是顺应时代要求，贯彻落实习近平总书记关于中医药工作的重要指示之举。深信本书的出版定能为业界增砖添瓦！

此书名《姚乃礼脾胃病临证实录》，读罢可知其不是纸上谈兵，更不是天马行空，而是一切从临床实际出发，记录介绍姚教授的学术思想、临床经验，无不透露出实事求是的精神及严谨的学术态度。字字斟酌，简洁明了；删繁就简，执一御万；四诊具备，见微知著；理法方药，有理有条。愿览此书者，能领略姚乃礼教授诊病之思、组方之妙、化裁变通之巧，得到启发，临床更上一层楼。在建设健康中国的道路上，每个中医人都能贡献自己的力量，为实现中华民族伟大复兴的中国梦而努力！这是中医的魅力所在，亦是传承的价值所在！愿本书不独收效于当时，亦能传承流泽于后世！

特作此序。

国医大师 刘志明

2024年初秋

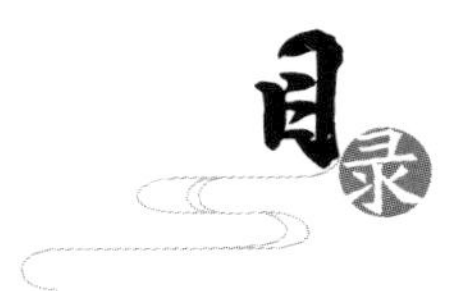

理论篇

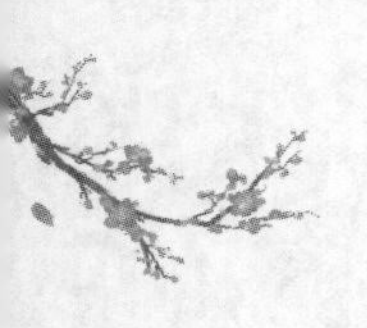

临证篇

医家小传

1962年，姚教授以优异的成绩如愿考入北京中医学院，开始了求医之路。1967年，他参加了医疗队，到甘肃肃南裕固族自治县、高台县进行巡回医疗，为广大农民送医送药。1968年毕业后，他选择到部队接受再教育，后被分配到中国人民解放军总后勤部2395军工医院（总后第五职工医院）从事中医内科工作；1976年被调到山西省中医研究所；1978年考入中国中医研究院，成为我国首批中医药学研究生之一；1980年毕业后进入中国中医科学院广安门医院工作。50多年来，姚教授始终秉承悬壶济世、大医精诚的精神为人民的健康事业而努力，献身于中医药事业。

立志坚定，天道酬勤

姚教授选择中医之路与他童年的不幸经历有关。姚教授的童年恰逢阎锡山施行“兵农合一”暴政时期，民不聊生，医疗卫生条件十分恶劣，山西地区的农民们负担沉重，饥寒交迫。姚乃礼的六弟在2岁时患了风寒感冒，却因家中贫困，无钱治疗，拖延日久而转成肺炎，姚父将全家的口粮全部卖掉，换了两支当时十分稀罕的盘尼西林（即青霉素），但仍无力回天。此事成为全家人的终身遗憾，也让童年的姚乃礼体会到生命的脆弱、健康的珍贵。农村艰苦恶劣的医疗环境、农民贫病交加的无助不幸在姚乃礼的脑海中留下十分深刻的印象，也促使他萌发了为更多穷苦百姓解除病痛的念头。

姚父在当时是一位有文化、思想相对开放、易接受新事物的人，也懂得一些医卫知识。经济条件稍有好转后，姚父便在家中常备十滴水、仁丹、正痛片（即复方阿司匹林）等药，街坊邻居遇头疼脑热常常上门求助。姚父矜贫救厄，乐善好施，为子女树立了良好的道德榜样。姚乃礼深受其父亲影响，

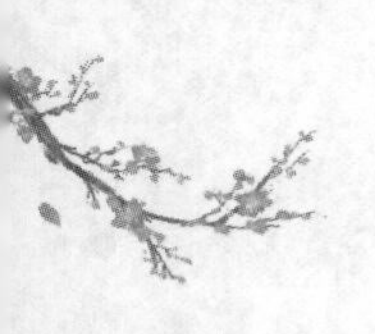

听从父亲教诲，更加坚定了济世救人的理想。

少年姚乃礼天资聪颖，勤奋好学，成绩突出，从初小二年级直接跳级到四年级，以致就读榆次一中时年龄不达标，但校长念其学业优异，破格录取。

就读于榆次一中的6年中，姚乃礼的生活条件十分艰苦，尽管能领到每月2元的助学金，但仍满足不了生活需要。懂事勤奋的姚乃礼为减轻家庭负担，在周末或放假时到山西经纬纺织机械厂打零工，从事钉包装箱的工作，每天可挣到1元。从学校到工厂至少有8公里路程，姚乃礼每天步行往返，晚上结束工作回到学校还要复习功课，他坚定学习意志，自强不息，做到了打工、学习两不误。

1964年，姚乃礼以优异的成绩考入北京中医学院。在这里，他不仅系统学习了中医基础理论，还学习了基础的西医知识，成为一个学贯中西的中医高级人才。在校期间，他思想进步、生活俭朴、成绩优异，同学们送给他一个雅号——“姚革命”。

师出名门，博采众长

秉承“读经典，跟名师，做临床”的原则，在北京中医学院学习期间，姚乃礼教授师承秦伯未、任应秋、陈慎吾、董建华、刘渡舟、颜正华等老一代享誉全国的中医药大家，深谙他们的学术思想，也继承了大师们对患者认真负责、真切关怀的高尚医德。此外，在跟随任老学习期间，姚乃礼掌握了做卡片的学习方法，阅读古籍文献时制作文摘卡片。这种最基础的勤学勤记、手脑并用的学习和研究方法不同于信息多样化时代利用电脑及手机整理笔记复制粘贴，手写的同时独立思考、分析，可以加强对知识的理解，这让他在学习研究中受益匪浅。

大学毕业后，姚乃礼被分配到中国人民解放军总后勤部2395军工医院工作，为军需职工和基层群众服务。其间他学以致用，诊治内、外、妇、儿各科患者，积累了丰富的临床经验，同时也遇到了许多临床难以解决的问题。这激发了姚乃礼继续深造，进一步向名老中医学习的意愿。

1977年，姚乃礼调到山西中医研究所工作，更加激发了对知识的渴望。

1978年1月23日，《人民日报》报道了全国统一招收研究生的消息，中国中医研究院和北京中医学院联合在全国招收50名研究生，这是中医有史以来第一次有了研究生教育。34岁的姚乃礼毅然报了名，最终以山西省第一名的成绩考到北京，成为我国第一届中医硕士研究生班中的一员。

在中国中医研究院攻读硕士期间，姚乃礼师从岳美中、方药中及谢海洲教授，同时学习了赵锡武、金寿山等专家各具特色的学术思想和临床经验。

1982年，姚乃礼研究生毕业，被择优留在广安门医院工作，在此期间，又得到沈仲圭、赵金铎、董德懋、路志正、刘志明等全国著名老中医的言传身教。

姚乃礼教授不仅跟随各位名老中医在门诊和病房学习，系统观察和诊疗患者；还承担临床研究课题，在脾胃病诊治方面积累了更多的经验。当时医院愿意从事肝病的医生不多，他为了创立医院肝病科，补充医院学科发展的短板，将自己的专业方向确定为脾胃肝胆疾病的中医药防治。在众多名老中医的指导下，姚乃礼海纳百川，集众家之长，对中医的理解越来越深刻，越来越有独到的心得。尤其是在脾胃肝胆病、痹证及疑难杂证的辨治方面，逐渐形成独特的理论体系，自成一体，无论是理论修养还是临床水平，都有了推陈出新的突破和提高。

研精覃思，硕果累累

姚乃礼教授在对慢性肝病、脾胃病等内科疾病的辨证论治方面有着很高的造诣，学术建设颇多，临床疗效显著。在症状与证候规范、证候演变及其评价研究等方面，对业界起到了引领和指导作用，并荣获多项相关课题资助，研究成果亦获得科技进步奖。

慢性萎缩性胃炎及癌前病变是胃癌发生的重要环节。姚教授提出，慢性萎缩性胃炎及癌前病变的基本病机为脾胃虚弱、升降失宜、寒热错杂、邪毒瘀滞、胃络损伤。脾胃虚弱是发病基础，邪毒壅滞损伤胃膜为重要的致病因素，升降失司、胃络瘀阻是疾病发展的基本病理变化。脾虚毒损络阻是核心病机。姚教授以健脾、通络、解毒为基本治则，创立了健脾通络解毒方。该方应用于

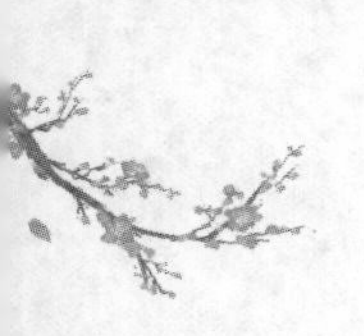

临床多年，有较好的疗效，经临床研究发现，有效率为77.5%。同时，病理组织学与COX-2相关信号转导通路的基础研究证实健脾通络解毒方具有一定的逆转胃癌前病变异型增生及肠化（即肠上皮化生）的作用。

慢性肝病是消化系统常见病、多发病、疑难病、危重病。通过总结前人经验，并结合多年临床实践，姚教授对慢性乙型肝炎、肝纤维化、早期肝硬化的病因病机进行了理论和实践研究，重视从络病理论认识肝纤维化的发生。对肝络的辨治从气血虚实、痰浊湿热瘀等因素分析，提出应用益气化瘀通络法治疗肝纤维化的观点，探讨其病理学与细胞分子生物学基础，对“毒损肝络”基本病机进行了深入探讨，创立了以“肝脾不调、湿热瘀滞、毒损肝络”为中心的辨证论治体系。在此基础上，主持研发了抗肝纤维化、早期肝硬化的中药制剂——芪术颗粒。临床观察发现，芪术颗粒改善肝纤维化、早期肝硬化的总有效率为92.65%，具有改善肝功能、减轻肝脏炎症活动及减轻肝纤维化程度、抗肝纤维化的作用。此外，姚教授主持了国家“九五”攻关课题“中医药抗肝纤维化的临床与实验研究”、国家“十五”攻关课题“芪术颗粒抗肝纤维化的临床开发研究”、国家自然科学基金项目“乙型肝炎后肝硬化证候因素研究”等，成果获得北京市科学技术奖二等奖、中国中医科学院科技进步二等奖等奖励，受到业界好评与肯定。

姚乃礼教授在疾病诊疗中重视参考现代理化检查指标，他认为理化检查是中医四诊的延续和深化，是脏腑内在功能变化的客观体现，可以反映疾病的活动性及稳定性。以中医理论认识这些变化，指导临床诊治，可以为辨证提供更加客观的依据。

同时，姚教授也犀利地指出中医临床诊疗中存在的问题。他说，当前辨证论治有简单化、模式化的趋势，缺乏对病机病证的深刻认识，限制了辨证论治的应用。医者难以掌握疾病发展变化的内在规律，故很难进行系统有效的治疗，也在一定程度上限制了中医学术的发展。基于此，他提出以辨证论治和辨病论治相结合为诊治疾病的基本思路，并且还要将宏观辨证和微观辨证相结合，应用于病证结合的诊断中；将现代仪器和检查手段与中医的四诊联系起来，赋予其全新的解释，使之在中医辨证论治中发挥不可替代的作用。

以慢性乙型肝炎为例，他重视病毒指标和肝功能的变化。治疗转氨酶异常多考虑机体湿热较重，酌加茵陈、垂盆草等；治疗胆红素增高酌加茵陈、虎杖、赤芍、苦参等；乙型肝炎病毒核糖核酸定量异常多考虑为湿热毒邪较盛，酌加白花蛇舌草、败酱草等。对于胃部疾患，姚乃礼教授认为胃镜下所见能够反映胃腑局部病变，是望诊和舌诊的延伸。其常结合胃黏膜病理改变选择用药，如治疗胃黏膜糜烂或溃疡，酌加收涩敛疮之海螵蛸、白及、煅瓦楞子等；治疗疣状隆起者，酌加清热消肿之蒲公英、生薏苡仁、连翘等；治疗肠化及不典型增生，酌加半枝莲、藤梨根、土贝母、露蜂房等解毒抗癌之品。结合理化检查指标，不仅提高了辨证的精准度，也提高了临床治疗效果。姚教授将中医辨证论治与现代理化检查分析相结合，不断探索检查指标与病机之间的内在联系，为疾病的诊疗提供新的线索和证据，是中医辨证论治有益的补充和发展。

在证候学研究方面，姚教授系统总结了乙型肝炎、肝硬化的证候特征和演变规律，提出毒损肝络的病机证候特点，为肝病的辨证论治提供了新的研究思路。姚乃礼教授提出，肝脾不调证是多种慢性疾病，特别是肝病、脾胃病的常见的证候。肝脾不调不仅仅包括肝郁、脾虚两方面，兼证也较多。肝郁日久可化火、伤阴、成风、入血，脾虚不运可酿生水湿、痰浊，生化无源可导致气虚、血虚，湿浊化热又可形成湿热，湿热酿久成毒，损伤肝络。因此，从不同层面、不同兼夹证对肝脾不调证进行分析才能增加诊疗的针对性和准确性，从而提高疗效，在肝病和脾胃病的治疗中应注意肝脾同治。

在学术思想传承方面，姚乃礼教授担任国家名医传承工作室项目负责人及责任专家，积极推动名老中医学术思想、临床经验的研究。作为国家"十五"攻关重大项目"名老中医学术经验的传承研究"、"十一五"科技支撑计划"名老中医专家经验传承与数字化研究"的牵头人及"十二五"名老中医传承项目和中国中医科学院名医名家项目课题的责任专家，其提出研究型传承的思路和传承的重点，主编相关著作24部，成果获中华中医药学会科技进步二等奖、中国中医科学院科技进步二等奖。

此外，姚乃礼教授还承担北京市重大科研项目"中医药防治重大疾病临床个体化诊疗评价体系的研究"、中医药行业科技专项"基于临床科研一体化技术平台的中风等疾病中医药临床诊疗研究"等课题；主持构建了临床科研共享系统，"中医临床科研信息一体化体系的研究"获中华中医药学会科技进步奖一等奖（排名第二），"中医临床科研信息共享系统的研究"获国家科技进步奖二等奖（排名第二）。在总结临床经验和有效方药的基础上，姚教授承担

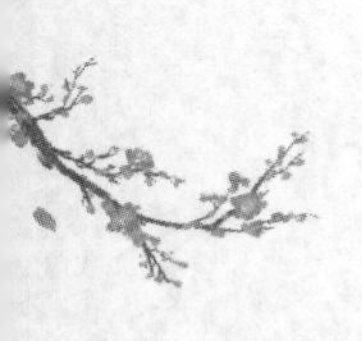

WHO西太地区临床实践指南的编写任务，牵头制订了《病毒性肝炎指南》。在行政方面，姚乃礼教授担任全国政协教科卫体委员会委员，中华中医药学会疑难病专业委员会主任委员，国务院学位委员会学科评议组成员，国家药典委员会委员，国家药品监督管理局药品评审专家，中华中医药学会常务理事、内科分会副主任委员，北京中医药学会副会长、《光明中医》总编等职。主编《中医症状鉴别诊断学（二版）》《中医证候鉴别诊断学（二版）》《中医心身疾病研究》《谢海洲中医杂病证治心法》《古今名医临证精华》《当代名老中医典型医案集》《当代名老中医经验方荟萃》《实用中医脑病学》（副主编），其中《中医症状鉴别诊断学（二版）》获中华中医药学会科技进步（著作）二等奖，《实用中医脑病学》获国家中医药管理局基础研究三等奖。

姚乃礼教授在中医药领域辛勤耕耘、呕心沥血50余年，扎根临床科研，屡有创新，成绩斐然。

重视传承，培养人才

作为国家名医传承工作室项目负责人及责任专家，姚乃礼教授积极推动名老中医学术思想、临床经验的研究。他认为必须正确处理继承和发展的关系，老中医要发挥余热，做好传、帮、带的工作，新一代中医则应加强中医基本功、辨证思维和临床经验方面的学习与实践。

姚乃礼教授说，自1949年前就从医的中医药专家已是耄耋老人，且为数不多了，二十世纪五六十年代培养的中医药和中西医结合专家也已进入老龄阶段。他们经过几十年钻研和探索，积累了丰富的经验，凝结了宝贵的学术成就。尤其是80岁左右的老中医，他们身上集中体现的中医优秀的学术思想和传统文化是宝贵财富。研究、总结和传承他们的学术经验是当前一项十分紧迫的工作。姚教授建议从4个方面加强老中医学术经验继承工作：一是国家应制定有关政策和办法，建立老中医经验继承的长效机制；二是制定和规范老中医带徒管理办法，对徒弟条件、带徒方法和时间、出师考核等做出明确规定；三是建立老中医研究室，组织专人整理研究老中医的学术经验；四是国家和各级政府应设立老中医继承的专项资金，采取多种形式，全方位做好老中医经验继承的工作。

同时，他也身体力行，致力于中医的传承，真正做好了传、帮、带的工作。早在二十世纪七十年代，他在基层工作时就主持举办中医学习班和西学中班，为部队、工厂和地方培养中医药人才，讲授中医药知识。

在培养学生方面，姚教授认为带教学生是一个教学相长的过程。言传身教不仅要有好的学术，还要以身作则。教好学生的过程也会促进自身学习和提高。尤其对于研究生的培养，更是要做到互相学习、互为师长。作为老师，他认为对学生的教育应是通过自己的行为举止潜移默化地影响学生，而不是靠说教。跟师门诊是学生向老师学习的好机会；也是老师言传身教，影响学生的好时机。他良好的医德修养和优良的服务态度不仅给患者安慰和鼓励，对传承人也是无形但深刻的教育。他鼓励学生多读书，多临证，勤思考，善总结。每遇到典型的个案，他总要仔细分析病因病机，药物使用剂量等多年积累的临床经验也毫无保留。虽然带教的人数较多，但对于每个传承人的论文或作业，他总是一丝不苟，字斟句酌，抓紧时间批改，有针对性地提出具体意见。在学术上，他素以严谨为准则，从他为学生修改的论文手稿中便可见一斑。同时，他也鼓励传承人在学术上要继承，不忘初心，更要创新。几十年来，经他培养或带教的有“赤脚医生”、进修医师，也有大学生、研究生和高年资医生。他们分布海内外，多已成为中医药临床、教育、科研领域的领头人或骨干。

为民建言，为医献策

除了在推动名老中医学术思想继承方面提出建议外，身兼中医专家和政协委员两大职责的姚教授一切从患者角度出发，怀着一颗全心全意为我国中医药事业服务的拳拳之心，针对影响中医药和卫生事业发展的重大问题提出诸多建议，得到政府部门采纳，促进了中医药行业整体协调发展。

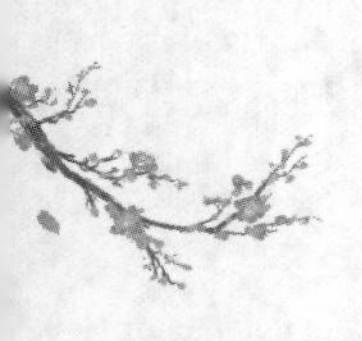

加快推进中医药立法进程

自1949年以来，我国高度重视中医药工作。1982年，“国家发展医疗卫生事业，发展现代医药和我国传统医药”被写入《中华人民共和国宪法》。近年来，我国政府制订和出台了一系列支持中医药的发展的政策措施。其中，国务院于2003年颁布了《中医药条例》，2009年制订了《关于扶持和促进中医药事业发展的若干意见》。姚乃礼说：“中医药立法已经迫在眉睫，而且中医药立法必须以保护和扶持中医药发展为宗旨……我们中医药的发展远远落后于西医学的发展。就目前中医药的发展状况而言，中医药已经成为一个亟待保护和扶持的事业。基于这种严峻局势，目前对于中医药，必须首先保护，然后才能谈到发展。那么，从保护的角度出发，在保护的基础上扶持其发展的理念就应该成为中医药立法的最主要的出发点和宗旨。”在诸多如姚乃礼教授般虔诚热忱的中医人的呼声中，2016年12月25日，《中华人民共和国中医药法》经第十二届全国人大常委会第十五次会议表决通过，并于2017年7月1日正式实施。作为我国中医药领域首部基础性、纲领性的法律，该法首次从法律层面上明确了中医药的重要地位、发展方针和扶持措施，为中医药事业发展提供了切实的法律保障。

中医药应当抓住入世机遇

在中国加入WTO的特殊背景下，中医药发展面对的是机遇还是挑战？姚教授认为，“入世”对中医药而言是极好的机遇。“入世”有利于引进资金、技术和管理方法，提高管理水平，促进中医药事业发展，推动中医药走向世界，与世界的接轨。中医药医疗、产业等领域要让世界有所了解，进而接受，就应提高整体的现代化水平。第一，要进行WTO及其有关法律、法规知识的培训；第二，深化科技体制改革，建立现代化的、代表我国一流水平的中医药研究中心；第三，加快进行医疗体制的改革，提高我国医疗机构和医疗产业的管理水平；第四，加强入世后有关中医药政策的研究；第五，加强对中医药知识产权保护的研究。这些建议充分体现了姚乃礼教授对中医事业发展的信心与期盼。

建立国家中医药艾滋病防治研究中心

姚教授认为，中医药对改善艾滋患者的机体免疫能力、延长生命有确切效用，且毒副作用小，不易产生耐药性，价格低廉。为了充分发挥中医药在艾滋病防治中的作用，遏制艾滋病的蔓延，姚教授建议成立国家中医药艾滋病防治研究中心，并将其纳入国家艾滋病防治研究体系，完善中医药治疗艾滋病的机构建设，汇集全国中医药行业的相关专家，进一步探索中医药防治艾滋病的规律、方法和方药，为人类做出新的贡献。

解决革命老区农民医疗问题

2006年，姚乃礼教授随全国政协考察团赴江西革命老区考察脱贫开发情况，并了解了那里的医疗卫生状况。他看到，江西革命老区除部分地区实行新型合作医疗，情况有所改善外，大部分山区医疗卫生条件仍然十分落后。有的农村连饮水问题都还没有解决，卫生条件很差，没有卫生室，农民就医条件十分有限。他建议，国家应将革命老区优先列入新型农村合作医疗的试点地区，对其中的困难地区或困难家庭，农民缴纳的部分应由国家或省级财政承担，尽可能减少老区农民的负担。由中央财政设立老区医疗卫生专项建设资金，支持老区医疗卫生建设。有计划、分阶段建设好革命老区县医院、乡镇卫生院和村卫生室。他还建议，对革命老区的县级医院实行城市对口支援制度，由发达地区城市大医院支援老区医院，从人员培养、业务指导、科研协作、医疗设备等方面支持老区，帮助老区农民解决就医问题。

注重农村中医人才培养

姚教授认为，中医药人才不足制约了基层中医药事业发展，主要原因是农村适用人才培养途径少，定向培养的人才不足；基层医疗卫生机构人员编制及待遇解决不好，缺乏人才稳定发展的相应机制。他提出，第一，注重农村中医药人才的培养，特别是重视中级中医药人员的培养，办好面向培养农村人才的中医药专科学校，鼓励农村中医药人员就地取材，自采自制，降低医疗费用；第二，解决现有部分从业人员的准入问题，特别是偏远农村，应对现有从

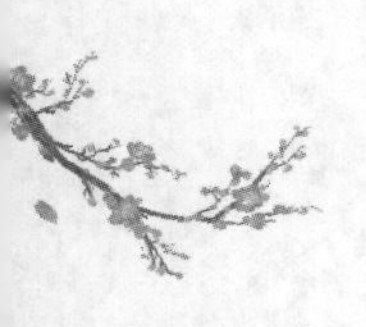

业人员进行适当培训，关键要解决其执业资格，允许其在当地合法行医。

姚乃礼教授曾说："党和政府对中医药非常重视，我被推到领导岗位上，就要忠实贯彻执行党的各项中医药方针政策。我们现在面临改革，有许多新的事物要学习、认识，同时要加快中医药的发展。中医药是一个丰富的宝库，有其鲜明特色和显著优势，亟待我们继承并发展。党的十六大以后，按照全面建成小康社会的要求，我们要有新的发展思路，在解决体制问题的同时明确学科发展的重点和方向，进行资源重组和机构调整，要以体制和机制的创新推动科技的进步和创新，由科技的进步和创新推动整个中医药事业的发展，这样才可能创造一流，使中国中医研究院这支'中医药国家队'不负众望，满足人民日益提高的健康需求。作为一名政协委员，我只有努力学习，积极参政议政，为早日实现小康社会而贡献力量。"

德艺双馨，大医至诚

"我是从贫苦的农村出来的，是党和国家把我培养成为一名医生，没有任何理由不为人民的健康事业付出毕生精力。"不管在哪里工作，姚乃礼始终将自己的人生理想与人民的需要紧密结合在一起。1967年大学毕业前夕，为了响应国家号召，他积极报名参加626医疗队，支援甘肃省山区牧民。甘肃祁连山地区人烟稀少，山脉连绵，当地的游牧民族多为散居，为了切实将党的温暖带给牧区人民，为牧区人民解除病痛的折磨，他参加医疗队到肃南裕固族自治县巡回医疗。裕固族、藏族、蒙古族等少数民族居住于此，皆以游牧为生。为了把药送到每一户人家，他坚持巡回到每一顶帐篷，经常只身骑马进深山为牧民服务，多次从马背上摔下。有次在后山巡回返程的路上，马匹受惊腾空而起，他摔下马来，狠狠地撞在石头上，腰椎损伤，留下腰部的病痛至今未愈。艰苦的工作条件使他深刻认识到山区牧民缺医少药问题的严峻性，从而更加坚定了扎根基层、服务人民的决心。后来姚教授被调往其他地区工作，但仍坚持为解决农民医疗问题积极建言献策，真正做到"不忘初心"。

没有谁能比姚乃礼更清楚身上穿的那件白大褂的分量。姚乃礼教授时常教导学生，只有德才兼备者才能成一名优秀的临床医生，志大才疏则寸步难行，恃才傲物则难以容于远近，必须“以德育才，以才辅德”。多年来，他以身作则，每次出门诊都要提前1个小时到诊室，寒暑如一。为了方便患者就医，他长期坚持每周出一次普通专家门诊，每次出诊都会告诉学生：“很多患者都是外地或远郊来的，看病很不容易，尽可能都给大家加号吧。”如此一来，原本每次出诊半天固定25个号，经常加号至50多个，甚至更多。姚教授兢兢业业，忘我工作，比别人提前1小时上班，却下班最晚，时常是下午上班的同事都来了他还在为上午挂号的患者诊病，门诊结束后午饭都顾不上吃便匆忙去参加下午的会议。长期快节奏、超负荷的工作，严重透支姚教授的身体。

老骥伏枥，志在千里。姚乃礼教授的学生马继征医生回忆，2014年的冬天，姚教授出门诊时觉得身体不舒服，大家都劝他停诊休息，但是他不同意，说：“患者冒着严寒排队挂了号，不能让大家白跑一趟。”门诊结束后去检查，发现是急性脑梗死，非常危险。住院期间得知有患者不远千里来京找他诊病没有挂上号，他让学生将患者引到病床前，义务为患者诊病，一丝不苟，患者和家属感动得热泪盈眶，在场的亲友和学生无不为之动容。而他觉得这是举手之劳，是医生的职业操守。

姚教授曾接诊过一位患胆汁反流的中年女性，该患者并不认可中医，一直采用西药治疗，但病情反复，迁延不愈，不断加重。本次发作已达半年，生不如死，在家属的强烈建议下于姚教授门诊就诊。经过仔细诊断，姚教授认为是典型的肝郁气滞、肝胃不和导致胃脘部胀痛不适，气机逆乱而烧心、嗳气、胆汁反流。在充分辨证的基础上，选择经典名方柴胡疏肝散加减。患者一开始抗拒中药，在家属的强力干预下勉强服药，3剂后病情有所缓解，7天后症状得到极大缓解，于是主动复诊，15天后痊愈。从此，该患者成为中医的“铁粉”，直言自己以前对中医误解太深。姚教授以突出的临床疗效让更多人折服于中医魅力。他精湛的医术、认真的态度、耐心的话语，如春风化雨为无数患者解除病痛。

他的患者遍及全国各地，有的专程从国外赶来。有一次一对常年驻外工作的中年夫妇匆忙来到门诊，女性5个月前因脓胸在国外行手术治疗，术后出现胸闷憋气，经多方治疗未见改善。症见胸闷憋气明显，左胁下胀气且有麻木感，气从脘腹上冲胸咽，头晕而胀，症状于活动后加重，舌色淡暗，舌体胖，边有齿痕，苔微黄腻，脉沉细弦。详细了解患者四诊信息后，姚教授觉得此即

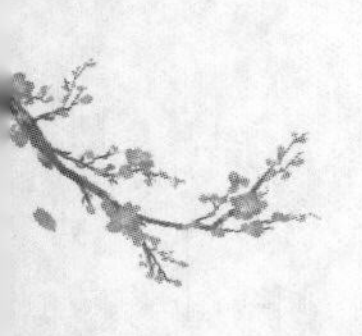

张锡纯所述升陷汤证，为手术后胸中大气下陷，致肺肝之气升降失宜，痰气上逆。遂在调肝理肺、降逆化痰的基础上加用黄芪30g、红参10g，大补肺脾之气，升阳举陷。经3周调治，患者病情明显缓解，喜出望外，直呼“一定大力宣传推广中医”，携善后方出国工作。除了门诊的患者外，姚教授还利用各种机会为边远山区、少数民族患者义诊，并通过电话、邮件、短信、微信视频等手段为患者服务。

一段段感人至深的医患故事、一个个鲜活生动的临床案例，是姚乃礼教授真正践行他的人生座右铭“医乃仁术，精诚为民，博采众长，求真创新”的体现，也是对他大医精诚品格和“首都国医名师”称号最好的诠释。

理论篇

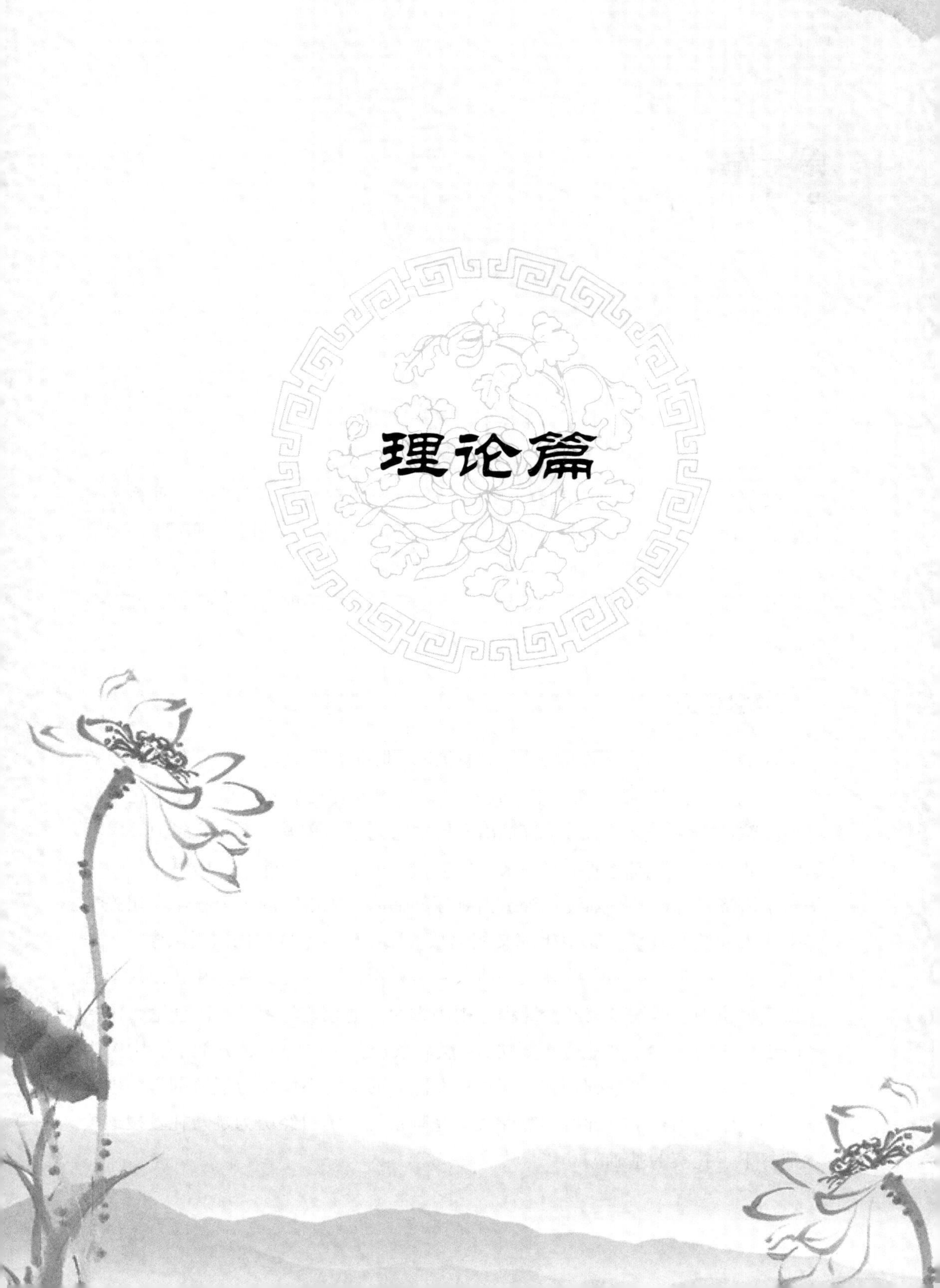

第一章 学术渊源

门墙桃李，含英咀华

姚乃礼在北京中医学院与中国中医研究院研究生班学习期间，师承享誉全国的中医药大家秦伯未、任应秋、陈慎吾、岳美中、方药中、谢海洲等人，为此后医学生涯打下了坚实的基础。在工作期间，又得到了沈仲圭、赵金铎、董德懋、路志正、刘志明等中医大家的言传身教，中医理论及临床能力得到全面提高。

学习经历

1962年，姚乃礼教授以优异的成绩考入北京中医学院，开始大学阶段的学习。北京中医学院于1956年正式建立，是国务院批准的最早一批创立的高等中医院校之一。恰逢当时国家推出发展中医药系列政策，大力开展中医学习运动，北京中医学院聘请了秦伯未、任应秋、王玉川、董建华、杨甲三、颜正华、于道济、陈慎吾、刘渡舟等造诣颇深、临床经验丰富的名中医作为相关学科带头人和兼职教师，原卫生部又相继从沈阳医学院（现中国医科大学）调来邱树华、刘国隆、巩固本等高水平西医专家教授西医课程。姚乃礼教授入学后便得到多位中、西医专家亲授课程。中医方面，他系统学习了中医理论，包括《黄帝内经》《伤寒论》《金匮要略》《温病条辨》及中药学、方剂学、中医内科学、中医外科学等基础和临床课程；西医方面，他系统学习了解剖学、生理学、药理学、内科学、外科学等课程。完整系统的学习经历为姚乃礼教授继续深造打下了扎实的基础。

我国于1978年恢复研究生招生，姚乃礼教授为进一步向名中医学习临床经验，提高自己的理论水平和临床能力，考取了全国首届中医研究生，进入中国中医研究院研究生班，跟随著名的中医大家岳美中、方药中、谢海洲、赵锡武等人学习中医理论及临床知识，并获得医学硕士学位，成为我国第一批具有研究生学历的中医医务工作者。硕士学习阶段，姚乃礼对中医理论的理解更加深入；在临床中又得到谢海州、赵金铎、董德懋、路志正、刘志明等导师的亲授，在理论素养、临床水平方面得到进一步充实和提高。另外，诸多全国著名的老中医药专家被研究院聘请至研究生班，姚乃礼得到诸多大家的熏陶。

本科和硕士阶段，姚乃礼均就读于优秀学府。全国著名医药专家亲授课程，严谨的学风和优质的教育资源为其成才奠定了良好的基础。在学术思想方面，师从“伤寒泰斗”陈慎吾。陈老重视伤寒六经辨证的理念和“保胃气，存津液”的思想对姚乃礼的诊治特点有很大的影响。姚乃礼认真研读名医秦伯未《谦斋医学讲稿·论肝病》中的内容，认为“毒损肝络”为肝纤维化的基本病机，开创了从络病理论治疗肝纤维化的先河，提出解毒通络、体用同调的治疗方法，在临床中应用该法治疗肝纤维化疗效显著。老一代名师的言传亲授使姚乃礼收获颇丰，不仅熟悉了名医的学术思想，而且继承了大师们对患者认真负责、真切关怀的高尚医德，为临床诊疗和医学研究打下扎实的基础。

工作经历

1965年6月26日，毛泽东同志作出“把医疗卫生工作的重点放到农村去”的重要指示。姚乃礼积极响应号召，在大学毕业前夕同多名同学组织“六二六”医疗队支援甘肃山区，在甘肃祁连山下的裕固族自治县、高台县巡回医疗。在医疗队中，姚乃礼积极向余桂清、焦树德学习，在临床方面积累了经验，更坚定了自己为人民健康服务的信念。大学毕业后，姚乃礼先后在中国人民解放军总后勤部2395医院、山西省中医研究所工作，他经常向山西的名老中医请教问题并积极主动学习。1981年，姚乃礼研究生毕业，被择优留在中医研究院广安门医院工作，留院工作时，他积极地承担门诊和病房的各项工作，系统全面地诊治患者，在此过程中得到了沈仲圭、赵金铎、董德懋、谢海洲、路志正、刘志明等全国著名老中医的言传身教，专业水平不断提高。“拜

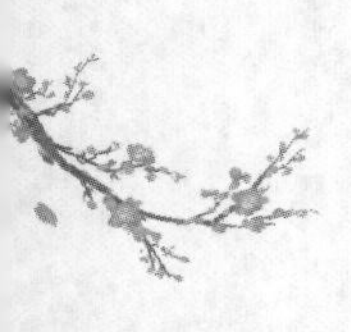

名师”是中医学习、传承、提高的重要途径，姚乃礼为不断提高学术和临床水平，在广安门医院工作期间拜谢海洲、路志正两位名老中医为师，学习他们的临床思维和学术经验。在脾胃肝胆病、痹证及疑难杂病的辨治、诊疗方面，受到了深远的影响，无论是理论修养还是临床水平都有了突破和提高，逐渐形成独特的理论体系。

姚乃礼学习谢海洲教授重视辨证的思想，将其在治法和方药配伍上的关系总结为5个方面：散与收、攻与补、温与清、升与降、动与静。“散”是发散、宣散，祛除外邪，宣通气机；“收”是收敛、固脱，收敛气血。“攻”为祛邪；“补”为扶正，邪去则正自妄，正存则邪自去。“温”指寒者热之，“清”指热者寒之。对于寒热错杂，常温清并用；对于真假寒热，常热因热用，寒因寒用。“升”指升提，“降”指通降，升者不可升而无制，降之不可降之太过。“动”者言其行，言其通，如行气活血，通阳化气；“静”者言其滞，如补药壅塞气机。这5个关系临床应用内涵丰富，对于恰当应用药物、选择药物配伍和剂量具有参考意义，对临床诊疗产生了深远的影响。姚乃礼教授学习谢海洲“血瘀成积”“扶正培本”的观点，并将其应用于慢性萎缩性胃炎的诊治中，提出从“微癥瘕”辨治的新观点，认为脾胃虚弱、邪毒伤胃、胃络瘀阻是该病基本病机，倡导补脾益气、祛瘀通络、解毒散结法治疗。

姚乃礼拜著名的中医学家路志正为师。路老基于多年临床诊疗总结出了“持中央，运四旁，怡情志，调升降，顾润燥，纳化常”的核心学术思想，对姚乃礼教授影响深远。其中，“持中央，运四旁”是核心，因脾胃为后天之本、气血生化之源，调理脾胃在多种疾病的治疗过程中起着至关重要的作用。“怡情志，调升降，顾润燥”为调理脾胃的具体方法。情志调畅与否和脾胃存在密切的关系，脾在志为思，过思则伤脾。另外，肝主疏泄，调畅精神情志，情志不畅会影响肝气疏泄，出现肝气郁结或亢逆，肝木易克伐脾土，进而出现脾胃功能失常。“脾宜升为健，胃宜降为和”，脾胃为气机升降的枢纽，二者升降相因，是水谷纳运正常的基础，若升降失常，清气在下，则生飧泄，浊气在上，则生䐜胀。脾为太阴湿土，喜燥恶湿；胃为阳明燥土，喜润恶燥。脾易为湿困，出现脾阳不运；胃易为燥伤，出现胃阴不足。若燥湿不济，则脾胃功能失常。“怡情志”“调升降”“顾润燥”的目标是实现“纳化常”，即胃主受纳、脾主运化功能正常，“纳化常”也是“持中央”的最终目的。在路老学术思想影响下，姚乃礼形成重视脾胃的思想，强调脾胃虚弱为病之本，深刻认识到肝脾不和、升降失常、运化失调、寒热错杂等为脾胃病的病机，基于此认识制订治法，在临床诊疗中广泛使用并取得良好的效果。

研读经典，深稽博考

姚乃礼教授重视经典的学习，对《黄帝内经》《伤寒论》《金匮要略》等中医经典古籍和中医各家学术思想深入学习和研究，融会贯通，推陈出新，逐渐形成独特的学术思想和理论体系。

《黄帝内经》构建理论框架

《黄帝内经》在中国古代哲学思想的影响下，以中国传统文化为根基，形成了中医学特有的思维方法，内容涉及藏象、病机、病因、病传预后、诊断、治疗、摄生等方面，构建了中医学完整的理论体系框架，形成了中医学不断发展的内在动力，奠定了医家临证之重要指南，成为后世各个学术流派发展的不竭源泉，对临床有重要的指导意义。

《黄帝内经》构建了中医学知识体系的理论框架，是姚教授学术思想的源泉。姚乃礼教授在脾胃病、肝胆病等内科疾病的病因病机、证候规律及防治等方面有着较高的造诣，学术建设颇多，《黄帝内经》的藏象学说、经络学说、精气及阴阳五行学说对其影响甚深。

《素问·灵兰秘典论》："脾胃者，仓廪之官，五味出焉。"《素问·六节藏象论》："脾、胃、大肠、小肠、三焦、膀胱者，仓廪之本，营之居也，名曰器，能化糟粕，转味而入出者也。其华在唇四白，其充在肌，其味甘，其色黄，此至阴之类，通于土气。"《素问·太阴阳明论》云："四肢皆禀气于胃，而不得至经，必因于脾，乃得禀也。今脾病不能为胃行其津液，四肢不得禀水谷气，气日以衰，脉道不利，筋骨肌肉，皆无气以生，故不用焉。"脾胃为后天之本，气血生化之源，可化水谷为精微，将其吸收并转输全身，营养五脏六腑、四肢百骸，为维持生命活动提供物质基础，并充养先天之精，促进生长发

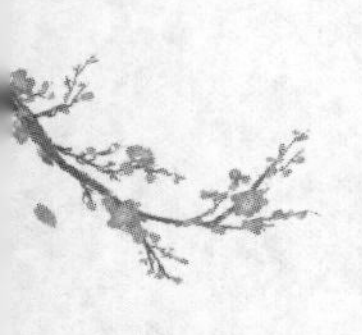

育。若脾胃功能失常，运化失调，则易导致脏腑气血阴阳失衡，引起多种慢性病，因此姚乃礼教授提出“慢病防治重在脾胃”的思想，认为许多脾胃病都以脾胃虚为致病的内因。《素问·宝命全形论》云“土得木而达”，《素问·五常政大论》中也提到“土疏泄，苍气达”，脾主运化，肝主疏泄，脾土需借肝木升散以疏达脾滞，肝木亦依赖脾精充养，二者相互滋生协助。《素问·六元正纪大论》“木郁之发，民病胃脘当心而痛”说明肝脾之间具有密切的关系，肝脏功能失调会影响脾胃的生理功能。姚乃礼教授认为肝脾不调是脾胃病常见的病机变化，如肝脾不和、肝胃不和、土虚木乘、土壅木郁、木郁克土、肝木乘脾等，治疗脾胃病时，调和肝脾是重要的治疗原则。

姚乃礼教授重视气化在脾胃病中的应用。“气”作为中医学的重要概念，是对物质代谢基本形式的概括，是物质转化的形式和动力。气化反映了精气之间相互转化的关系。《素问·阴阳应象大论》中“阳为气，阴为味；味归形，形归气；气归精，精归化；精食气，形食味；化生精，气生形；味伤形，气伤精；精化为气，气伤于味”，反映了气化在物质转化中的具体过程，以及药物饮食之气、味与人体的形、精、气、化的相互转化关系。《素问·六微旨大论》中“出入废则神机化灭，升降息则气立孤危。故非出入，则无以生长壮老已；非升降，则无以生长化收藏。是以升降出入，无器不有”，表明气化具有重要意义，升降出入是人体气化活动的主要形式，维持着人体正常的生命活动。气化理论贯穿于藏象、病机、诊法、论治理论中，姚乃礼教授运用其分析脾胃肝胆病的生理、病理，指导疾病的诊断和治疗。

《伤寒杂病论》指导临床实践

《伤寒杂病论》为“医圣”张仲景所作，是我国第一部辨证论治专著，分为《伤寒论》和《金匮要略》。《伤寒论》是我国第一部理法方药完备、理论联系实际的临床著作，是中医药学术发展史上具有辉煌成就与重要价值的经典著作，揭示了外感热病及某些杂病的诊治规律，发展并完善了六经辨证的理论体系，制订了治病求本、扶正祛邪、调理阴阳等基本治则，创制与保存了许多功效卓著的方剂，奠定了中医临床医学基础。长期以来，《伤寒论》有效地指导着历代医家的临床实践，并对中医药学术的发展产生了重要影响，后世医家称其为“启万世之法程，诚医门之圣书”，姚教授的临床实践亦深受其影响。

姚教授十分重视《伤寒论》的学习，受“伤寒泰斗”陈慎吾影响颇深。陈老强调“保胃气，存津液”的治疗经验，认为《伤寒论》“全论408节，脉证千变，治法万殊，一言蔽之，曰正气自疗。正气生于胃气，经之有胃气者生，即胃气能自疗其疾也。明于此则全篇大旨自得，阴阳寒热，虚实损益，无非保其胃气使之自疗”，强调中医治病最重要的是人体本身之正气，而正气生于胃气，临证须始终注意保护胃气。病证结合是中医诊病的传统模式。《伤寒论》是一部全面运用病证结合诊断模式的经典，如太阳病之中风、伤寒、蓄水、蓄血，是在辨病的基础上再行辨证。在《伤寒论》思想的指导下，姚乃礼形成了重视脾胃、病证结合等诊治特点。

被誉为“方书之祖”的《伤寒论》中保存了许多功效卓著的方剂，姚乃礼教授在临床中常常运用其治疗疾病。姚教授认为，慢性萎缩性胃炎的病机是脾虚毒损络阻，创制由四君子汤和半夏泻心汤化裁而成的健脾通络解毒方。半夏泻心汤为《伤寒论》中治疗寒热错杂痞证的经典方剂，以辛热药与苦寒药配伍，组成辛开苦降之剂，具有平调寒热、消痞散结之效，研究表明其可以保护胃黏膜，改善胃黏膜炎性状态。姚乃礼认为溃疡性结肠炎的病机为脾运不利、湿热留滞、肠络受损，治疗以补虚泻实为主，方用四君子汤合葛根芩连汤。四君子汤补益脾气，葛根芩连汤祛湿热之邪。葛根芩连汤为《伤寒论》中治疗太阳表邪内陷而致的湿热下利的效方，可清热止利，兼以解表。其可通过影响IL-17、Toll样受体、PI3K-Akt等信号通路，调节炎症反应、细胞增殖与凋亡、过氧化物酶活性等，进而发挥作用，治疗溃疡性结肠炎。《伤寒论》中的经典方剂被姚乃礼教授广泛使用，且疗效显著。

《金匮要略》是我国现存最早的一部论述杂病诊治的专著，建立了以病为纲、病证结合、辨证论治的杂病诊疗体系和应用广泛、配伍严谨、疗效显著的杂病经方体系。其以脏腑论内伤杂病，对以内科为主兼及妇科、外科的40余种疾病的病因、病机、诊断、处方、用药等都有详细记载。《脏腑经络先后病脉证第一》云“夫治未病者，见肝之病，知肝传脾，当先实脾”，表明肝脏病变易影响脾脏功能，导致肝病及脾。如肝气郁结除见精神抑郁、胸胁胀闷、善太息症状外，常出现纳差食减、脘腹胀满等脾病症状。对于此类病证，姚乃礼教授治疗时以调和肝脾为重要治则。另外，其将治未病的思想应用于临床，重

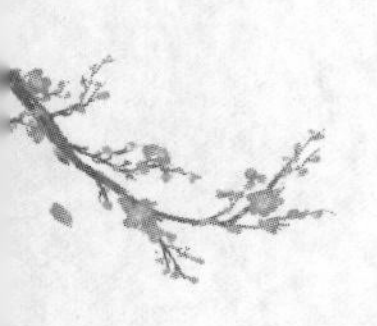

视脾胃在人体正气中的作用，认为“四季脾旺不受邪”，脾胃功能正常则病邪难以侵入，即使侵入也较难发病。若已经发病，要防止其进一步传化，即既病防变，如见肝之病当实脾以防止其传变。“经络受邪入脏腑，为内所因也”指出病邪通过经络传入脏腑，引起疾病。内伤杂病中肝着、虚劳干血、疟母等与络脉病机有关，采用辛润通络之旋覆花汤、辛温通络之大黄䗪虫丸、化瘀通络之鳖甲煎丸等治疗，验证并发展了络病理论。姚教授重视从络论治，认为肝纤维化、慢性萎缩性胃炎、溃疡性结肠炎的发病过程均有“毒损络脉”的传变规律，肝纤维化的病机为肝脾不调，湿热瘀滞，毒损肝络；慢性萎缩性胃炎的病机为脾虚毒损，胃络瘀阻；溃疡性结肠炎的病机为脾胃虚弱，毒损肠络。三者均可从络病理论进行辨治。

中医各家学说丰富学术思想

中医学数千年的发展史造就了众多的医家，形成了众多学术流派，在学术上百家争鸣，促进中医学不断发展、充实，丰富了中医学宝库。全面地评估历代医家的学术成就和经验，学习各代医家之特点，不仅可以丰富学识，深化中医学知识，更能有效指导临床实践。姚乃礼教授学习各家学说，综合各医家之所长，强化了中医理论思维，拓展了中医辨证思路，取得了较好的临床效果。

1.李东垣脾胃论

金元四大家之一的李东垣被称为“补土派”，其遵循“内伤脾胃，百病由生”的学术论点创立独具特色的中医系统理论——脾胃学说，代表性著述有《脾胃论》《内外伤辨惑论》《兰室秘藏》等。脾胃为元气之本，与元气关系密切，是精气升降运动的枢纽。《脾胃论》中“真气又名元气，乃先身生之精气也，非胃气不能滋之”“脾胃之气既伤，而元气亦不能充，而诸病之所由生也”，强调脾胃对元气的重要作用，脾胃伤则元气衰，元气衰则疾病所由生。“盖胃为水谷之海，饮食入胃，而精气先输脾归肺，上行春夏之令，以滋养周身，乃清气为天者也；升已而下输膀胱，行秋冬之令，为传化糟粕，转味而出，乃浊阴为地者也”，突出脾胃居于中焦，为气机升降枢纽的生理功能。内伤热中证的病因包括饮食不节、劳役过度、精神刺激，病理变化有气火失调、升降失常。李杲认为，内伤之病“皆先由喜怒悲忧恐，为五贼所伤，而后胃气不行，劳役饮食不节继之，则元气乃伤”，说明内伤病形成的原因，情志刺激是内伤病的先导因素，胃气不行、饮食不节亦是重要的病因。“脾胃气虚，则下流于肾，阴火得以乘其土位”，说明脾胃元气损伤引起阴火。“脾胃既为阴火所乘，谷气闭塞而下流，即清气不升，九窍为之不利”，提示脾胃升降失常可以引发病证。姚教授受东垣补土思想的熏陶，对脾胃病论治有独到的见解，提出“慢病防治重在脾胃”，强调脾胃是内伤病的关键因素；针对病机提出脾胃虚弱为病之本、饮食邪毒为病之因、升降失常为病之变等认识。

2.叶天士温病学说

温病学派医家叶天士对于温热病的治疗颇有心得，其部分学术观点对姚乃礼教授产生重要影响。

（1）重视舌诊，诊察病情。叶天士临床中重视舌诊，注意舌苔和舌质两方面的变化，按照颜色不同将舌质分为绛、紫、淡红三大类，将舌苔分为白、黄、黑3种，通过舌体的颜色、舌苔的颜色和厚薄润燥等变化，结合患者的临床表现，四诊合参，诊察病情。《辨舌指南·观舌之心法》云“灯下看舌苔，每成白色，然则舌虽可凭，而亦未尽可凭，非细心审察，亦难免于错误矣”，强调舌诊的重要性。姚乃礼教授受其影响，亦重视舌诊，通过舌诊观察舌体舌苔，诊察病情；舌诊多在自然光下进行，而不是在强光或背光环境中，尽量避免光线对舌诊的影响。

（2）强调脾胃分论，创立胃阴学说。叶天士推崇《脾胃论》，提出“内伤必取法于东垣”，重视脾胃在人体中的重要作用。另外，根据脾胃功能不同提出脾胃分论，胃为阳土，“阳土喜柔，偏恶刚燥，若四君、异功等，竟是治脾之药，腑宜通即是补”，胃以降为和，胃阴宜养。姚乃礼教授在其思想影响下，针对脾胃虚弱，脾病气虚为甚、胃病阴虚为甚，分别予补脾气、益胃阴以治疗。

（3）久病入络。《临证指南医案》提出“初病湿热在经，久则瘀热入络”“其初在经在气，其久入络入血”，指出病有初病久病、在经在络、在气在血的不同。若邪气久羁，则会伤及血络，应该以活血通络之品治疗，叶天士强调通络应当重视辛味药的使用，辛“能散能行”，具有发散、行气、行血等作用，行气则气机调畅，气行则血行，血络瘀滞得行，则邪去正安，为慢性病

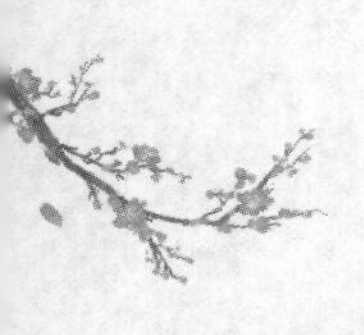

的治疗提供了思路。姚乃礼教授将久病入络思想应用于消化系统疾病的诊治，提出部分疑难病可从络病角度进行论治。慢性萎缩性胃炎的病机符合络病致病的特点，基本病机为脾虚络阻毒损，治则为健脾通络解毒；病毒性肝炎及肝炎后肝硬化发病病机以毒损肝络为核心，治疗时选用辛味药以通络；慢性溃疡性结肠炎可从毒损肠络论治，以脾胃虚弱为本、毒邪内蕴为因、络脉受邪为病理变化，呈脾虚毒损络阻之象，治宜健脾化湿、通络解毒。

3. 吴鞠通三焦辨证

温病学派医家吴鞠通根据其生活经历提出温病的三焦辨证理论，确立了温病的三焦治则："治上焦如羽，非轻不举；治中焦如衡，非平不安；治下焦如权，非重不沉。"吴鞠通从外感和内伤两方面探讨"治中焦如衡"，"衡"意为平，即治疗中焦病证要如同秤杆一般保持平衡，必平其邪势之盛，使归于平。对于湿热之邪在中焦者，应根据湿与热孰轻孰重而予清热化湿之法，分消湿热；对于脾胃升降失常者，当升脾气、降胃气，使其恢复平衡，不能单治一边；对于脾胃虚实夹杂者，应该补而不滞，攻而不伐，兼顾虚实两方面因素。姚乃礼教授将"治中焦如衡"作为脾胃病的重要治则，用"衡法"调整脾胃失衡状态，通过调畅脾胃气机，使脾升胃降功能恢复正常；通过养胃阴或化脾湿，使脾胃燥湿相济；通过平调寒热、温清兼用，治疗脾胃寒热错杂证；通过采用补法或泻法，补而不滞，泻而不伤，使脾胃功能恢复正常。

临床悟道，凝华经验

中医学以中医药理论与实践经验为主体，研究病因、病机、诊断、治疗、康复、预防、保健、疾病转化的规律等相关内容。对生命活动过程的认识、预防保健相关理论、防治疾病相关方法等内容通过历代传承并不断积累总结，形成如今具有原创理论、独特思维和丰富实践经验的中医体系。姚乃礼教授自1962年踏入中医药大门后，在学习阶段、工作阶段始终积极学习中医理论，领悟其深刻内涵，通过基层工作、临床工作中的实践经历不断加深对中医理论的理解，结合临床实践中积累的大量经验，在前人理论的基础上形成了独具特色的学术观点，在脾胃病、肝胆病、证候学研究、名医经验传承等方面有着突出的成果，其在脾胃病方面的主要学术观点如下。

1.确立病机

姚乃礼长期致力于慢性萎缩性胃炎的理论与临床研究，诊治了大量慢性萎缩性胃炎患者，对慢性萎缩性胃炎及胃癌前病变的病因病机、证候及治疗进行了理论与临床研究。姚乃礼教授探讨基于“络病理论”治疗慢性萎缩性胃炎的临床思路，提出脾胃虚弱、升降失宜、寒热错杂、邪毒瘀滞、胃络损伤的基本病机，强调以下三方面的内容。

（1）脾气虚弱是慢性萎缩性胃炎的发病基础。外邪犯胃、饮食伤胃、情志不舒等多种原因留滞不去，脾胃失常，纳运失调，生化乏源，气血亏虚，日久脾胃虚弱。另外，年老体衰、禀赋不足、劳倦内伤等亦会导致脾胃虚弱。《金匮要略·脏腑经络先后病脉证第一》云“四季脾旺不受邪”；《灵枢·五癃津液别》云“五脏六腑，心为之主……脾为之卫”。若脾胃功能正常，护卫机体、抗御外邪功能正常，则难以发病。反之，若脾胃虚弱，纳运失常，气机紊乱，气滞、湿阻、血瘀、痰阻等病理产物蓄积，阻滞胃络，胃络不畅，诸邪瘀滞于胃络，则发为胃病；脾胃虚弱，生化乏源，气血亏虚，络脉空虚，正不胜邪，邪气阻滞，加重胃络损伤。“因虚致病”和“因病致虚”互为因果，二者相互促进，反复损伤，加重病情。

（2）升降失司、胃络瘀阻是慢性萎缩性胃炎发展的基本病理变化。脾胃虚弱，升降失司，生化乏源，气血亏虚，胃络空虚，气行则血行，气虚则血行迟缓，气滞则血行涩滞，均可导致血瘀病变。情志不畅、肝气郁结是胃络瘀阻的重要致病因素。肝主疏泄，调畅气机，肝气畅达可协调脾升胃降，促进胆汁排泄，维持血液循行和津液的输布，脾胃纳运正常，胃络津血畅达。与之相反，若情志不畅，肝气郁结，络气阻滞，脾胃升降失调，津血输布失常，血行不畅，形成瘀血。瘀血与邪气胶结阻滞胃络，导致胃络功能障碍，胃络损伤。《临证指南医案》云：“邪与气血两凝，结聚络脉。”胃络阻滞不通，气不布津，气血亏虚，胃络失养，腺体减少，胃黏膜萎缩，日久形成有形之癥积，疾病向肠上皮化生、异型增生，甚至胃癌发展，胃镜下可见胃黏膜颜色失常，出现暗红或灰白色。另外，胃黏膜下可见部分血管透见，或伴有黏膜充血、糜烂、水肿。

（3）邪毒壅滞损伤胃黏膜为重要的致病因素。王冰注《素问·五常政大论》

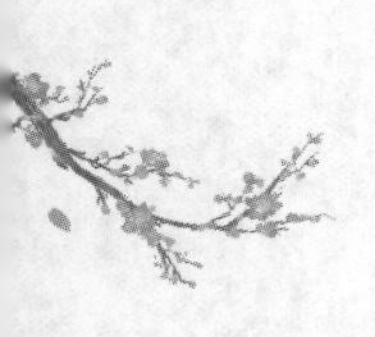

云："夫毒者，皆五行标盛暴烈之气所为也。"凡邪气盛者皆可称为毒。引起慢性萎缩性胃炎的毒邪包括外来和内生两类。外来之毒有六淫毒邪、幽门螺杆菌、酒食之毒、药物之毒等，内生之毒由湿邪、痰浊、血瘀、寒热等转化而来。诸邪蕴结，日久变化为毒，病程漫长，经过"诸邪侵袭—邪气积累—蕴结不解—化变为毒"的漫长过程，往往迁延数年。毒邪致病具有发病较为剧烈、损伤脏腑组织、一般药物不易治愈、疾病比较顽固、与其他邪气兼夹为伴等特点。疾病日久，正气受损，《灵枢·百病始生》云："壮人无积，虚则有之。"正虚之人又遇毒邪蕴结，阻滞并损伤胃络，日久形成有形之积。胃镜下黏膜出现红肿糜烂或溃疡，多为热毒伤及黏膜气血；胃镜下黏膜出现颗粒状不平、息肉、片状结节样增生、不典型增生等改变，多为毒邪伤及血络的标志。

基于以上对病机的认识，姚乃礼教授治疗慢性萎缩性胃炎以健脾和胃、解毒通络为基本治则，包括补益脾胃、活血通络、解毒散结三方面，方用健脾通络解毒方，药物组成为党参（或太子参）、莪术、白术、茯苓、法半夏、浙贝母、丹参等。全方发挥健脾和胃、通络解毒之功，经临床研究，其治疗慢性萎缩性胃炎疗效明显，不仅能缓解症状，消除炎症，而且对萎缩、肠化、异型增生等病理改变有较好的作用。临床用于慢性萎缩性胃炎及其癌前病变，观察65例患者，其中21例胃小弯轻中度异型增生，治疗后仅有4例轻度增生；39例重度肠上皮化生，治疗后77%转为轻中度，仅有9例重度；重度腺体萎缩由29例转为9例。

2.慢病防治重在脾胃

姚乃礼教授认为脾胃病是慢性病的主要诱因。当前社会物质条件改善，生活方式改变，慢性病成为影响健康的主要问题。慢性病死亡人数占我国总死亡人数的85%以上，导致的疾病负担占总疾病负担的70%。内伤又是慢性病的主要原因，饮食不节、劳逸失度、情志失调等引起脏腑气血阴阳变化，导致内伤疾病。《脾胃论》指出："若夫顺四时之气，起居有时，以避寒暑，饮食有节，及不暴喜怒，以颐神志，常欲四时均平，而无偏胜则安，不然损伤脾胃，真气下滞，或下泻而久不能升，是有秋冬而无春夏，乃生长之用陷于殒杀之气，而百病皆起，或久升而不降亦病焉。"脾胃损伤是内伤疾病的关键因素，所以姚乃礼教授提出"慢病防治重在脾胃"的思想。中医一贯重视脾胃，王纶在《明医杂著》中提到"外感法仲景，内伤法东垣"，李东垣在《脾胃论》中提到“内伤脾胃，百病由生”，均提示脾胃的重要性。脾胃病有广义和狭义的不同，广义的脾胃病指一切由脾胃功能失常引起的病证，包括大部分内伤疾病；狭义的脾胃病主要是指脾胃及相关脏腑组织的病变。

脾胃虚弱是许多脾胃病内因，运化失调是脾胃病的基本病机。常见脾胃病的证候规律研究显示：消化性溃疡中，脾胃虚弱（寒）证占33.60%，胃阴不足证占6.55%，二者合计40.15%；慢性萎缩性胃炎中，脾胃虚弱证占36.27%，胃阴不足证占10.21%，二者合计46.48%；胃食管反流中，脾胃虚弱证占13.5%，中虚气逆证占5.30%，二者合计18.80%；功能性消化不良中，脾胃虚弱（寒）证占14.18%，脾虚气滞证占7.69%，除常见证型外的其他证型占43.34%，所有脾胃虚弱有关的证候，达42.00%以上；肠易激综合征（泄泻型）中，肝郁脾虚、肝旺脾虚证占39.35%，脾气虚证占24.30%，脾肾阳虚证占16.17%，脾虚湿盛证占6.23%，脾虚证总计达86.05%；慢性便秘中，脾胃气虚（气虚、脾胃虚弱）证占18.47%，脾肾阳虚证占6.98%，二者合计25.45%。由此可知，脾胃虚弱证是脾胃病重要证型之一。结合临床经验，姚乃礼教授提出脾胃虚弱为病之本，是脾胃病的共同特点。脾胃为后天之本、气血生化之源，脾胃同居中焦，构成表里关系，二者纳运相得、升降相因、燥湿相济，共同完成受纳和运化水谷、水湿的功能。

3.病证结合是基本思路。

姚乃礼教授诊治疾病重视病证结合，即辨证论治和辨病论治相结合。病证结合是中医诊治疾病的传统模式，《黄帝内经》《伤寒杂病论》为病证结合的模式奠定了理论和实践基础。《素问·痹论》中论痹分行痹、痛痹、着痹，《伤寒论》太阳病之中风、伤寒，《金匮要略》痉病之刚痉、柔痉，皆是在病的基础上再行辨证。辨证论治是中医诊治疾病的一大特色，然当前辨证论治的过程中有“简单化、模式化”的趋势，限制了辨证论治的应用，也不利于中医学术的发展。岳美中教授在《岳美中论医集》中提到：“辨证论治应包括辨病因、辨病位、辨病态、辨病机、辨证候、辨病及辨治法方药等数种内容。但是现在有许多人认为所谓辨证论治就是辨识证候，就可以定治法投方药，不必问其究竟是何疾病（即认为不必辨病或辨病名）。应该通过辨病了解各种疾病的基本矛盾和特殊性问题，因为每一种疾病的基本矛盾是决定疾病的发生发展和预后的。至于证候，一般皆是从属于基本矛盾的。临床证候和基本矛盾可

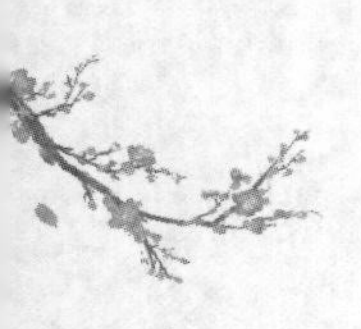

以一致也可以不一致。”岳老的论述给了姚乃礼极大的启发，他提出既要辨病又要辨证候，辨病和辨证相结合。当前临床辨证中存在的主要问题是忽略辨病论治，而以辨证论治代替辨病论治，并且将辨证论治简单化、模式化，缺乏对疾病本身的病机病证的深刻认识，医者难以掌握疾病发展变化的内在规律，很难进行系统有效的治疗。因此，姚乃礼教授临床重视病证结合，提出以辨病为先导、以辨证为主干的辨证论治原则。“一病必有一病之基本病机”，其治疗有相应的基本方药，这是辨病的基础。辨证时应在基本病机、基本治法的基础上熟悉疾病的证候。以慢性萎缩性胃炎为例，其基本病机为脾虚毒损、胃络瘀阻，基本治则为健脾和胃、解毒通络。在此基础上，慢性萎缩性胃炎病情复杂，多为复合证候，根据病情，判断寒热、湿浊、痰瘀、邪毒等具体情况确定治法和用药。

4.宏观辨证与微观辨证相结合

姚乃礼教授临床诊疗中重视“宏观辨证”和“微观辨证”相结合。宏观指望、闻、问、切四诊，微观指依靠现代的仪器和检查手段获得的信息，二者结合，称为“宏微相济”。仪器和各种检查手段是四诊的延伸，如内窥镜检查是望诊的延伸。临床中要善于将现代仪器和检查手段与中医四诊联系起来，赋予其全新的解释，使其在中医的辨证论治中发挥作用。宏观、微观辨证应用于病证结合的诊断中，必将极大地提高辨证论治水平。

辨治萎缩性胃炎时，胃镜直接反映胃黏膜的情况，是重要的辨证依据，胃黏膜病变和病理结果对于指导用药有重要意义。胃黏膜萎缩主脾胃虚弱，多为气阴两虚；胃黏膜颜色可辨在气在血、虚实寒热；胃黏膜糜烂、溃疡是热毒伤及气血的表现，若溃疡不愈，可酌加益气敛疮之品，常用海螵蛸、白及、凤凰衣等；胃黏膜疣状隆起是热毒较盛，伤及血络引起的，常加清热消肿之蒲公英、夏枯草、连翘等；伴胆汁反流者，是肝胆失于疏利，乘侮脾胃，常加柴胡、郁金、旋覆花、代赭石等；胃黏膜粗糙不平或有结节，为血络瘀滞形成小的癥积，常加莪术、蜂房等，化瘀散结通络；病理见肠化或不典型增生者乃毒邪伤及胃络，络损成积，酌加益气解毒抗癌之品，常用藤梨根、白花蛇舌草等。

治疗肝脏疾病，姚乃礼教授亦重视宏观辨证和微观辨证相结合。以慢性乙型肝炎为例，转氨酶异常多考虑肝胆失于疏利，夹杂湿热为患；胆红素增高为湿热较重，伤及血分，可清利湿热，酌加凉血散瘀之品；病毒核糖核酸定量异常多考虑湿热毒邪较盛，易伤血络，从清热解毒、凉血和络论治；肝脏超声包膜粗糙、密度不均匀等是肝络失和或血络瘀滞，若发现结节包块等已是络损成积；肝内血管紊乱、变细扭曲，门静脉增粗等皆是血络瘀滞的表现。

5.肝脾不调证是常见证候

姚乃礼教授结合中医理论及临床实践，发现肝脾不调证是多种慢性疾病，特别是脾胃病及肝病的常见证候，是其共同的病机特点。肝与脾之间有着密切的关系，表现为疏泄与运化相互为用。叶天士谓“主运化者脾也，主疏泄者肝也”，肝主疏泄，调畅气机，协调脾胃升降，促进胆汁排泄，以助脾胃受纳运化功能的正常发挥；脾主运化，脾气健运，水谷精微充足，气血生化有源，肝得以濡养而肝气调达，有助于疏泄功能的正常发挥。肝与脾为木与土的关系，土得木而达，木得土而荣。肝脾不调是脾胃病常见的病机变化及中医证型。对常见脾胃病进行证候规律研究发现，消化性溃疡中肝胃不和证占6.55%，慢性萎缩性胃炎中肝胃不和证占25.44%，胃食管反流病中肝胃郁热（肝胃不和）证占59.6%，功能性消化不良中肝胃不和证占16.38%，肠易激综合征（泄泻型）中肝郁脾虚证、肝旺脾虚证占39.35%。因此，在脾胃病的治疗中，调和肝脾是重要的治则。肝脾不调可出现不同的兼证，肝郁日久可化火、伤阴、生风、入血，脾虚不运可酿生水湿、痰浊，生化无源可导致气虚血虚，湿浊化热又可形成湿热，湿热酿久成毒致毒损肝络。因此，肝脾不调证还应从不同层面、不同兼夹进行分析。

临床脾胃病常伴有情志异常，并因情志变化发生或加重，因此治疗肝脾不调证应当注意调畅情志。心藏神，主精神活动；肝主疏泄，调畅情志；脾藏意，在志为思。三者协调，可维持正常的精神情志活动。若思虑过多，耗伤心脾，或肝失疏泄，可出现焦虑、抑郁、失眠等精神情志失常，治疗时应当适当选用调肝解郁、安定心神的药物。常用方剂有柴胡龙骨牡蛎汤、桂枝甘草龙骨牡蛎汤、百合地黄汤、越鞠丸等，常用药物包括合欢皮、合欢花、郁金、远志、酸枣仁等。

6.脾胃病疑难症应注意从络病论治

姚乃礼教授治疗脾胃病疑难症时，若符合络病的发病特点，考虑从络病理论治疗。《黄帝内经》首次提出络脉的概念，《金匮要略》中记载了络脉病

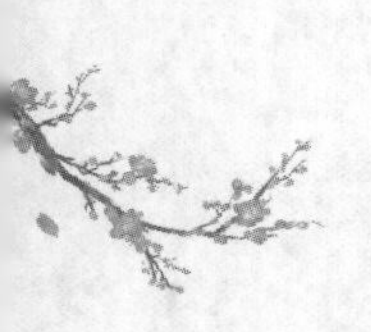

证的病机、治法及方药，肝着、虚劳干血、疟母等病证与络脉病机有关，采用辛润通络之旋覆花汤、辛温通络之大黄䗪虫丸、化瘀通络之鳖甲煎丸等治疗，从临床上验证并发展了络病理论。叶天士对于一些慢性疾病从络病进行辨证，认为“久病入络”“久痛入络”，邪气久羁必然伤及血络，《临证指南医案》云“初病湿热在经，久病瘀热入络”“其初在经在气，其久入络入血”，说明了疾病由气到血、由经到络、由浅到深的发展规律。在络病治疗方面，叶天士提出以活血通络之品治疗，强调络以辛为治，为慢性病的中医治疗提供了方法。脾胃病入络的表现有疼痛肿胀难解，或症状持续不解，糜烂出血，甚则形成结节，肿块积聚，舌质晦暗，脉来涩滞不和。络脉病变有轻重虚实之辨，分别为络脉不和、络脉瘀滞、络脉失养、络损成积等，采用疏通气血、化瘀通络、养血和络、消癥散结等方法治疗。姚乃礼教授将络病理论运用在慢性萎缩性胃炎及胃癌前病变、病毒性肝炎及肝炎后肝硬化、溃疡性结肠炎等疾病中。

慢性萎缩性胃炎及胃癌前病变病程较长，多有胃痛症状，较符合久病入络、久痛入络的发病特点，病机演变符合由气入血、由浅入深的发展规律，病情复杂，缠绵难愈。姚乃礼教授提出慢性萎缩性胃炎及胃癌前病变的基本病机为“脾虚毒损络阻”，治疗宜健脾解毒通络，方用健脾通络解毒方加减。病毒性肝炎及肝炎后肝硬化由湿热疫毒之邪感染引发，毒邪侵袭人体，由气及血，逐渐深入。湿热疫毒易犯中焦，引起脏腑功能失调，肝脾同病，正气虚弱，络气不足，正邪交争，病情缠绵，络脉不利，痰瘀内生。湿、热、瘀、毒留滞络脉，伤津耗气，停水动血，损伤脏腑、络脉，可出现变证。病机关键在毒损肝络、痰瘀交阻，治疗应益气化瘀、解毒通络，方用芪术颗粒加减。溃疡性结肠炎的基本病机为脾运失调、湿毒瘀滞、肠络受损。脾胃虚弱为病之本，脾虚无力运化水湿，湿浊留于肠间，阻滞气机，日久化热，湿热阻滞肠道，肠道传导失司，气滞血瘀，日久湿痰瘀阻于肠络，肠络受损。该病病程较长，病机复杂，符合络病久病入络入血的传变规律。姚教授主张健脾化湿、解毒通络、调和肝脾，以乌梅丸为主，将四君子汤、痛泻要方、香连丸等加减组合，并适当加用和络解毒之品。

7. 辨治重视毒邪

姚教授在脾胃病的病因辨治中重视毒邪的作用。王冰注《素问》云“夫毒者，皆五行剽盛暴烈之气所为也”，凡邪气盛者皆可以称为毒。尤在泾《金匮要略心典·百合狐惑阴阳毒病证治》云："毒，邪气蕴蓄不解之谓。"引起脾胃病的毒邪包括外来之毒和内生之毒两类，外来之毒有六淫毒邪、疫毒、幽门螺杆菌、酒食之毒、药物之毒等，内生之毒由湿邪、痰浊、血瘀、寒热等转化而来。毒邪致病有以下特点：①脏腑组织受损，红肿疼痛，糜烂积聚；②病邪直入气血；③病情重笃，顽缠难解；④易伤胃气；⑤舌质晦暗，脉来不和；⑥因化生及兼夹之邪气不同而有不同表现。慢性萎缩性胃炎发病过程中，湿邪、痰浊、血瘀、寒热、幽门螺杆菌、酒食等诸邪蕴蓄不解，变化为毒。毒邪损伤胃体、胃膜作用较强，导致胃黏膜糜烂，日久则成积聚；毒邪阻滞胃络，加重气机紊乱，久病入络入血，出现胃络瘀阻；毒蓄日久，正气受损，正邪交争，病势缠绵；毒邪阻滞胃络，损伤胃气，脾胃功能失常，气机升降失调，瘀血内生，可见舌质晦暗，脉来不和；毒邪阻滞胃络，根据湿、热、痰、瘀、浊等邪偏盛偏衰的不同可有不同的临床表现。溃疡性结肠炎中，痰、湿、瘀、浊等邪胶着不解，变化为毒。毒邪损伤肠络，直入气血，血败肉腐，内溃成疡，可出现肠镜下黏膜出血、糜烂、溃疡伴出血，大便见带有黏液脓血等表现；气滞、血瘀、痰湿阻滞肠络，日久正气受损，正邪交争，反复发作；瘀血阻滞，可见舌质晦暗、脉来不和等表现。溃疡性结肠炎分活动期和缓解期，活动期以湿热毒邪为盛，缓解期以正虚为本，络脉瘀阻为主，临床表现不同，应按不同邪气采用相应的治法。

针对毒邪的治疗原则包括以下4个方面：①脾胃虚弱为病之本，健脾扶助正气为治本之道；②根据痰、湿、浊、瘀、热等邪偏盛偏衰的不同，治疗兼夹之邪；③应用解毒之品以祛除毒邪，如用黄连、黄芩、蒲公英、败酱草等清热解毒；④应用抗癌解毒之品防止癌变，如用白花蛇舌草、半枝莲、藤梨根、石见穿等清热解毒，谨防癌变。

8.重视调整脏腑气化功能

姚乃礼教授重视气化在脾胃病中的应用。气是构成和维持人体生命活动的基础物质，气化是气的运动产生的各种变化，在人体具体表现为精、气、血、津液等生命物质的生成及相互转化过程。"膀胱者，州都之官，津液藏焉，气化则能出焉"。肾为气化之源，脾为气化之本，心、肺、肝、胆等脏腑皆以其所主气血之功能而参与和完成气化过程。气化过程的有序进行，是脏腑生理活动相互协调的结果。内伤病的形成主要原因为脏腑气化功能失职。脾肾

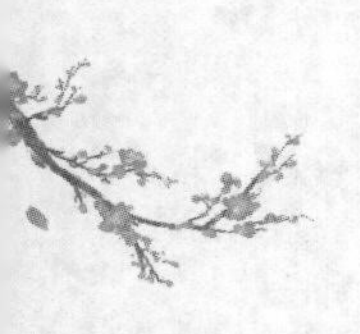

两脏尤为重要，脾肾两虚造成精气不足或浊邪内滞，引起气化失职，会影响人体物质的化生和代谢，引发各种疾病。

姚乃礼教授重视调整和恢复脏腑的气化功能，尤重脾肾两脏。恢复脾气的运化功能，可从以下四方面入手。

（1）补脾助运。脾胃虚弱为病之本，临床治疗应当补脾助运，运用太子参、党参、白术、黄芪等药物补益脾气，同时加木香、香附、郁金、苏梗等行气药以助脾胃运化。

（2）升阳散火。李东垣云："脾胃气虚，则下流于肾，阴火得以乘其土位。"姚教授在治疗反复发作的口腔溃疡时，若符合脾胃气虚、虚火内伏的病机特点，治以升阳散火，方用四君子汤合泻黄散加减，补脾胃之气，泻脾胃伏火，再加肉桂引热下行。

（3）化湿运脾。脾喜燥恶湿，湿邪易留滞脾胃导致脾胃功能失常。姚乃礼教授通过健脾化湿、燥湿运脾、清利湿热等多种方法祛湿，善用四君子汤合豆蔻等芳香化湿方药及平胃散、茵陈等清热利湿方药祛除湿邪，恢复脾胃气化功能。

（4）祛邪时顾护脾气。治疗脾胃病常用到理气药，其性味多辛苦温，易耗气伤阴。姚教授常用厚朴花，理气化湿而药力和缓，长期应用无伤正之弊。恢复肾的气化功能，姚乃礼教授常运用金匮肾气丸加减，或加入肉桂、山药等温补肾阳之品。肾的温煦气化功能正常则脾气得充，有助于脾的气化功能恢复正常。此外，脏腑气化功能之间存在密切的联系，脾升胃降功能调畅，肝气条达，以助脾运，对于恢复脏腑气化功能亦有重要的意义。

参考文献

［1］姚乃礼，胡荫奇，王承德．谢海洲老师学术思想成就［J］．中华医史杂志，2000（4）：60-61.

［2］吕文良，刘明坤.姚乃礼肝病临证精要［M］.北京：人民卫生出版社，023.

［3］顾珈裔，魏玮．路志正调理脾胃学术思想［J］．辽宁中医杂志，2013，40（7）：1323-1324.

［4］郑洪新，杨柱．中医基础理论［M］．北京：中国中医药出版社，2021.

［5］翟双庆，黎敬波.内经选读［M］.北京：中国中医药出版社，2021.
［6］王庆国，周春祥.伤寒论选读［M］.北京：中国中医药出版社，2021.
［7］小金井信宏.陈慎吾教授学术思想整理研究［D］.北京：北京中医药大学，2002.
［8］燕东.姚乃礼教授治疗脾胃病学术思想及慢性胃炎辨治经验的临床研究［D］.北京：中国中医科学院，2017.
［9］周会霞，卢雨蓓.半夏泻心汤防治慢性萎缩性胃炎的研究进展［J］.中医临床研究，2023，15（36）：124–128.
［10］周铃，夏晨曦，刘慧敏，等.姚乃礼教授从毒损肠络论治慢性溃疡性结肠炎［J］.西部中医药，2022，35（12）：92–95.
［11］张智，钟子劭，余卫峰，等.基于网络药理学探讨葛根芩连汤治疗溃疡性结肠炎的作用机制［J］.中国中西医结合消化杂志，2020，28（6）：403–407.
［12］范永升，姜德友.金匮要略［M］.北京：中国中医药出版社，2021.
［13］朱丹，姚乃礼.姚乃礼应用“络病”理论治消化系统疾病［J］.中华中医药杂志，2018，33（2）：577–579.
［14］任应秋.中医各家学说［M］.上海：上海科学技术出版社，2007.
［15］徐蕾.基于姚乃礼教授学术经验的慢性萎缩性胃炎的临床研究［D］.北京：北京中医药大学，2022.
［16］丁成华，李晶晶，方芳，等.慢性萎缩性胃炎中医病机与证候分布规律研究［J］.中华中医药杂志，2011，26（3）：582–586.
［17］周晓虹，叶梓苇.消化性溃疡中医辨证分型研究进展［J］.实用中医内科杂志，2011，25（4）：3–5.
［18］赵慧，叶柏.胃食管反流病的中医证型研究概况［J］.贵阳中医学院学报，2011，33（1）：75–78.
［19］何婧.功能性消化不良中医证型分布规律研究［D］.南京：南京中医药大学，2014.
［20］沈淑华，黄宣，吕宾，等.腹泻型肠易激综合征证型及证候要素的文献研究［J］.中华中医药杂志，2013，28（5）：1538–1540.

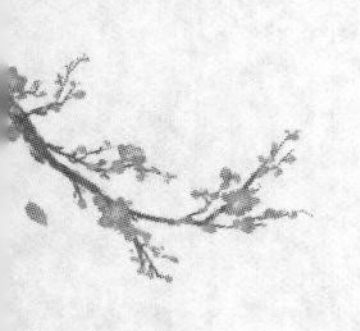

［21］麦玉书．便秘的现代中医文献整理及循证医学研究［D］．广州：广州中医药大学，2011.

［22］张婷婷．姚乃礼教授治疗慢性萎缩性胃炎的临床经验研究［D］．北京：中国中医科学院，2015.

［23］黄昊，刘绍能，姚乃礼．姚乃礼辨治溃疡性结肠炎之经验［J］．江苏中医药，2023，55（4）：26-28.

［24］燕东，白宇宁，张润顺，等．姚乃礼基于络病理论治疗慢性萎缩性胃炎经验［J］．中华中医药杂志，2015，30（11）：3946-3949.

［25］吕文良，陈兰羽，姚乃礼．络病理论与肝纤维化研究进展［J］．中华中医药学刊，2009，27（12）：2540-2542.

［26］刘震，刘绍能．姚乃礼从“毒损肝络”论治慢性乙型肝炎、肝硬化经验［J］．中国中医基础医学杂志，2011，17（7）：762-763.

［27］陈静，徐蕾，曹正民，等．姚乃礼教授从“肝郁脾虚，络阻毒损”论治慢性萎缩性胃炎经验［J］．天津中医药大学学报，2022，41（3）：295-299.

［28］殷振瑾，闫远杰，靳蕊等．姚乃礼教授从脏腑气化理论辨治脾胃病经验［J］．天津中医药，2017，34（11）：721-723.

第二章 学术思想

慢病防治，重在脾胃

一、补益脾胃以固本

脾胃病多为慢性疾病，患病日久，或素体禀赋虚弱，或外邪（如寒温失宜、幽门螺杆菌感染等）犯胃，或酒食不节，或情志不遂，或药物所伤等诸多因素均会损伤脾胃，导致脾气亏虚。脾胃纳运失健，湿浊停留，或郁火内生，导致湿热犯胃而灼伤胃阴；若化源匮乏，气不生血，病久入血伤阴，亦可致胃阴不足。脾胃虚弱包括脾气虚、脾阳虚、脾胃阴虚，但又以脾气虚为主。

内伤脾胃，百病由生。脾胃乃后天之本，气机升降之枢、气血生化之源。脾胃受损往往涉及其他脏腑，故其他脏腑病变亦应注意调理脾胃。脾胃虚弱而纳运失健、气机不利，导致气滞、血瘀、痰湿、湿热等诸多病理因素相应产生、加重，病情逐步发展演变，多影响他脏。脾失健运而气血乏源，或统摄无权而血溢脉外，致心血亏虚；脾气亏虚，土不生金，则肺脏得不到脾胃的滋养而气虚；脾失健运，湿热内蕴，熏蒸肝胆，土壅木郁，而致肝失疏泄；脾肾两脏相互滋济，若脾虚则难以滋养先天，肾之精气来源匮乏，而致肾虚。

脾胃虚弱是多种常见消化系统疾病的根本。慢性萎缩性胃炎病因多为饮食不节、情志失调、劳倦过度、外感邪毒损伤脾胃之气，其发生、发展过程漫长，脾胃受戕，运化不利，生化无权，气血俱虚，胃体失养，同时正虚无力祛邪，使邪毒内附于中焦胃膜而发病。上述诸多病因使胃黏膜屏障防御功能低下，外邪进一步损伤胃膜，正邪胶着，内伤胃络。日久脾胃虚损，胃络瘀滞，

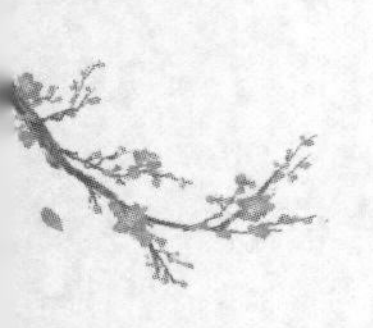

胃膜胃体损伤加重，渐致腺体减少、萎缩，甚至发生肠化和不典型增生。脾胃虚损是慢性萎缩性胃炎癌前病变的病理基础。临床上大部分慢性萎缩性胃炎和胃癌前病变患者均存在脾胃虚弱的症状和体征，在微观辨证角度，胃镜及电子光镜下可见胃黏膜粗糙、苍白、变薄，胃体失养，萎而不荣，均属脾胃虚弱之候，因此，治疗全程需以顾护脾胃之气为要。

脾胃虚弱也是溃疡性结肠炎之本。《灵枢·营卫生会》云："人受气于谷，谷入于胃，以传于肺，五脏六腑，皆以受气。"五谷入口，通过脾升胃降，纳运相得，化生精微物质。脾胃健运，则正气充足；脾胃一虚，则气血无所养，脏腑无所充，诸病乃生。《灵枢·平人绝谷》载："胃满则肠虚，肠满则胃虚，更虚更满，故气得上下，五脏安定。"脾、胃、大小肠统属脾胃系统范畴，受脾气之后才能维持正常生理功能，五脏藏精，六腑通降，维持胃肠虚实更替，脾胃系统气化正常，则五脏安定。各种内外因素致使脾胃虚弱，运化失常，痰湿水饮停留为患、气血精津乏源，皆会使五脏六腑失于濡养，导致相关疾病。《素问·太阴阳阳明论》曰："食饮不节，起居不时……下为飧泄，久为肠澼。"溃疡性结肠炎虽病变在肠，但统属脾胃病，因脾胃久伤，运化失常，通降失调，水湿内停，发为飧泄。故脾胃虚弱为发病之本，也是疾病迁延不愈的根本原因，且影响疾病的发展与预后。

再如脂肪肝，脾虚也是其基本病机。肝性喜条达而恶抑郁，主升、主动、主散，其生理功能是藏血、主疏泄。脾位于中焦，在膈之下，主运化、升清和统摄血液，与胃相表里，是机体对饮食物进行消化、吸收并输布精微的主要脏器。肝和脾同居膈下，肝属木，脾属土，生理上肝脾相互为用，制中有生。肝木与脾土这种制中有生、生中有制的关系主要表现为肝主疏泄和脾主运化功能的相辅相成。脾气健运，水谷精微充足，才能不断地输送和滋养于肝，肝才能得以发挥正常作用。饮食不节、过食肥甘厚味、长期嗜酒或劳逸失常损伤脾胃，脾气虚弱，肝气乘虚侮之，土虚木乘，导致肝脾不调。张景岳曰："以饮食劳倦而致胁痛者，此脾胃之所传也。"所谓"脾土一虚，肝木乘之"，表明脾虚肝木逆乘的病理过程。对此《景岳全书·杂证谟·论肝邪》进一步指出："肝邪之见，本由脾胃之虚，使脾胃不虚，则肝木虽强，必无乘脾之患。"《金匮要略》亦曰："脾实，则肝自愈。"脾伤无以化生水谷精微，运化功能减退，精微不能转输布散，久则聚积而成湿浊、痰浊之邪。痰浊内生，阻塞气道，由气及血，日久化瘀，痰瘀交阻，痹阻血络。综上，脾虚为脂肪肝的基本病机，是脂肪肝发生和转归的根本动因。脾气亏虚，不能耐受肝的相乘，肝气乘虚而入，土虚木乘，导致肝脾不调。脾虚健运失职，不能输布水谷精微，水精不能布散而停滞体内，形成痰浊，日久产生湿、痰、瘀等诸多病理产物。

脾胃健运则诸病自除，治疗脾胃病时要以补益脾胃为本。脾胃虚弱的治疗总以健脾益气和胃为要，但应根据脾胃虚弱之具体情况，以及气虚、阴虚等不同，兼寒、兼热之轻重，分别予以健脾益气、温中散寒、益胃养阴等不同治法。若脾气虚为主，常选用四君子汤，常用太子参、党参、黄芪、白术、茯苓、山药等健脾益气，用吴茱萸、干姜、桂枝、乌药等温中散寒；若胃阴虚为主，可选用益胃汤、北沙参、太子参、麦冬等甘凉养阴益胃之品；若为气阴两虚，常以四君子汤合益胃汤加减。补益脾胃时慎用峻猛之药，同时可适当选用枳壳、陈皮、紫苏梗、厚朴花、玫瑰花、香附等理气药，使补而不滞。

二、重在“治未病”

“治未病”与脾胃病关系密切，其重要性表现在不仅能治疗脾胃病自身，且可防治他病。故若能在脾胃病发作之初把握先机，尽早治疗，则可未病先防，既病防变，瘥后防复。

脾胃运化功能正常，则人体气充血旺，故而“正气存内，邪不可干”。脾胃是人体脏腑的重要部分，居于中州，在五行属土，乃后天之本、气血生化之源，承担运化水谷、化生气血的重任。脾胃功能如常，则可为机体供给充足的营养，维系正常的生理活动，如《金匮要略》所载：“四季脾旺不受邪”。反之，若脾胃纳运失健，则机体的消化吸收功能异常，出现脘腹胀满、大便稀溏或秘结、纳食不香、消瘦、腹痛等症状。若脾胃受损，不仅会导致脾胃自病，而且易导致其他脏腑功能异常，即“内伤脾胃，百病由生”。《金匮要略》云：“夫治未病者，见肝之病，知肝传脾，当先实脾。”健脾调胃可促进气血化生，使肝体得以濡养，有利于肝气疏泄，从而防治肝病；脾胃属土、肺属金，脾土生肺金，健脾以绝生痰之源，可防治慢性肺病，即“虚则补其母”；脾旺则后天得以滋养先天，防止肾病进一步加重；脾气健旺，血液化生有源，则心血充盈，且血液在脉中正常运行亦离不开脾气的统摄。

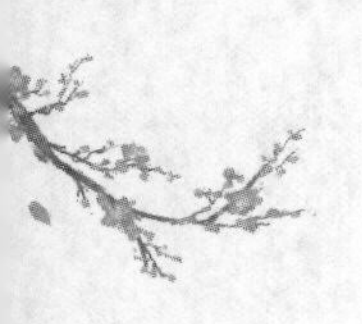

参考文献

[1] 曹志群，张维东，姜娜娜，等. 论慢性萎缩性胃炎癌前病变之脾胃虚损说［J］. 光明中医，2007，22（1）：5-7.

[2] 朱丹，吕文良，陈兰羽，等. 姚乃礼辨治脂肪肝经验［J］. 中医杂志，2013，54（15）：1278-1279.

[3] 燕东. 姚乃礼教授治疗脾胃病学术思想及慢性胃炎辨治经验的临床研究［D］. 北京：中国中医科学院，2016.

从络病辨治

络病理论是中医疾病学的重要内容。《黄帝内经》谓：“五脏之道，皆出于经隧，以行血气，血气不和，百病乃变化而生。”所谓络脉，亦属于经隧，各种病变多由经隧血气不和而致。清代叶天士提出“久病入络”的观点，对络病理论有了进一步的论述，并将其广泛应用于临床，对络病理论的完善和发展起到至关重要的作用。络病理论在心脑血管疾病、糖尿病、肾病、风湿性疾病等慢性病的防治中都有所发展，也可指导消化系统疾病的辨治。

一、络病理论的内涵

络脉是经络的一部分，经脉是主干，络脉为分支。络脉有十五别络、孙络、浮络之分。络病即是病变影响到络脉引起的一系列病证。络病理论萌芽于《黄帝内经》，《灵枢·脉度》记载“经脉为里，支而横者为络，络之别者为孙”，论述了经脉的组成。《素问·痹论》曰“病久入深，荣卫之行涩，经络时疏”，提出了久病可入深，致营卫运行不畅，经络失调。《伤寒杂病论》奠定了络病证治基础，《金匮要略·脏腑经络先后病脉证》曰“经络受邪入脏腑，为内所因也”，指出病邪通过经络传入脏腑引发疾病。并论述了肝着、黄疸、水肿、干血劳、疟母等内伤杂病与络脉病机有关，用旋覆花汤、大黄䗪虫丸、鳖甲煎丸等治疗，从临床上验证并发展了络病理论。清代叶天士发展了络病理论，他认为“凡是邪气久羁，必然伤及血络”，于《临证指南医案》中多次提到“久病入络”，如“初病在经在气，其久入络入血”“初病在经，久痛入络，以经主气，络主血”“初为气结在经，久则血伤入络，病久痛久则入血络”“经年宿病，病必在络”“百日久恙，血络必伤”，并记载了“肝络”“脾络”“胃络”“肺络”“肾络”“肠络”等脏腑络病，创立了辛味通络、络虚通补等治法，使络病理论更为完善，治络方药更为系统。

二、络病与消化系统疾病

络病之产生，或因外感之邪久病入里；或因七情所伤，脏腑受邪；或因痰浊湿热内生，瘀滞络脉；或因久病气血虚衰，络脉失养。由于病因、病位不同，病机表现各有不同的特点，分为以下几个方面。①络脉空虚：多因久病脏腑功能不足出现络脉失养的病变，表现为少气短言、疲乏无力，胃脘部胀满以午后为甚，胃脘部疼痛，喜温喜按等，舌质淡暗、脉沉细无力或细涩。②络脉失和：表现为嗳气胸满、脘痞腹胀，或胁肋疼痛，或腹中痞块，聚散不定，大便不畅，舌暗，脉弦细或细涩。③络脉瘀滞：表现为局部胀满疼痛，按压后缓解，或胸胁满闷，夜间为甚，口干不欲饮，舌质暗紫，脉细而涩。④成癥成积：络脉瘀滞日久，必然形成癥积或肿块，触之有形，或形成微小结节，舌紫暗，脉沉弦或细涩。以上这些病症可以出现在消化系统不同脏腑、不同病程的病变之中，是诊断不同脏腑络病的根据。

1.络病理论在慢性萎缩性胃炎中的应用

慢性萎缩性胃炎以胃黏膜上皮和腺体萎缩，数目减少，胃黏膜变薄，黏膜基层增厚，伴或不伴幽门腺、肠腺化生，或有不典型增生为特征，属胃癌前病变。逆转或阻断胃癌前病变的发生发展是降低胃癌发生率的重要措施之一。中医学无慢性萎缩性胃炎、胃癌前病变的概念，根据症状可将其归于中医学“胃脘痛”“痞满”“嘈杂”“胃痞”等范畴。此病病程长，病因病机错综复杂，多因脾胃虚弱，升降失常引起气滞、痰浊、湿浊、火热，或内生邪毒，伤及胃络，胃络瘀阻，胃膜损伤，导致糜烂出血，出现脘痞胀满疼痛等症状。叶天士在《临证指南医案·胃脘痛》中曰：“初病在胃，久病入络，以经主气，络主血，则可知其治气治血之当然也，风气既久阻，血亦应病”，“胃痛久而屡发，必有凝滞聚瘀”，揭示了慢性萎缩性胃炎由经到络、由气到血的发病规律。

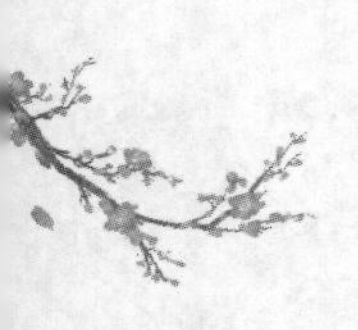

慢性萎缩性胃炎的病机在演变过程中呈现出由气及血入络的病势规律，病性为正虚邪实、正虚邪恋，病情复杂多变、缠绵难愈，较符合络病发病的特点，根据“久病入络入血”的传变规律，姚乃礼教授总结出慢性萎缩性胃炎脾虚络阻毒损的基本病机。胃络瘀阻是慢性萎缩性胃炎致病的关键条件，毒损络脉是其发展为癌前病变的重要因素，病机演变过程为脾胃亏虚→胃络瘀阻→毒损胃络。脾虚、络阻与毒损是标本虚实的三个方面，可各有侧重，但不能截然分开。姚乃礼在此基础上设立了以健脾解毒、化瘀通络为主的健脾通络解毒方，为治疗慢性萎缩性胃炎癌前病变专方。此方由太子参、莪术、白术、茯苓、法半夏、丹参、三七、浙贝母、藤梨根、甘草等组成。以太子参、莪术为君药，益气健脾、化瘀通络，针对本病基本病机；白术、茯苓为臣药，健脾益气，以顾护脾胃；丹参、三七活血祛瘀通络，法半夏、浙贝母化痰消积，藤梨根解毒，共为佐药，以辅佐君臣解毒消积、祛瘀通络；甘草为使，调和诸药，并有解毒之效。若气滞血瘀尤甚者，常酌加九香虫、延胡索、乌药等行气活血之品，气血同调，加强祛瘀通络之功。

2.络病理论在肝纤维化、肝硬化中的应用

肝纤维化是肝脏细胞外基质弥漫性过度沉积，肝硬化以纤维结缔组织弥漫性增生伴有肝细胞结节状再生为主要表现。肝纤维化和肝硬化均不是独立的疾病，而是许多慢性肝病的共同病理过程，病因主要包括感染性、化学损伤性及自身免疫性、先天性代谢缺陷等。目前研究表明，肝纤维化是可以逆转的。中医学没有肝纤维化、肝硬化的病名，根据其症状、体征，可归属于“肝着”“胁痛”“黄疸”“臌胀”“癥瘕”等范畴。肝为风木之脏，其性刚，主动主升，藏血，其实体为阴，主疏泄，功用为阳，肝血是肝脏疏泄的物质基础。慢性肝病多因湿热疫毒侵袭，毒邪瘀滞，或情志抑郁，肝气郁滞，肝络不和，久失调达，病程较长，病情易于反复，临床常见有湿热内蕴、肝郁气滞、肝胆湿热、肝脾不和、气滞血瘀等，初发在经在气，久则入血伤络。

肝纤维化可归属于中医络病范畴，其主要病理机制是“毒损肝络，痰瘀交阻”。慢性肝病发展至肝纤维化，进而出现门脉高压、肝硬化的过程，是络伤气滞发展至湿热阻络、毒瘀交阻的过程。姚乃礼根据慢性肝炎肝纤维化→肝硬化→肝癌这一动态过程的传变规律，明确提出肝纤维化“毒损肝络”理论。治疗中将络脉瘀滞作为辨证的一环，投以化瘀通络之法，使血络瘀滞得通，气机阻滞得调，化养肝体而正其“体阴用阳”之道。姚乃礼在此理论指导下，结合病因治疗，研制出芪术颗粒，治疗乙型肝炎肝纤维化。芪术颗粒由黄芪、莪术、柴胡、茵陈、北豆根、甘草等组成，方中黄芪、莪术为主药，益气活血，化瘀通络；茵陈清热利湿，柴胡疏肝理气，北豆根清热解毒，合用具有清热利湿解毒、疏肝健脾益气、活血化瘀散结之功，用于乙型肝炎肝纤维化治疗取得了较好的效果。

3. 络病理论在溃疡性结肠炎中的应用

溃疡性结肠炎是一种主要累及直肠、结肠黏膜和黏膜下层的慢性非特异性炎性反应，属于炎症性肠病范畴，临床主要表现为腹痛、腹泻、黏液脓血便等，西医学多采用抗感染、糖皮质激素和免疫抑制剂治疗，疗效却不尽如人意。本病病程缠绵，迁延难愈，呈现发作、缓解反复交替的变化过程，可归属于中医学“肠澼”“痢疾”“滞下”“肠风”“脏毒”“泄泻”等范畴。

本病多有脾胃虚弱的基础，在饮食不节、感受外邪、情志不遂等诸多因素下诱发。基本病机为脾运失调、湿毒瘀滞、肠络受损。脾胃虚弱，运化水湿无力，湿浊之邪稽留肠间，阻滞气机，且日久化热，湿热之邪与气血相搏结，肠道传导失司，气滞血凝，伤及肠络，血败肉腐，内溃成疡。本病病程较长，病机复杂，湿毒阻滞气机，郁久化热，熏蒸气血，影响肠道传导运化功能，出现一系列临床表现。由于瘀毒产生，湿、热、瘀、虚互结，符合络病理论“久病入络入血”的传变规律。本病虽在脾胃和肠，但常影响到肝肾。“三阴有病，治从厥阴”，常用乌梅丸加减治疗。在健脾调肝之中，重用健脾化湿、清热和络。根据病情，以乌梅丸为主，将四君子汤、痛泻要方、香连丸等加减组合，并适当加用莪术、当归、赤芍、败酱草等和络解毒之品。如出血明显，则配伍具有化瘀止血作用的中药，如槐花炭、地榆炭、仙鹤草、茜草炭等，以防活血太过造成出血。

三、小结

慢性萎缩性胃炎、胃癌前病变、肝纤维化、肝硬化、溃疡性结肠炎均是消化内科的常见病、疑难病，若不能得到有效的治疗，预后欠佳。姚乃礼教授基于多年临床实践，将络病理论运用于消化系统病证，认为以上疾病都有病程

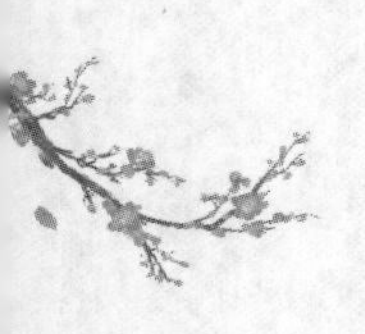

长、病机复杂、虚实夹杂的特点，发病过程中“毒损络脉”的传变规律符合络病理论由经入络、由气到血的致病特点，治疗时多选用活血通络之品，如莪术、丹参、三七、郁金、桃仁等，每每可收获良效。

从邪毒辨治

对于毒邪，王冰注《素问》提到，“夫毒者，皆五行标盛暴烈之气所为也”。五行即五气，风、寒、暑、湿、燥、火六淫之气特别暴烈，就成为毒。邪之甚者为毒，其特点是变化剧烈，伤人严重。《说文解字》云：“毒者，厚也。”意思是药的性味比较浓烈，作用比较剧烈，会产生毒。《周礼》中有医师“具毒药以奉医事”，认为医生的职能就是把毒药（治病的药）收集起来治疗疾病。《黄帝内经》里有大毒治病、小毒治病，“毒”的意思都是指药物的作用。《金匮要略》中提到，“毒，邪气蕴结不解之谓”。邪气蕴结不解，太剧烈，伤人很厉害，不易清解掉。由此可知，古人认为毒邪不易祛除，需用性味比较浓烈的“毒药”方能清解。

结合历代文献，姚乃礼教授认为毒邪有内外之分，外来的有五行剽盛暴烈之气，就是风、寒、暑、湿、燥、火、疫这些方面出现的剧烈的、不易解决的、伤人厉害的毒邪。也有内生之毒，如人体内产生的痰浊、湿浊、瘀滞，日久生内毒，进一步损害人体。毒邪致病有其特点。一是毒邪为患发病较为剧烈，对人体伤害大，甚至危及生命。二是一定有脏腑组织的损伤。例如咽喉红肿痛热，程度严重者为毒，没有脏腑组织损伤表现的叫热、火。三是运用一般的药物不容易清解，比较顽固。四是毒邪常与其他邪气兼夹为伴，例如湿、寒。部分毒邪还具有传染性，如疫毒。《金匮要略心典》云：“毒者，邪气蕴结不解之谓。”可见，毒邪多具有顽固难愈、损脏伤形、症状秽浊的特点。

一、从邪毒辨治慢性萎缩性胃炎及胃癌前病变

慢性萎缩性胃炎及胃癌前病变演变进程中，毒邪内蕴，损伤胃络，胃黏膜萎缩甚则恶变是其发展的病机关键。由于饮食、情志、劳倦等致脾胃虚损，

气阴两亏，湿、热、寒、痰、瘀、毒相互蕴结，胶结壅滞缠绵不解，脾虚不振，无力祛邪排毒，使邪毒日深，损伤胃络，正气愈虚，最终导致胃黏膜萎缩化生恶变。毒邪既是疾病病理产物，又是新的致病因素。毒邪有内外之分，对于慢性萎缩性胃炎及胃癌前病变，饮食不节或不洁，烟酒刺激，或幽门螺杆菌感染，为邪毒由外而来；若黏膜层炎症细胞浸润，或自身免疫性损伤，或其他原因影响脾胃运化功能，则化生痰浊湿热，内毒由此而生。现已明确，幽门螺杆菌是一种重要的毒邪，其本身及产生的多种致毒因素，对胃黏膜有直接或间接的毒性损伤，是引起胃膜发生异型增生甚至癌变的重要因素。胃黏膜病变是内、外、正、邪多种因素共同作用的结果。

邪毒内滞损伤胃络是本病发生的重要病机，解毒祛邪是本病治疗的重要法则。临床常用黄芩、黄连、蒲公英、栀子、紫花地丁等清热解毒祛邪之品，这些药物具有抑制幽门螺杆菌之邪毒的作用，同时应用白花蛇舌草、半枝莲、藤梨根、露蜂房、白屈菜等解毒抗癌的药物，加强解毒作用，以控制病情的发展和转化。

二、从邪毒辨治溃疡性结肠炎

导致溃疡性结肠炎发病的主要病因是“毒损肠络”，即毒邪侵袭肠络。致溃疡性结肠炎的毒邪也分为外邪和内邪。外邪从体外而来，流入经络，内合脏腑，对脏腑组织产生损害，包括酒毒、食毒、药毒、六淫毒邪等。喻昌创“逆流挽舟”之法治疗痢疾，并言“引其邪而出之于外”，提示了外感毒邪可致痢疾。内邪是脏腑失于气化，痰、湿、瘀等各种病理产物胶着日久，酝酿成毒。溃疡性结肠炎多反复发作，缠绵难愈，肠镜下表现为黏膜充血、糜烂、溃疡，伴有出血等损脏伤形表现，症见大便带有黏液脓血，肠镜下病灶表面附有污秽苔等。溃疡性结肠炎主要病理因素为湿，脾胃虚弱，运化失司，湿浊内生酝酿成毒；或外感湿热疫毒，损伤脾胃，运化无权，内湿亦增，内外相合，加重湿毒内蕴程度。结合临床所见湿毒贯穿本病发生发展全过程，活动期多伴有热毒，缓解期多伴有瘀毒。

慢性溃疡性结肠炎活动期以湿热毒邪为盛，标实为急，络脉受损气血失调次之，治以清热祛湿解毒为主，调气活血通络为辅。若症见黏液血便，白

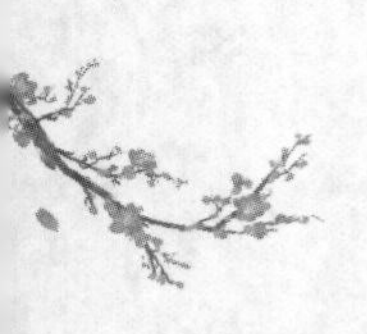

多赤少，或纯为黏液、白冻，舌暗红，苔白腻或微黄，脉弦，肠镜下肠黏膜水肿充血及表面附着脓性分泌物，或血管纹理模糊，为湿毒偏盛，方选芍药汤加减。此方中，黄芩、黄连、白花蛇舌草清热燥湿解毒；茯苓、白术、薏苡仁淡渗利湿；木香、槟榔理气止痛；芍药、当归、莪术养血活血，正如刘完素云“行血则便脓自愈，调气则后重自除”；再酌加少量太子参清补脾胃，以治病之本。若痢下赤色，黏稠臭秽，肛门灼热，小便热赤，口干，发热，舌红，苔黄腻，脉滑数，肠镜下肠黏膜色泽深红，充血糜烂，多发溃疡，接触后易出血，或自发性出血，病变范围广，为热毒偏盛，当增加清热解毒之力，方选白头翁合芍药汤加减。此方中，白头翁、马齿苋、白花蛇舌草、黄芩、黄连清热燥湿，凉血解毒；茯苓、白术、薏苡仁淡渗利湿；木香、槟榔理气止痛；芍药、莪术养血活血。此时标实明显，热毒更胜，虽有脾虚的病理存在，但急则当治其标，故去掉当归、太子参。

本病缓解期以正虚为本，络脉瘀阻为主，湿热毒邪次之。治以健脾祛湿，活血通络为法。若症见脘腹隐痛，大便不成形、次数多，或夹黏液，口淡不渴，四肢不温，舌暗淡，苔白腻，脉沉细弱，治以健脾化湿，通络解毒。方选理苓汤加减。此方中，桂枝、干姜、党参、白术温补脾胃；茯苓、薏苡仁、泽泻淡渗清热利湿；木香、芍药、莪术调气行血；芍药、甘草酸肝化阴，柔肝缓急。若在此基础上兼见肛门灼热，里急后重，口干口苦之热象，加葛根芩连汤。若肠镜下见黏膜色泽紫暗，伴粗糙颗粒、杵状增生样改变，或形成假性息肉，或病理见不典型增生，病程迁延不愈，腹部刺痛，或有包块，舌有瘀斑，舌下静脉迂曲扩张，脉细涩，为瘀毒阻络明显，酌加牡蛎、浙贝母、半夏、莪术、丹参等通络散结之品。

三、从邪毒辨治慢性乙型病毒性肝炎、肝硬化

“毒损肝络”是乙型病毒性肝炎的基本病理变化。慢性乙型肝炎为乙型肝炎病毒感染所致，病邪属湿热疫毒的范畴，感染以后湿热疫毒之邪伏留血分，损伤肝络，是基本的病理变化。在此，毒邪不单指致病因素疫毒之邪；还包括发展过程中所产生的病理产内生之毒，即脏腑功能失调及气血运行失常所致的蓄积在体内对机体产生损伤的病理产物。肝络作为络脉系统的重要组成部分，

生理上是肝脏与其他脏腑组织联络的纽带，是气血津液输布的要道，是气血营养肝脏的桥梁，是肝脏生理功能的重要组织结构；病理上是外邪入侵肝脏的通路、疾病的传变途径和邪气留滞的场所。毒损肝络的病理变化可见肝络功能性失调与实质性失调。功能性失调又称为肝络失和，是湿热疫毒之邪侵袭影响肝络正常的生理功能出现肝的生理功能异常；随着疾病的发展可见肝络实质性的失调，为有形的代谢产物停积于肝络，影响气血津液输布的障碍。若治疗得当，治疗以后停积于肝络的代谢产物可以消散；若疾病进一步发展，有形的代谢产物阻滞其中，逐渐形成积聚，则疾病进入络积的阶段，此时肝络阻塞，肝脏的生理功能受到严重影响，气血津液不能通过肝络营养肝脏，导致肝脏逐渐变硬、缩小。

乙型肝炎病毒侵袭人体，若患者正气未虚，毒邪循经，深入肝络，与络中气血相搏，正邪交争，肝络受损；若正虚络脉失养，毒邪极易伏留肝之血分，深入肝络，伺机而发；若劳累、失治、情绪等因素打破正气与毒邪相对平衡的状态，正邪交争，肝络受损。病程日久，病情反复，气机阻滞，痰浊、瘀血自内而生，与湿热毒邪相合，壅阻络道，共同损伤肝络，严重影响气血津液对肝脏的濡养，肝以血为体的生理基础与以气为用的生理功能均受到影响，进而发生诸多变证。

在慢性乙型肝炎的疾病发展过程中，“毒损肝络”作为基本的病理变化，对疾病的发展变化具有重要影响。患者多正气亏虚，肝之络脉空虚，外邪容易侵袭。毒邪侵袭，首先阻滞络脉气机。日久深伏血分，加之脏腑功能受到不同程度的损伤，痰浊、瘀血内生，与湿热毒邪相胶结，壅阻络道，逐步造成肝络之损伤，血行瘀滞，则该病容易向肝纤维化、肝硬化发展。若损伤、痰瘀阻滞程度广泛且超过肝脏可代偿的范围，则疾病进入难以治愈之恶境。

综上，慢性乙型肝炎、肝硬化始动因子及持续因素是湿热疫毒，发病之本是正气不足。病机在于“毒损肝络”，疾病渐进深入，瘀、毒、湿、热是主要致病因素。治以化瘀通络、扶正解毒，方用自拟芪术颗粒。

参考文献

[1] 殷振瑾，闫远杰，姚乃礼. 姚乃礼主任医师从邪毒理论辨治慢性萎缩性胃炎经验 [J]. 时珍国医国药，2017，28（8）：2007-2008.

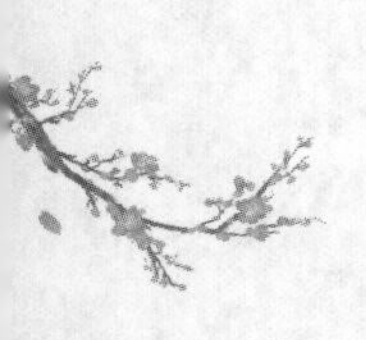

［2］冯军安，杨晋翔，韩海啸．中医毒邪理论在慢性萎缩性胃炎防治中的应用［J］．北京中医药大学学报（中医临床版），2008，15（2）：33-34.

［3］白宇宁，张润顺，朱昱翎，等．从“脾虚络阻毒损”辨治慢性萎缩性胃炎及癌前病变［J］．中医杂志，2013，54（1）：26-28.

［4］周铃，夏晨曦，刘慧敏，等．姚乃礼教授从毒损肠络论治慢性溃疡性结肠炎［J］．西部中医药，2022，35（12）：92-95.

［5］刘明坤．姚乃礼主任医师治疗慢性乙型肝炎的临床经验研究［D］．北京：中国中医科学院，2014.

［6］张若宣，吕文良，曹正民，等．姚乃礼以“肝络”理论辨治慢性乙型病毒性肝炎肝纤维化［J］．中医学报，2020，35（2）：304-307.

内伤辨治，重视气化

“气化”指气变化生万物，发端于中国古代的气一元论。对人体而言，气是维持生命活动的物质基础。人体内的气是不断变化的，气的这种运动变化及伴随其发生的能量转化过程称为气化。人体气化包括了体内精、气、血、津液的新陈代谢和相互之间的转化，以及伴随而来的能量代谢与转化。气化功能的实现离不开脏腑功能，脏腑气化功能失常是常见的病理表现。

一、重视脾气运化

脾主运化，脾能把饮食水谷转化为精微及津液，并将精微和津液吸收、转输至全身各脏腑组织器官。脾的运化离不开脾气。脾气运化具体包括运化食物和运化水液两个方面。第一，饮食进入胃中，经小肠进一步消化吸收，脾气转输，将水谷化为精微，上输于心肺，并经心肺输布全身。正如《脾胃论》中所云：“盖胃为水谷之海，饮食入胃，而精气先输脾归肺，上行春夏之令，以滋养周身，乃清气为天者也。升已而下输膀胱，行秋冬之令，为传化糟粕，转味而出，乃浊阴为地者也。”第二，水入于胃，经脾气转输，上输于肺，经过肺的宣发肃降输布于周身，化生汗液，下输于肾，经肾的气化化生尿液排出体外。脾是水液代谢的枢纽，脾气运化水液的功能正常，可以使之上行下达，维持水液代谢的平衡，否则就会导致水湿停留，产生水湿痰饮等病理产物，出现泄泻、便溏、水肿等症状。《素问·至真要大论》云："诸湿肿满，皆属于脾。"治疗脾胃病时，要重视恢复脾气的运化功能。

1. 补脾助运

脾为后天之本，气血化生之源，内伤脾胃，百病由生。内伤之疾多损及脾，日久脾气虚损不足，运化不利，治疗上总以补脾助运为第一要务，临床常用太子参、党参、黄芪、白术等健脾益气。一些脾胃虚弱的患者常有胃气停滞之象，需用行气之品来恢复脾气的运化，如木香、厚朴、厚朴花、苏梗等。然理气药性味多辛苦温，易耗气伤阴，对于脾气不足者不宜大量或长期使用。脾胃之气充足，方能化生气血，营养周身。邪盛正虚时，注重顾护脾气，也可祛邪而不伤正。

2. 升阳散火

李东垣认为："元气之充足，皆由脾胃之气无所伤，而后能滋养元气；若胃气之本弱，饮食自倍，则脾胃之气既伤，而元气亦不能充，而诸病之所由生也。"元气与阴火之间具有相互制约的关系。《脾胃论》曰："此因喜怒忧恐，损耗元气，资助心火。火与元气不两立，火胜则乘其土位，此所以病也。"治当升脾阳，散阴火。

3. 化湿运脾

脾为太阴湿土，喜燥恶湿，湿邪停滞中焦脾胃，导致气化失常。若脾气虚衰，气不化水，水湿不运，痰饮水湿内生，湿邪又会进一步影响脾的运化功能。此类患者具有脾虚症状，如乏力、便溏、脉细等，同时有湿邪停滞之象，如舌体胖、齿痕、不欲饮水。究其病机以脾气虚弱为本为因，湿邪内停为标为果，乃本虚标实、虚实夹杂病证。对于此类患者，治疗要标本兼治，健脾化湿，祛除湿邪以恢复脾的气化功能，予以党参、茯苓、白术等健脾益气，同时酌加芳香化湿类药物如豆蔻、石菖蒲等。若湿邪较重，壅滞于中焦，脾土被困，形成湿滞脾胃证。临床可见胸腹胀满，口淡不渴，不思饮食，或有恶心呕吐，大便溏泻，困倦嗜睡，舌苔厚腻，脉缓。此类患者湿邪较盛，以邪气盛为主要矛盾，不宜单独补益脾气，当以燥湿运脾为要，方用平胃散加减。湿邪渐化之后，方可加强健脾之气以杜湿邪滋生之源。在化湿的过程中，湿邪黏滞，

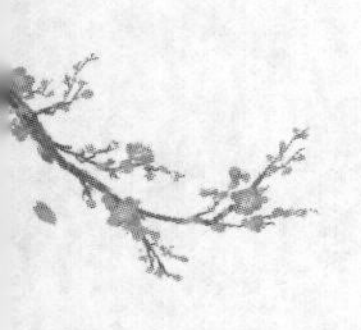

常常缠绵难愈，故需要一定的疗程方能蠲除，恢复脾运。脾虚湿盛，日久可化热，对于此类患者，治疗要重视健脾助运，清利湿热。

二、重视肾之气化

肾为先天之本、元阴元阳所出之处。肾气的盛衰盈亏直接影响到其他脏腑的功能，因此肾在脏腑气化的过程中发挥着极为重要的作用。治疗脾胃病亦强调恢复肾之气化功能。

肾主藏精。肾所藏的精气包括先天之精和后天之精。先天之精禀受于父母，后天之精为摄入的饮食物通过脾胃运化生成的水谷之精气，以及脏腑生理活动中化生的精气通过代谢平衡后的剩余部分。故《素问·上古天真论》说："肾者主水，受五脏六腑之精而藏之。"肾精化肾气。肾中有命门真火，此火可温煦脾阳，助其健运。若命门火衰，脾阳亦不振，则脾失健运。故治疗脾胃病要重视温养肾气，发挥其温煦气化的作用。如治疗脾肾两虚类脾胃病证，除补益脾气外，常用肉桂、山药、狗脊等，或以金匮肾气丸加减，温补肾阳。肾阳充足，充分发挥其温煦五脏的作用，使脾气亦充，中焦气化功能则得以恢复。

三、重视脏腑气化功能之间的联系

三焦属六腑，十二官之一，又有"中清之府""孤府""外府"等名。《黄帝内经》《难经》中均有关于三焦功能的详细描述，包括运行水液、主持诸气及通行原气等。《素问·灵兰秘典论》曰："三焦者，决渎之官，水道出焉。"《难经·三十八难》曰："谓三焦也。有原气之别焉，主持诸气，有名而无形。"可以推测三焦本身的旨意在于阐述全身的气化功能。《中藏经》云："三焦者……总领五脏六腑、荣卫、经络，内外、左右、上下之气也。三焦通，则内外、左右、上下皆通也。其于周身灌体，和调内外，荣左养右，导上宣下，莫大过于此也。"可见三焦还是气机升降出入的通道，全身气化之场所。三焦气化理论由赵献可首先提出，其所著《医贯》有云："五味入胃，其津液上升……津液之余，流入下部，得三焦之气施化，小肠渗出，膀胱渗入，而溲便注泄矣。凡胃中腐熟水谷……全假三焦之气化施行，气不能化，则闭格不通而为病矣。”将三焦气化功能概括为辅助胃中水谷运化、促进津液代谢生成尿液。近代医家张锡纯有进一步阐述，在《医学衷中参西录》中，他认为人体内之气皆由“大气”而来，同出而名异。此气由肾中元气资始，“少火发生，以徐徐上达”，“培养于后天水谷之气”，“贮于膺胸空旷之府”。并进一步指出三焦气化作用互相影响：“三焦之气化，不升则不降，上焦不能如雾，下焦即不能如渎也。”张锡纯还将运化水谷精微、主持津液疏布等功能归于中焦之气化，若中焦气化失司则清浊相混，痰湿内生。《医学衷中参西录》云：“俾中焦气化，壮旺流通，精液四布，清升浊降，痰之根柢蠲除矣。”将温热病后泄泻归于下焦气化受损，“外感之热久留耗阴，气化伤损……下焦小便不利而大便泄泻也”。至此，三焦气化理论基本形成，三焦气化功能囊括了人体气、血、津、精、液等物质的化生，饮食水谷的运化，精微化生，糟粕形成等，基本涵盖了人体物质代谢的全过程。

辨治脾胃病要重视脏腑气化功能之间的联系，即注重调畅三焦气机，使精微物质的化生、输布和代谢过程复常，并祛除水湿、痰饮等浊邪，在治疗上从中焦之脾入手，三焦气机同调。

1.调气血助上焦气化

《灵枢·决气》云：“上焦开发，宣五谷味，熏肤、充身、泽毛，若雾露之溉。”《灵枢·营卫生会》将上焦的功能概括为“上焦如雾”，说明上焦乃气血津液运行、升发、布散之场所，精微物质也有赖于肺气的宣降功能布洒于周身经脉。心肺同居上焦，上焦气化多为心肺脏腑功能的外在表现。肺主气，为水之上源，肺之宣降失常，日久水液停聚，反生痰浊。心主血脉，心气不足则血脉运行不利而生瘀滞。上焦位高，用药宜轻，治疗以调气和血为主，必要时少佐上焦气化，故立“调气血助上焦气化”之法。如用经验方调肝化浊汤治疗非酒精性脂肪肝，以当归芍药散为基础。当归芍药散一方之中包含补气之四君子汤、补血调血之四物汤及化气行水之五苓散三方之意，是调和气血之基本方。为增其理气和血之功，在当归芍药散基础上佐以入心肺二经且善开郁通滞气的郁金，善走心腹而味苦气泄、破积生新之丹参，能除血痹破坚积的赤芍及破气行瘀磨积聚、除痰散滞逐寒凝之莪术。诸药相伍，入上焦，疏血气，而致调达和平，则“气和而生，津液相成，神乃自生”。另见有畏寒、自汗、气短等症，酌加生黄芪、白术、太子参等补益之品，益心肺之气助上焦气化。气

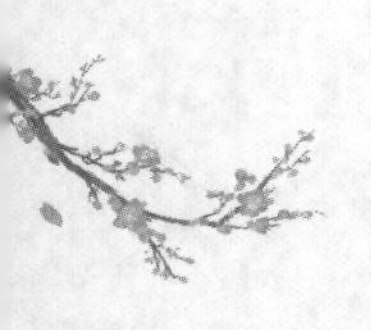

行则血行，气行则水行，气行则精气布散，气行则痰瘀自弭。

2.理肝脾和中焦升降

从精微化生的生理角度来说，脾胃为气血生化之源，是精微化生之本；从精微输布的角度来说，肝能散精，食气需借由肝之筋脉行于皮毛、脏腑、关窍。且中焦气机斡旋有赖于肝之气机调达，否则易生中满泄泻等中焦气机不利之症。继以调肝化浊汤为例，其中的当归芍药散肝脾同调，当归、白术、茯苓走脾。当归辛香而润，香则醒脾，为气血双补之品；白术善补后天，凡脾虚作胀、脾湿生痰、脾弱四肢乏力皆可用之；茯苓善理脾胃，能化痰健脾宁心。川芎、芍药入肝，王好古云“川芎搜肝风，补肝血，润肝燥”；而芍药酸收，善养肝血最能平肝。诸药相伍则运脾、补脾、醒脾与养肝、柔肝、平肝并用，肝脾得调，则中焦得运。方中诸药有升有降，相辅相成，其中川芎气味俱升，凡郁在中焦，须开提以升其气，解诸郁而通阴阳者，非川芎不为功。茯苓降中有升，其性能化胃中痰饮为水液，引之输于脾而达于肺，复下循三焦水道以归膀胱。泽泻泄中有补，善能消水泄浊，且性淡能益脾肾之阴。诸药并用，则肝脾调和，气机复常，升清不碍湿，降浊不伤脾，攻伐有度，以和为期，正体现“治中焦如衡”的思想。肝脾同调中又有主次。若患者脾虚为主，酌加党参、黄芪、炒白术等补中益气之品；若以肝郁气滞为主要矛盾，则加柴胡、枳实、枳壳、青皮等疏肝破气之品，则治无不应，举无不效。

3.补肾气益气化源泉

下焦为肾与命门所居之处。肾主水，内含真阴真阳，肾中阳气通过蒸腾气化作用参与水液代谢。肾中真阳，或称命门之火，是人体生命活动的原动力。饮食水谷的代谢过程如火燃物，需要命门之火的推动和温煦之力，《血证论》中有云：“命门相火布于三焦，火化而上行为气，火衰则元气虚。”三焦气化也有赖于命门之火的充养，若肾气不足，命门相火无以充养元气，则三焦气化动力匮乏，水谷无法化生精微。在调肝化浊汤中佐以温补下焦之品以助三焦之气化，如釜底加薪，釜中之气水上腾。立“补肾气益气化源泉”之法，常用肉桂以温补下焦阳气。肉桂辛甘大热，气厚纯阳，善能入肾经，补命门之火，用量不宜多，正合《黄帝内经》所言之“少火生气”。三焦气机得命门之火所助，则运动变化不息；饮食水谷得下焦之火蒸腾，则腐熟运化无碍。治下焦者亦不可离中焦肝脾、上焦心肺。《景岳全书·总论吐泻》言：“在下焦者，当察肝肾之脾气。”下焦气机的升降运化有赖于中焦肝脾的斡旋推动，也不离上焦心肺之运行布散。肉桂色紫赤，善能补君火，温通血脉；味辛得金味，金则能制肝木，平肝木之气；性禀火气，火能制肺金，制则生化，故又能利肺气。如此，则中上二焦心、肺、肝气皆能理，三焦气机得畅。

人体三焦气机之间互根互用，相互联系，三焦气机畅和则诸郁弗生，气血通利，精微得以运化，精血充养，形健神旺。若中焦不利则三焦皆病，上焦失于布散，中焦失于运化，下焦失于蒸腾，则水谷反生湿浊，聚于体内则诸病由生。基于三焦气化理论，立调气血助上焦气化、理肝脾和中焦升降、补肾气益气化源泉三法，从理肝脾、调气血着手通治三焦，则精自生，形自盛，正气健旺，浊邪消弭。

《素问·阴阳应象大论》曰："味归形，形归气，气归精，精归化，精食气，形食味，化生精，气生形……精化为气。”气化是机体生命最基本的特征之一。而脾胃功能的正常离不开气化。

姚乃礼结合自己多年的临证经验，以气化失常来辨治脾胃病，从三焦气化调整相关脏腑的气化功能，尤重视脾、肝、肾三脏。脏腑气化功能是相互联系的，以调脾为主，恢复中焦升降，重视肝之疏泄，调畅气机，助脾运化，兼顾肾气对脾的温煦蒸腾作用，最终恢复脏腑气化功能的平衡。

参考文献

[1] 孙广仁. 中医基础理论 [M]. 北京：中国中医药出版社，2005.

[2] 陈启兰，龚一萍，祝光礼，等. “三焦”实质探幽 [J]. 北京中医药大学学报，2013，36（5）：311-313.

[3] 佘亚娜，于建春，刘存志，等. 论三焦气化说 [J]. 中医杂志，2009，50，（5）：389-392.

[4] 殷振瑾，闫远杰，靳蕊，等. 姚乃礼教授从脏腑气化理论辨治脾胃病经验 [J]. 天津中医药，2017，34（11）：721-723.

[5] 李彦波，吕文良，张婷婷. 姚乃礼教授基于三焦气化理论辨治代谢相关性脂肪性肝病 [J]. 四川中医，2022，40（5）：1-4.

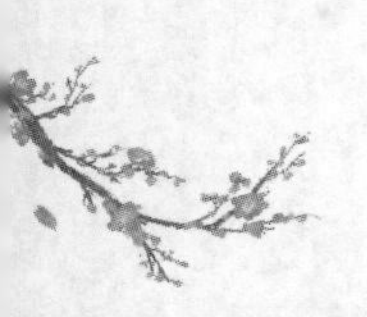

宏观辨证与微观辨证相结合

随着现代诊断技术的发展，在诊治脾胃病时，要将宏观辨证与微观辨证相结合，精准辨治。以消化内镜技术为例，消化内镜可作为中医望诊的延伸，就消化道黏膜局部病变而言，内镜下所见更接近疾病的实质。据此微观辨治，“见微知著”“查内知外”，扩展了中医四诊内容，弥补了宏观辨证的不足。在宏观辨证与微观辨证结合时，应遵循“宏观为主，微观为辅；宏观不足，求之微观”的原则。

一、宏微观结合辨治慢性萎缩性胃炎和胃癌前病变

临床上，部分慢性萎缩性胃炎和胃癌前病变缺乏特异性症状，结合微观局部情况，审度病机，辨证施治，确可提高辨证水平和治疗效果。若胃黏膜色泽偏白，胃蠕动减缓，多为脾气虚；胃黏膜呈龟裂状多为胃阴虚；若胃中潴留液黄绿色，幽门开放状，多为慢性萎缩性胃炎合并胆汁反流，可酌加黄连、黄芩、茵陈、金钱草、栀子、柴胡、郁金、鸡内金、炒枳壳、旋覆花、代赭石等清肝胆湿热、疏利肝胆之品；胃黏膜色暗红，多为胃络瘀滞，可用三七粉、莪术、蒲黄、五灵脂、丹参等活血之品。内镜下见胃黏膜平坦糜烂，甚至溃疡者，酌加收涩生肌敛疮之乌贼骨、白及、凤凰衣、煅瓦楞子等；见胃黏膜疣状隆起糜烂者，酌加清热消肿之蒲公英、薏苡仁、连翘、当归等；病理见肠化或不典型增生者，酌加半枝莲、薏苡仁、藤梨根、露蜂房、刺猬皮等解毒抗癌；内镜下见胃黏膜增生、粗糙不平者，酌加王不留行等化瘀通络，软坚散结。

二、宏微观结合辨治难治性胃食管反流

胃食管反流可结合上消化道内镜、上消化道造影、食管pH及压力测定等检查，作为微观辨证的参考指导治疗。如内镜检查发现食管黏膜色泽红赤，可考虑偏热，色淡白偏于气血不足，紫暗为血分瘀滞；食管下段压力降低要考虑气虚；伴食管裂孔功能障碍或食管裂孔疝应考虑气虚或气血不足；合并胆汁

反流多属肝胆失于疏泄或胆热上逆；食管pH降低则可在方药中加入制酸之品，如乌贝散、煅瓦楞子等；食管黏膜糜烂溃疡多为热毒伤及气血，要酌加清热解毒、调和气血之品；发现结节肿块，乃毒邪损伤络脉，血行瘀滞，应加入活血化瘀、解毒散结之品。

辨证与辨病相结合

中医历来强调辨证论治与辨病论治相结合，在辨病论治指导下开展辨证论治。目前，临床在处理辨证论治与辨病论治的关系时，主要存在以下两种不当的倾向：一是过度强调辨证论治，忽视辨病，导致辨证论治随意化；二是过度强调辨病论治，忽略辨证，机械地以一方一药对应一病。可见，过度强调辨证或辨病均不利于发挥中医的疗效优势。随着医学模式和疾病谱的变化，传统的辨证和辨病模式面临新的挑战。

一、辨证与辨病相结合是中医固有的论治模式

辨病与辨证相结合是中医论治疾病的有效途径，早在《黄帝内经》中就有辨病与辨证相结合诊治疾病的记载。如《素问·痹论》认为痹证的基本病机为“风、寒、湿三气杂合而至”，从而为痹证的治疗指明方向，即祛风散寒除湿，根据风、寒、湿的轻重分行痹、痛痹、着痹辨证论治，又可根据所客之脏分为五脏痹论治。《素问·咳论》认为慢性咳嗽的病机“皆聚于胃，关于肺”，治疗辨证分五脏咳、六腑咳等；《灵枢·胀论》提到胀“皆在于脏腑之外，排脏腑而郭胸胁，胀皮肤”，辨证分“五脏胀”和“六腑胀”。张仲景是将辨证、辨病结合的辨治模式广泛应用于临床的典范，《伤寒论》和《金匮要略》均是“以病为纲”的辨证模式。后世温病学家继承了辨证和辨病相结合的模式，如《温病条辨》之三焦论治，在谈及三焦治则时，提出“治上焦如羽，非轻不举；治中焦如衡，非平不安；治下焦如权，非重不沉”的思想，可以看作辨病而施。如在具体到上焦风热病时，又分辛凉轻剂（桑菊饮）、辛凉平剂（银翘散）、辛凉重剂（白虎汤）等，治疗中焦湿温病有五加减正气散之别，治疗下焦温燥有三甲复脉之分，均是在“三焦治则”指导下的辨证立方。可见，辨

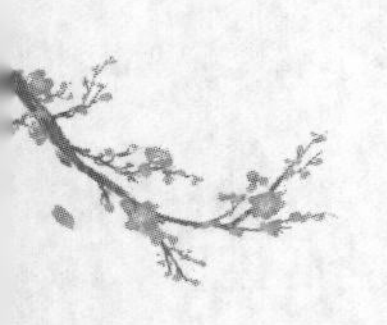

病是纲，辨证是目，纲举才能目张。中医讲的“病”，一部分指症状，一部分则是中医范畴的特殊疾病，虽然与现代的疾病分类和命名有所区别，但其辨治思想实值得借鉴。

二、辨病与辨证结合的意义

每一种疾病的发生发展都有一定的规律性，这种规律性是辨病的基础；同一种病在不同的发展阶段、不同患病个体、不同内外环境下，会有不同的表现形式，这是辨证的依据。如伤寒少阳病柴胡证“但见一证便是”，治疗总以和解少阳为法，但具体的辨证又分大柴胡汤证、小柴胡汤证、柴胡加芒硝汤证、柴胡加龙骨牡蛎汤证、柴胡桂枝干姜汤证等，而小柴胡汤一方下又可细分7个“或然证”。《金匮要略·痰饮咳嗽病脉证并治》指出痰饮病总的治疗原则是“以温药和之”。广义痰饮可分痰饮、溢饮、支饮、悬饮。就支饮辨证而言，又可分泽泻汤证、厚朴麻黄汤证、葶苈大枣泻肺汤证等。再如《金匮要略·黄疸病脉证并治》认为黄疸形成的病因病机为“黄家所得，从湿得之”“脾色必黄，瘀热以行”，其辨证则有茵陈蒿汤证、栀子柏皮汤证、麻黄连轺赤小豆汤证等区别。由以上具体实例可以看出，辨病能够保证治疗思想的稳定性和可把握性，辨证则体现治疗方法的层次性、多样性和动态化。辨病为辨证提供方向性、原则性指导，统揽全局，提纲挈领；辨证则体现原则指导下的灵活性，能够逐层深入、细致入微。重视辨病是把握规律性的需要，强调辨证是针对特殊性的方法，只有二者充分结合，才能全面把握疾病的本质特征，提高疾病的治疗效果。

辨病与辨证结合是中医临床的需要。与传统中医的辨病不同，目前中医临床所面临的“病”包括传统的中医学疾病和西医学的专科疾病，并且以后者为主。目前专科专病的诊疗模式下，因分科越来越细化，患者往往因某些特定病种来就诊。与以往全科式的中医师不同，临床医生面对的往往是某些特定病种的患者群。医学研究技术的进步为医生全面了解某个或某些疾病的生理病理机制及治疗手段提供了便利，以往单纯通过患者感受或四诊信息来诊断疾病、判断疗效的传统辨证模式受到挑战。如糖尿病、高血压病、慢性肾炎、恶性肿瘤等疾病患者在早期阶段并无明显的临床症状，四诊信息极不典型，只有通过辨病才能实现早期诊断、早期干预。另一方面，就疗效的判断而言，须将中医传统的证候指标与理化检查等客观指标相结合，才能客观、全面地评价治疗效果。如以胁痛为主要表现的慢性乙型病毒性肝炎，如果仅以胁痛缓解为疗效评价指标，忽略肝功能、病毒载量、肝脏形态等客观指标，则无法对病情做出正确判断。可见，对疾病生理病理特点的全面把握可以为充分发挥中医辨证论治优势提供有力支持。只有结合辨病，才能正确判断疾病的预后、客观真实反映中药干预的效果，不断积累中医药防治新病种的经验。

三、辨证与辨病面临的新情况

实践表明，在应对某些特殊病种时，单纯依靠辨证论治的方法并不能取得满意的临床疗效，如慢性病毒性肝炎、慢性肾病、自身免疫性疾病、恶性肿瘤等。除与疾病自身的特点有关外，目前的主流观点认为，治疗以上特殊病种应当将辨病与辨证相结合。在辨证的基础上加入药理研究证实具有特殊药效的中药，是提高临床疗效的重要途径。另一方面，在一些情况下，中医四诊信息并不能准确反映疾病的本质特征，因临床表现与病情特点之间并非单纯的线性关系。在疾病的早期，“有诸内必形诸外”并非全部的疾病的一般规律，四诊信息不典型或未显现时往往面临无症可辨的情况。而现代检测技术的进步极大提高了临床对疾病的诊断和预测能力，能够帮助医生在“诸内”尚未“形诸外”之时及早诊断，通过辨病论治或微观辨证进行干预，从而提高应对疾病的主动性。此外，中医以主症决定病名的命名方式已不能很好地满足临床和科研的需要，如中医学“腹痛”，除见于多种消化系统疾病外，冠心病、肺炎、部分肿瘤、妇科疾病等也可以腹痛为主诉，必须根据现代疾病分类法进行“辨病”才能及早明确诊断。由此可见，辨病须将中医的“病”与西医学的“疾病”相结合，前者侧重确立病机，明确中医治则治法；后者侧重明确诊断、指导治疗、判断预后。

四、辨证与辨病结合在实践中的应用

辨病能够宏观把握疾病的发展态势和预后，在此基础上把握疾病的核心病机，进而确立治则治法，再根据具体病情进行辨证，不但能提高辨证论治的

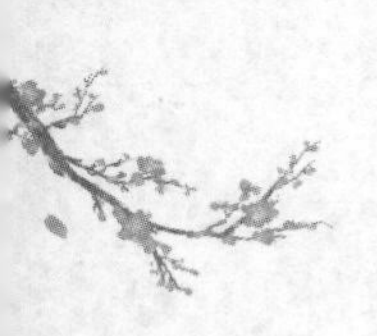

准确性，还能够在选方用药时针对病情的变化做出提前部署。以胃癌癌前病变为例，基于辨病论治理念，提出本病的基本病机为脾虚络阻毒损，从而确立健脾通络解毒的治疗原则，立健脾通络解毒方为专病专方。在此基础上，根据寒热虚实之偏颇、镜下黏膜表现和病理表现进行具体辨证。如胃黏膜变薄苍白，属气血不足；胃黏膜血管紫暗迂曲，属瘀血阻络；肠化、非典型增生，属痰瘀互结等。"一病必有一病之核心病机"，其治疗亦必有相应核心治法及核心方药，这是辨病的基础。中医辨证论治应立足于对核心病机、核心治法的宏观把握，在此基础上参以具体而微的辨证论治，既重视疾病的规律性，又兼顾个体的特殊性。在疾病早期，针对有临床症状而理化指标无异常者，可发挥宏观辨证与辨病论治的优势，施以针对性的干预；针对理化指标异常，临床四诊信息无明显异常者，可发挥微观辨证与辨病论治的优势。

辨证与辨病结合要灵活对待。对以西医病名为纲、以中医辨证为目的论治模式，部分学者持反对态度，认为这将失去中医内涵，禁锢中医辨证论治的灵活性，进而削弱辨证论治的优势，故主张仅将西医辨病作为明确诊断、判断预后的工具。对此，另一部分中医专家则主张以辨病为主，用辨病指导辨证，认为这样更有利于把握疾病的核心病机，提高辨证论治的准确性。以上两种观点各有其合理性。对于有特殊治疗药物的疾病，必须以辨病治疗为主，如果盲目强调辨证，则无疑有画蛇添足之嫌。如疟原虫感染导致的疟疾，以成药青蒿素治疗，其疗效往往优于传统辨证论治；对肺结核患者，需针对结核杆菌行规范的抗痨治疗，在西医辨病基础上辅以辨证论治，更易取得理想疗效。而对诊断不明的疑难病，或诊断明确但治疗难以取效的疾病，辨证为主、辨病为辅无疑是更为合理的治疗模式。可见，辨证与辨病相结合，或以辨证为主，或以辨病为主，应根据具体的病情特点灵活把握。

中医历来讲究辨证与辨病相结合，随着时代的变迁及医学模式、医学技术和中西医格局的改变，既往传统的辨证、辨病模式已不能很好地应对现有的临床问题。当今中医学界需要学习前人与时俱进的精神，将宏观辨证与微观辨证相结合、中医辨病与西医辨病相结合，不断探索辨证论治与辨病论治结合的新模式，进一步发展和完善中医辨治体系。

参考文献

[1] 胡欣. 辨证论治新解 [J]. 中国中医基础医学杂志，1999，5（9）：6-8.

[2] 闪增郁，陈燕萍. 现代“辨证论治”与张仲景“辨病脉证并治”的思辨模式 [J]. 世界中医药，2012，7（6）：532-534.

[3] 任应秋. 略谈辨证与辨病 [J]. 湖南中医学院学报，1979（1）：1-3.

[4] 朱良春. 辨证与辨病相结合的重要性及其关系的探讨 [J]. 中医杂志，1962（4）：15-16.

[5] 仝小林. 论辨症、辨病、审因与辨证论治在临床中的应用 [J]. 中医杂志，2013，54（2）：93-95.

[6] 朱昱翎，白宇宁，张润顺. 姚乃礼辨治慢性萎缩性胃炎癌前病变经验 [J]. 中国中医基础医学杂志，2013，19（4）：410-412.

[7] 张庆祥. 辨病论治与辨证论治关系探析 [J]. 辽宁中医杂志，2005，32（2）：107-108.

[8] 童舜华. 试论把握中医疾病基本病机的意义 [J]. 中医杂志，2004，45（8）：568-569.

[9] 马继征，姚乃礼. 论辨证论治与辨病论治相结合 [J]. 中华中医药杂志，2015，30（12）：4251-4253.

第三章
临证常用药对

健脾通络领纲要

党参（太子参）+莪术

党参　味甘，性平，主归脾、肺经。《本草从新》记载党参功在“补中益气，和脾胃，除烦渴，升中气，用以调补，甚为平安”。《本草正义》也对党参大加赞赏，称其“力能补脾养胃，润肺生津，健运中气，与人参不甚相远。其尤可贵者，则健脾运而不燥，滋胃阴而不湿，润肺而不犯寒凉，养血而不偏滋腻，鼓舞清阳，振动中气，而无刚燥之弊”。党参顺应脾土之性而能固护中气，补脾胃之不足，因而广泛应用于各种脾胃病症中。

党参可通过多成分、多靶点、多通路发挥治疗胃癌的作用。通过构建中药调控网络进行党参的可视化分析，可知木犀草素为其主要活性成分，能促进胃癌细胞中不同细胞系DNA发生双链断裂，并抑制其进行同源重组修复，最终导致胃癌细胞凋亡；还可通过核因子NF-κB信号通路阻碍细胞存活信号传导，作用于PI3K-AKT信号通路抑制肿瘤细胞的增殖，激活B淋巴细胞瘤-2基因关联X蛋白和P53等抑癌基因；并通过抑制血管内皮生长因子、基质金属蛋白酶-9来抑制血管生成，发挥抗癌作用。通过KEGG通路富集分析共筛选出163条通路，富集分析显示PI3K-AKT信号通路、IL-17信号通路、P53信号通路等信号通路上富集显著，表明党参的有效成分最有可能作用于这些通路从而发挥抗胃癌的作用。

太子参　味甘、微苦，性平，主归脾、肺经。太子参之名首见于《本草从新》，谓“大补元气，虽甚细如参条，短紧坚实，而有芦纹，其力不下大参”。总体而言，太子参气质稍嫩，补益之功并不及人参，但胜在补而不燥，兼有生津润肺之效，更适合脾胃病中偏阴虚者使用。姚乃礼教授临床常用量为15～20g。

太子参中有效成分能够在T细胞增殖的负调节、骨髓白细胞分化的正调节、巨噬细胞分化、B细胞稳态、T细胞稳态、细胞质模式识别受体信号通路及含有核苷酸结合寡聚化结构域的信号通路、单核细胞分化、单核细胞分化等免疫应激等方面产生作用，可能通过增强免疫通路中的T细胞、B细胞等免疫相关细胞及细胞因子实现对于人体正气的扶助作用。总体上具有保护心肌、抗氧化、降血糖、抗应激、抗疲劳、增强免疫力等功效。

莪术 味辛、苦，性温，主归肝、脾经。莪术善破气中之血，《景岳全书》谓其“通月经，消瘀血，疗跌仆损伤，血滞作痛。在中焦攻饮食气滞不消，胃寒吐酸膨胀；在下焦攻奔豚痃癖，冷气积聚，气肿水肿”。通行之力，可见一斑。莪术生品性刚气峻，故制宜酒或醋炒用，或入炭火中煨熟捣切。姚乃礼教授临床多用醋莪术，醋炙后主入肝经血分，可增强化瘀止痛的作用。对于疾病初期、症状较轻、尚未伤血的脾胃病，一般可酌情减量或用其他血药替代莪术。但对于慢性萎缩性胃炎及病情进一步恶化的患者，莪术的破气消积之功就尤为重要。姚乃礼教授临床常用量为6～10g。

莪术的有效成分具有明显的抗肿瘤作用，莪术油通过上调Bax基因表达、下调Bcl-2基因表达诱导胃腺癌SGC-7901细胞凋亡。还可通过上调Bax/Bcl-2蛋白表达比率，抑制胃癌AGS细胞增殖。莪术油及其3种倍半萜类化合物对肝癌Hepg2细胞增殖有抑制作用，能使细胞阻滞在G2期。莪术醇通过阻碍信号通路和抑制细胞周期发挥抗肿瘤作用，其阻碍JAK2/STAT3、NF-κB及JAK3/STAT5等信号通路的表达，促进p38 MAPK信号通路高表达，影响胃癌细胞增殖的速度，促进肿瘤细胞凋亡。另一种成分β-榄香烯能引起人胃癌细胞多种蛋白质差异表达而发挥抗癌机制；又能通过促进Bcl-2家族的促细胞凋亡成员类BCL-2蛋白12和人胃癌细胞BCL-2相关转录因子的高表达，加速肿瘤细胞凋亡速度。

目前认为，正常胃黏膜-慢性胃炎-萎缩性胃炎、肠上皮化生-异型增生-胃癌是胃癌常见的发生模式。癌变需经过多阶段的变异积累逐渐发展，其与中

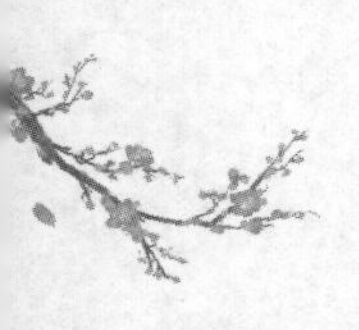

医所讲的“癥瘕积聚”相仿。莪术苦能泄实，辛能散积，善破气中之血，为治疗积聚之要药。然《素问·六元正纪大论》云：“大积大聚，其可犯也，衰其大半而止，过者死。”对于莪术的使用，一者应遵循“中病即已，不可过服”的原则；二者若用于破气药中，须以补气药为主，用于破血药中，须以补血药为主，避免损伤真元。因此姚乃礼教授每用莪术必配以党参、太子参，使健脾和胃而不致壅塞，化积通络而不伤正气。且党参、太子参性平，皆补而不燥，不会助长莪术燥烈之性。

参考文献

［1］罗春苗，覃敏珍，鲍美霜，等．基于网络药理学及分子对接研究黄芪–党参治疗胃癌的分子生物学机制［J］．现代医药卫生，2024，40（4）：548–553，558.

［2］张靓，唐芳婷，王红，等．基于数据挖掘及网络药理学技术探讨白术–党参治疗胃癌的作用机制［J］．中医临床研究，2023，15（30）：16–24.

［3］黄越，方崇锴，聂多锐，等．基于网络药理学和分子对接预测黄芪–莪术治疗胃癌的分子机制［J］．山东科学，2022，35（5）：16–25.

［4］朱恒舟，季漪，马艳霞，等．基于网络药理学试述消癌解毒方组方中君臣关系及其防治肝癌的研究［J］．世界科学技术–中医药现代化，2019，21（11）：2356–2366.

［5］陈晓军，韦洁，苏华，等．莪术药理作用的研究新进展［J］．药学研究，2018，37（11）：664–668，682.

祛湿化饮润水泉

茯苓+白术

茯苓　味甘、淡，性平，主归心、肺、脾、肾经。《本草正》：“能利窍去湿。利窍则开心益智，导浊生津；去湿则逐水燥脾，补中健胃。祛惊痫，厚肠脏，治痰之本，助药之降。”脾喜燥而恶湿，茯苓味淡，为渗利之品。淡渗泄浊，使小便利则湿自除。湿邪虽去，又恐过伤津液。茯苓色白，为肺金之象，肺金得补，自能生水。且茯苓味甘，为脾土之味，脾土得养，又能补中。所以茯苓渗湿而能健脾，利水而不伤阴，自古就是治疗脾虚不运导致的水液停聚、痰饮化生的要药。此外，茯苓兼有宁心安神之功，对于气血乏源，心脾两虚患者出现的心悸、失眠、健忘等症状也有很好的治疗效果。姚乃礼教授临床常用量为15 ~ 20g。

茯苓的利尿作用主要和三萜类成分有关，研究表明，茯苓中的四环三萜类成分在动物体内具抗醛固酮活性，可提高尿液中钠与钾的比值，且呈剂量依赖性。口服茯苓水提物1 ~ 4周后大鼠尿量明显增加，尿渗透压降低，证明茯苓对于心力衰竭大鼠有利尿作用。建立肾阳虚下焦水肿大鼠模型并灌胃给予不同产地茯苓水煎液，发现给药组大鼠的体质量、24h尿量、血清白蛋白及总蛋白水平升高，说明不同产地茯苓对肾阳虚下焦水肿大鼠均具有利水渗湿作用。茯苓三萜类化合物对肝损伤具有明显保护作用，其中茯苓多糖的保护作用显著。通过制作肝纤维化模型进行羧甲基茯苓多糖抗肝纤维化研究，结果显示羧甲基茯苓多糖具有较好的抗肝纤维化作用，服用茯苓多糖的小鼠血清ALT、LD活性和炎性细胞因子水平降低，肝组织中炎症浸润和细胞死亡减少，表明茯苓多糖对APAP诱导的小鼠肝损伤具有保护作用。此外，对胃癌细胞SGC-7901和乳腺癌细胞Bcap-37受茯苓化学组分的抑制作用进行研究，发现茯苓多糖和乙酸乙酯层组分均具有抗肿瘤作用。

白术 味甘、苦，性温，主归脾、胃经。《景岳全书》："气味俱厚，可升可降，阳中有阴，气中有血。其性温燥，故能益气和中，补阳生血，暖胃消谷，益津液，长肌肉，助精神，实脾胃，止呕逆，补劳倦，进饮食，利小水，除湿运痰，消浮去胀。"白术补脾益气，兼能敛汗，可治疗各种脾虚倦怠、痞满纳呆之证，《本草求真》称其为"脾脏补气第一要药"。另外，白术气味浓郁，质多脂液，既能补养脾气，又能滋润津液。譬如仲景多用白术于麻桂剂中，使汗去而止燥渴、除烦热，皆以白术燥而能润，温而能和。白术入药有生、炒之别。生品入药，是为取其补益之功，且能润肠通便；麸炒入药，是为增其燥湿之力，又能升提止泻，可据证选用。姚乃礼教授临床常用量为15 ~ 30g。

生白术多糖可有效改善大鼠的便秘症状，调节胃肠道神经递质mLT、VIP的表达水平，促进胃肠道蠕动，提高胃肠动力，对便秘起到有效的治疗作用。

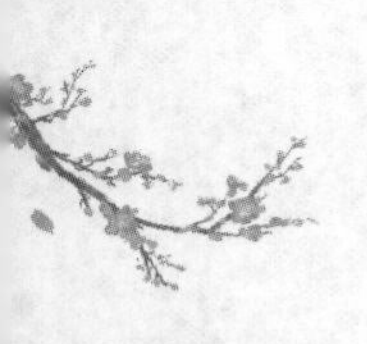

对白术内酯Ⅰ对于复方地芬诺酯诱导的慢传输型便秘大鼠肠道菌群及其代谢产物的影响的研究发现，与模型组相比，白术内酯Ⅰ组大鼠的粪便含水率、摄食摄水量及普雷沃氏菌科溃疡性结肠炎G-003丰度、拟杆菌属丰度、副拟杆菌属丰度均增加。病理学结果发现白术内酯Ⅰ组的结肠组织结构较其他组更完整，肠壁黏膜厚度增加。进一步说明白术内酯Ⅰ可以通过调节肠道菌群增加菌群多样性，促进肠道蠕动，进而稳定肠道内环境，改善便秘。白术内酯、白术多糖对恶性肿瘤的防治也有重要作用。白术内酯Ⅱ可以抑制巨噬细胞内p-PI3K的表达，促进M1型巨噬细胞的极化，调节肿瘤微环境，抑制胃癌细胞进一步增殖变化。白术内酯Ⅰ可使肺癌A549细胞侵袭力和增殖活力下降，且能降低TLR4及MyD88蛋白表达水平。白术多糖可以有效抑制子宫内膜癌RL95-2细胞增殖且具有作用时间的药物浓度的依赖性。白术低分子多糖纯化后对恶性肿瘤也有明显的抑制作用。

大凡祛湿之品多有伤燥之嫌，而茯苓、白术二药均可祛湿而不伤阴。茯苓补少利多，长于渗湿；白术补多利少，长于燥湿。一燥一渗，使水饮痰湿各有出路，则脾胃健运可复，生化可始。

参考文献

［1］路平，史汶龙，杨思雨，等. 茯苓化学成分及药理作用研究进展［J］. 中成药，2024，46（4）：1246-1254.

［2］李静，何牟，李玲，等. 白术挥发油化学成分及药理作用研究进展［J］. 中成药，2024，46（3）：881-889.

［3］董施秋，闫晨苗，高潇，等. 白术化学成分及药理作用研究进展［J］. 哈尔滨医药，2024，44（1）：130-134.

平调寒热止泄痢

黄连+木香

黄连　味苦，性寒，主归心、肝、胃、大肠经。《神农本草经》："主治热气，目痛，眦伤，泣出，明目。肠澼，腹痛，下痢。妇人阴中肿痛。”可见黄连可清上、中、下三焦湿热。《药性赋》曰：“泻心火，消心下痞满之状；主肠澼，除肠中混杂之红。”故黄连又以泻上焦心火、除中焦湿热为佳，临床多用于湿热痞满、胃脘灼热、吞酸烧心、口苦口臭、泻痢黄疸、心烦不寐等心脾湿热证候。姚乃礼教授临床常用量为6~10g。

黄连对急性胃肠炎相关消化系统疾病的治疗作用较佳。其主要有效成分小檗碱能够抑制H^+-K^+-ATP酶活性，减少胃液分泌，并促进胃溃疡周围黏膜的愈合，减轻内质网的应激作用，从而减少肠胃炎症。小檗碱也可以通过激发小肠黏膜上皮细胞释放细胞因子缓解结肠黏膜发炎问题。黄连总生物碱可通过激活PPARγ抑制p38/NF-κB通路，减轻发炎症状。黄连还具有止泻的作用，分析服用黄连后的大鼠胃肠构造发现，大鼠的回肠肠壁变薄，绒毛变短，上皮黏液数量增加，可为黄连止泻提供佐证。黄连素还可通过上调线粒体合成水平有关基因TRAM等的表达，增强线粒体生物合成能力，从而控制细菌的反应。黄连碱可以抑制PI3Kα、PI3Kγ、PI3Kδ、IKKβ的激活，控制炎症信息传导，干扰下游遗传的表现，进而起到抗炎作用。

木香 味辛，性温，主归脾、胃、大肠、三焦经。《本草纲目》称木香“乃三焦气分之药，能升降诸气……中气不运，皆属于脾，故中焦气滞宜之者，脾胃喜芳香也。大肠气滞则后重，膀胱气不化则癃淋，肝气郁则为痛，故下焦气滞者宜之，乃塞者通之也”。木香善泄肺气，和胃气，疏肝气，临床常见之肠胃气滞、消化不良、腹满胀痛、胸闷脘痞、胁肋不舒、肠鸣泄泻等症，凡属气郁而不舒者，皆可用木香行气开郁。姚乃礼教授临床常用量为10~12g。

木香对消化系统的效用主要体现为促进胃肠运动、止泻、保护胃黏膜、抗溃疡和利胆。木香煎剂和挥发油对胃排空及肠推进均有促进作用，并呈剂量相关关系。研究显示，木香烃内酯（CNL）对脾虚小鼠肠推进有明显促进作用，其与去氢木香内酯（DHC）均可促进脾虚小鼠胃排空；木香提取液对胃溃疡有明显抑制作用，且不抑制胃酸分泌，对急性胃黏膜损伤有缓解作用。此外，CNL抗炎利胆效果显著。木香提取物可有效抑制胃肠道平滑肌痉挛，并缓解过度兴奋，具有止泻和镇痛等作用；还可减少炎性细胞浸润及滑膜增生，降低血清中C-反应蛋白、白细胞介素-1β和白细胞介素-6、肿瘤坏死因子α。木香

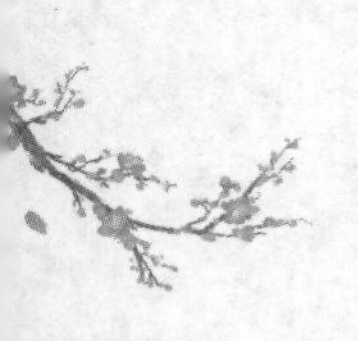

也广泛用于肿瘤治疗，大量药理学研究证实，木香中有效成分对肺癌、肝癌、前列腺癌、膀胱癌、卵巢癌、乳腺癌、宫颈癌、喉癌、胃癌、急性早幼粒细胞白血病和慢性髓系白血病等肿瘤细胞的增殖有抑制作用。

木香、黄连伍用出自《太平惠民和剂局方》香连丸，为治疗痢疾之方。黄连性寒，能折心肝之火；味苦，能燥大肠湿热。木香性温，能暖脾胃之阳；味辛，能散壅湿滞气。黄连得木香行而不滞，木香得黄连温而不燥，二药并用，寒热兼并，相反相成，共奏燥湿止泻、行气止痛之功。

参考文献

［1］王倩琳，邢志华，周游. 黄连的化学成分及药理作用研究进展［J］. 黑龙江农业科学，2024（3）：102-109.

［2］郑加梅，尚明越，王嘉乐，等. 木香的化学成分、药理作用、临床应用研究进展及质量标志物预测［J］. 中草药，2022，53（13）：4198-4213.

［3］王阳，范潇晓，杨军，等. 木香的萜类成分与药理作用研究进展［J］. 中国中药杂志，2020，45（24）：5917-5928.

辛开苦降去痞酸

半夏+黄芩（黄连）

半夏　味辛，性温，有毒，主归脾、胃、肺经。《神农本草经》称其主治“心下坚，下气，喉咽肿痛，头眩，胸胀，咳逆”；《名医别录》谓其主消“心腹胸中膈痰热满结，咳嗽上气，心下急痛坚痞，时气呕逆”。脾苦湿，无湿而不生痰，故脾为生痰之源，肺为贮痰之器。半夏能主痰饮及痞胀者，以其性温而味辛，降胃逆而止呕，通胃气而止鸣，既能行湿而泻大便，又能利窍而利小便，湿去则痰消。临床常治疗脾虚痰湿所致的脘痞胸闷，痰多咳嗽，恶心欲吐，咽部异物感，眩晕肠鸣等症状。其炮制品法半夏长于燥湿，姜半夏长于止呕，清半夏长于化痰。姚乃礼教授临床常用量为10～12g。

半夏的降逆止呕作用可能与5-羟色胺3受体在CINV的发病机制有关。半夏汤可增加呕吐大鼠的摄食量，增加胃黏液量，增加小肠推进率，改善大鼠的嗜异性行为和呕吐症状。半夏可以缓解溃疡性结肠炎，半夏泻心汤可显著降低TNF-α、IL-1β、IL-17、IL-23、磷酸化p65、环氧化酶-2水平，改善IL-10水平，显著提高超氧化物歧化酶活性和Nrf2表达；半夏也广泛用于治疗肝病等代谢性疾病，如非酒精性脂肪肝、糖尿病和肥胖症。半夏泻心汤可通过增加Cidea和Cidec介导的线粒体和过氧化物酶体脂肪酸氧化改善由高脂饮食诱导的肝脂肪变性和胰岛素抵抗。从肝脏代谢的角度来看，半夏泻心汤对所有肝微粒体酶亚型均有抑制作用。半夏还具有降低高血压、高血脂的作用。半夏可降低总胆固醇和低密度脂蛋白，并阻止或延缓食饵性高脂血症的形成。半夏泻心汤可通过多靶点、多途径调控胃癌中主要癌基因抑制细胞程序性死亡-配体1的表达，从而抑制癌细胞增长并促进其自我毁灭。半夏泻心汤联合FOLFOX化疗方案可通过下调血清炎性因子γ-干扰素、IL-2、IL-6及癌胚抗原水平改善患者肝肾功能。

黄芩　味苦，性寒，主归肺、胆、脾、大肠、小肠经。《名医别录》："主治痰热，胃中热。"仲景治伤寒心下痞满，泻心汤类四方皆用黄芩。以少阳之经由心下而贯两肋，若邪犯之，经气壅滞结塞，胃气胀满不行，乃为心胁痞满之候。而黄芩主入少阳，清相火，泄痞热，利胃肠，故为清热燥湿消痞之佳药。临床胃肠病患者常见痞满烦热，嗳气反酸，呕吐呃逆，胸骨或剑突下钝痛、灼痛，吞咽不利，甚则胃食管黏膜糜烂出血者，皆可考虑使用黄芩。姚乃礼教授临床常用量为12～15g。

黄芩的有效成分黄芩苷和汉黄芩苷可以通过抑制细胞因子的活性发挥抗炎作用。例如黄芩苷能够抑制肿瘤坏死因子-α、白介素-1β及白介素-6的表达，起到抗炎的作用。腹腔注射给予汉黄芩苷后，心肌炎小鼠血清中白细胞介素-1β和白细胞介素-6含量降低，说明汉黄芩苷可以下调炎症因子的表达。黄芩中的黄酮类成分具有广泛的抗肿瘤活性。药理研究结果显示，黄芩中的黄酮类成分通过调节与花生四烯酸系统相关的环氧化酶途径和脂氧化酶途径达到抗肿瘤的目的。黄芩苷能够改变凋亡相关基因的蛋白表达，从而起到诱导人肝癌Hepg-2细胞凋亡的作用。汉黄芩素的抗肿瘤作用呈现多途径、多靶点、多环节的特点，既能够阻滞细胞周期，干扰肿瘤细胞增殖，又能促进肿瘤细胞凋亡，此外还可增强免疫细胞的免疫功能。黄芩还可对化学性肝损伤、免疫性肝

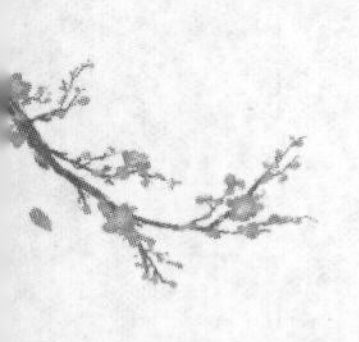

损伤、酒精性肝病、非酒精性脂肪性肝病、病毒性肝炎、药物性肝损伤和缺血再灌注肝损伤起到治疗作用。黄芩及其活性成分在体内和体外均具有抗肝纤维化的作用，可有效抑制肝脏脂肪变性与氧化损伤，增高线粒体膜电位，使肝脏损伤明显缓解。

心下痞满之病机在于脾胃气机升降逆乱。胃之浊气当通降而反上逆，脾之清阳应升举而反下陷，乃至气机逆乱，走窜失常。如《景岳全书》所言："胃气有余，噫而吞酸，食卒不下，气填于膈上也。"半夏与芩、连并用首见于泻心汤，其旨在于寒热并用而和阴阳，辛开苦降而复升降。脾胃病患者临床常见嗳气吞酸，口干口苦，却又畏寒腹冷的上热下寒之证候，因而姚乃礼教授仍秉持泻心汤寒热并调的理念，常加干姜以复脾胃之阳。

参考文献

［1］王婉怡，朱志军，李航飞，等. 半夏化学成分、药理作用研究进展及其质量标志物预测分析［J］. 辽宁中医药大学学报，2024，26（3）：203-215.

［2］黄烈岩，聂黎行，康帅，等. 黄芩化学成分、药理作用和质量控制的研究进展［J］. 辽宁中医药大学学报，2024，26（4）：88-96.

［3］刘晓龙，李春燕，陈奇剑，等. 黄芩主要活性成分和药理作用研究进展［J］. 新乡医学院学报，2023，40（10）：979-985，990.

［4］耿晓桐，刘琦，花娇娇，等. 半夏化学成分及药理作用研究进展［J］. 山西化工，2023，43（9）：53-54，61.

理气宽中除闷堵

紫苏梗+厚朴花

紫苏梗 味辛，性温，主归肺、脾经。《景岳全书》："用此者，用其温散。解肌发汗，祛风寒甚捷；开胃下食，治胀满亦佳。顺气宜用，口臭亦辟，除霍乱转筋，祛脚气，通大小肠，消痰利肺，止痛温中，安胎定喘。"苏梗为紫苏的干燥茎，发表散寒之力不及苏叶，下气润肠之力不及苏子，其性缓和，更擅长理气宽中，因而适宜体虚之人伴胸膈痞闷、胃脘疼痛、嗳气呕吐时使用。姚乃礼教授临床常用量为10～12g。

紫苏梗可通过肾上腺素能β受体途径升高胞内Ca^{2+}浓度，从而发挥促进结肠收缩的作用，保护结肠；紫苏及其水提物可以促进小肠运动，并能拮抗阿托品导致的小鼠胃肠抑制作用，可能与激活M胆碱受体有关；紫苏提取物能减弱阿托品和多巴胺诱导的胃排空和胃肠运动抑制，改善5-HT和5-HT3受体激动剂诱导的胃排空和胃肠运动的抑制，对功能性消化不良有一定的治疗作用；紫苏提取物能减少黏膜溃疡和炎症浸润，对吲哚美辛诱导的胃溃疡具有保护作用。紫苏叶的乙醇提取物可以逆转肾上腺素能激动剂诱导的癌细胞转移，通过SRCT231F介导的上皮-间质转化途径逆转肾上腺素能激动剂诱导的癌症细胞转移，可以用于预防慢性应激癌症患者癌细胞的转移。紫苏提取物还可以通过抑制PI3K/AKT通路激活阻碍肿瘤细胞异常增殖，发挥抗癌作用。

厚朴花 味苦、辛，性温，主归脾、胃经。厚朴花在历代本草中并未见收录。1936年出版的《饮片新参》首载其"抱蕊形，色紫黑。温香微苦，宽中理气，治胸闷"。厚朴花的燥湿化痰、下气除满之力较厚朴弱，若嫌厚朴药力太猛，可改用厚朴花。且花药质轻性浮，相比于厚朴偏入中、下二焦，厚朴花更多用于上、中二焦，有宽胸理膈、降逆理气之功用。姚乃礼教授临床常用量为12～15g。

厚朴酚是厚朴的主要活性成分，能抑制胃肠道平滑肌收缩，也能促进胃动素和胃泌素分泌，增强胃肠道内Cajal间质细胞内质网上的三磷酸肌醇受体和兰尼碱受体的表达和受体活性，加强胃肠道的节律性收缩，因此能对胃排空和胃肠推进运动产生双向调节作用：当各种病理因子引起胃肠道运动功能低下时表现为促进胃排空和胃肠推进运动；当各种病理因子引起胃肠运动亢进时，表现为对抗亢进。厚朴酚及和厚朴酚的抗氧化和抗炎作用可保护肠黏膜免遭伤害，对抗脓毒症所致的胃肠道运动障碍，也能对抗各种肠炎和泻药所致的腹泻；厚朴酚对于肠道的保护作用还可以通过抑制肠道炎症、保护肠上皮细胞、修复维持肠黏膜屏障功能等实现。用大肠埃希菌诱导腹泻小鼠模型，给予厚朴酚治疗后，发现NO、二胺氧化酶和D-乳酸的浓度降低，γ干扰素和IL-10的mRNA表达降低，杯状细胞数量和绒毛高度与隐窝深度之比降低。用右旋糖酐硫酸钠诱导小鼠结肠炎模型，发现厚朴酚通过调节NF-κB和PPAR-γ途径增

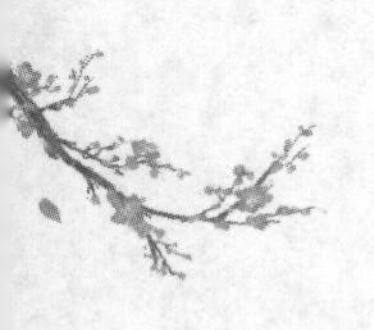

强了小鼠结肠组织中ZO-1和闭合蛋白的表达，能够增加肠道的抵抗力并调节肠道菌群。

紫苏、厚朴同为理气佳品，然味辛散，性燥烈，稍有不慎易损耗气阴。姚乃礼教授在选用理气之品时秉持忌刚用柔的原则，不求其速而求其性，多用轻清柔缓之品，故选用紫苏梗、厚朴花作为替代。二者相伍，倍增理气宽中、芳香醒脾之功而无伤阴之弊。

参考文献

［1］李紫薇，车萍，张颖颖，等.紫苏化学成分及药理作用研究进展［J］.山东化工，2024，53（3）：111-114.

［2］张良琦，李文姣，肖美凤.紫苏不同部位活性成分比较及其药理作用研究进展［J］.中国中药杂志，2023，48（24）：6551-6571.

［3］贾音，任晨曦，夏悠楠，等.厚朴酚的药理作用研究现状［J］.生物化工，2023，9（3）：170-174.

［4］张晓娟，左冬冬，胡妮娜，等.厚朴的化学成分及药理作用研究进展［J］.中医药信息，2023，40（2）：85-89.

降逆止呕兼化痰

旋覆花+代赭石

旋覆花 味咸、苦、辛，性微温，主归肺、脾、胃、大肠经。《神农本草经》："主结气，胁下满，惊悸。除水，去五脏间寒热，补中，下气。"旋覆花味咸，咸性属水润下，可去痰水而行瘀浊，具体如《本草从新》所言，能"消痰结坚痞，唾如胶漆，噫气不除，大腹水肿，风气湿痹"。药谚有云："诸花皆升，唯旋覆独降。"尽管不能以偏概全，但也可从中看出旋覆花下气降逆的效果颇为显著。脾胃为生痰之源，水行痰消，则中土平而脾胃受补，故言补中。旋覆花也是临床上治疗痰饮蓄结、胸膈痞闷、咳喘噫气的常用药物。姚乃礼教授临床常用量为10～12g。

针对旋覆花抗炎、抗肿瘤方面的药理研究较多，而其抗哮喘、抗过敏、抗氧化、调节胃肠功能等方面的药理作用研究报道较少。研究发现，旋覆花的有效成分倍半萜类化合物Ergolide具有明确的体外抗炎活性，旋覆花中的倍萜类和甾体类化合物大多数有显著的抗肿瘤作用。体外抗肿瘤筛选实验发现从欧亚旋覆花中分离得到倍半萜类化合物1,6-O,O-diacetyl britannilactone、倍半萜内酯类化合物inulasalsolin和泽兰内酯均对肿瘤细胞有显著的细胞毒性作用。此外，旋覆花属植物不同极性部位的提取物及单体化合物在抗肝损伤、抗氧化、抗真菌及降血糖等方面也表现出良好的生物活性。

代赭石　味苦，性寒，主归肝、心经。《景岳全书》："能下气降痰清火，除胸腹邪毒，杀鬼物精气，止反胃吐血衄血，血痹血痢，血中邪热。"代赭石秉石类重坠之性，摄肝胃之逆气，驱浊下冲，除哕平噫，又能和胃止呕，泻火除烦，对肝胃不和、肝阳上亢而出现气逆喘息、呕吐反胃、头痛眩晕，甚则吐血衄血的患者均有良好效果。姚乃礼教授临床常用量为20～30g。

针对代赭石在胃肠功能等方面的药理作用研究报道较少，多数实验选取旋覆代赭汤为研究对象。研究表明，旋覆代赭汤能够明显改善大鼠功能性消化不良的症状，通过观察其血浆胃泌素（GAS）、胃动素（MTL）、生长抑素（SS）、血管活性肠肽（VIP）及血清一氧化氮（NO）含量的变化发现，旋覆代赭汤治疗功能性消化不良机制可能与调节GAS、MTL、SS、VIP、血清NO的水平有关。旋覆代赭汤连续灌胃还可以显著增加胃动力低下大鼠胃窦组织中5-羟色胺前体和脱羧细胞的数量及面积，并降低5-羟色胺前体的平均灰度值。功能性消化不良患者连续使用旋覆代赭汤后能改善胃动素、生长抑素、5-羟色胺、胃蛋白酶原水平，进而改善患者胃容受性扩张功能，增加胃动力，促进胃排空。旋覆代赭汤对化疗呕吐动物模型也具有明显的保护作用。旋覆代赭汤合温胆汤加减可有效减少顺铂化疗后家猫的呕吐次数，降低血清中5-羟色胺、5-羟吲哚乙酸的含量，胃电图显示振幅幅值降低、频率减慢至正常水平，其实现止呕作用的机制可能与抑制胃肠道黏膜嗜铬细胞中5-HT的分泌有关。

旋覆花与代赭石配伍首见于仲景《伤寒杂病论》旋覆代赭汤，用于伤寒误治，中焦受损，胃虚气逆痰阻所致的心下痞硬，噫气不除，伴见呃逆噎膈，恶心呕吐等症。元代罗谦甫认为"以代赭石之重，使之敛浮镇逆，旋覆花之辛，用以宣气涤饮"。姚乃礼教授常用此药对治疗胃食管反流的胃气上逆诸症，

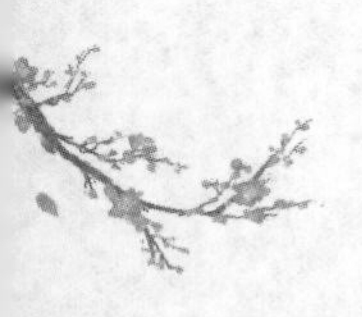

以旋覆花入气分，下气消痰，代赭石入血分，重镇止逆，二者相须相使，旋覆花之温又可制约代赭石寒凉之性，避免损伤脾胃阳气。

参考文献

[1] 牛峥，马丽萍，姚铁，等.旋覆花化学成分及药理作用研究进展[J].药物评价研究，2022，45(12)：2591-2601.

[2] 杨梦婷，高乐，王相，等.经典名方旋覆代赭汤的研究进展[J].中药药理与临床，2021，37(3)：214-221.

[3] 范丽丽，程江南，张涛，等.旋覆花属植物化学成分及药理活性研究进展[J].中医药导报，2017，23(13)：40-43.

[4] 韩冰，韩凌.旋覆代赭汤防治呕吐研究进展[J].内蒙古中医药，2001(2)：40-41.

疏肝和胃畅气机

柴胡+枳实（枳壳）

柴胡 味苦、辛，性微寒，主归心包络、肝、三焦、胆经。《名医别录》："主除伤寒，心下烦热，诸痰热结实，胸中邪逆，五脏间游气，大肠停积水胀，及湿痹拘挛。"柴胡入肝、胆二经，属阴中之阳，通达肝木，和解少阳，疏解半表半里邪气，引清去浊。又得春天轻清之性，畅达胆气，升阳聚陷，平肝、胆、三焦、包络相火，开结散气。柴胡以其退热、疏解、升清之功著，广泛应用于各类胃肠、肝胆疾病中，治疗肝脾不调、肝气郁结导致的寒热往来、胸胁胀痛、气陷脱肛、口苦耳鸣、月经不调等病。姚乃礼教授临床常用量为12～15g。

研究显示，柴胡皂苷具有保护胃黏膜的作用，其作用机制可能为通过调控相关蛋白而促进损伤黏膜细胞增殖。柴胡皂苷d能够提高胃黏膜损伤后前列腺素E2水平，降低白细胞介素-1β、白细胞介素-6的表达，减轻胃黏膜损伤；柴胡的有效成分还可以使胃黏膜处于持续的低酸分泌状态，减缓黏膜萎缩的发生发展，降低胃组织异型细胞的增生，抑制炎症信号通路，阻止向癌发展。网络药理学分析发现，柴胡中含有的槲皮素、异鼠李素、山柰酚等11种有效成分能够调控脂质代谢相关基因、抑制肝细胞脂肪变性、抗炎抗氧化而防治非酒精性脂肪性肝病。柴胡不同化学拆分组分对模型小鼠的肝组织病理变化均有一定的改善，其中，柴胡皂苷组分是柴胡入肝经的物质基础。近年研究表明，柴胡皂苷在抑制肝星状细胞活化、改善肝纤维化症状、减轻肝脏炎症方面具有一定的作用。柴胡皂苷d对免疫性肝纤维化大鼠的肝功能具有明显的改善作用，大鼠血清中ALT和AST表达水平降低，炎症因子水平降低，肝脏纤维化程度改善，肝脏损伤减轻。

枳实 味苦、辛、酸，性微寒，主归脾、胃、大肠经。《名医别录》："除胸胁痰癖，逐停水，破结实，消胀满，心下急痞痛，逆气，胁风痛，安胃气，止溏泄，明目。"枳实长于破气消积，能消心下痞塞之痰，泄腹中滞塞之气，推胃中隔宿之食，削腹内连年之积，下肠中积瘀之血。枳实与枳壳一为幼果全果，一为成熟果皮，本为同源，至金元始有"枳实主下主血，性烈偏利肠胃；枳壳主上主气，性缓偏利胸膈"之别。而《本草纲目》又言："大抵其功皆能利气……三焦相通，一气而已，则二物分之可也，不分亦无伤。"姚乃礼教授临床应用二药调理气机时更注重药性缓急，而不刻意区分功用。一般体虚便溏者多用力缓之枳壳，体实便秘者多用力强之枳实。姚乃礼教授临床常用量为12～15g。

枳壳或枳实调节胃肠动力的作用机制与胃肠激素分泌及相关受体有关。枳壳水煎剂治疗功能性消化不良，实验组胃饥饿素的分泌显著上调，同时大鼠胃排空率和小肠推进率显著升高，但并未出现胃排空延迟，推测枳壳对兴奋性激素分泌的促进作用强于抑制性激素。枳壳各极性部位均可促进小鼠胃排空和肠道蠕动，以乙酸乙酯部位和石油醚部位药效最强。相关研究指出，水合橙皮内酯可显著促进强迫游泳模型大鼠胃排空和肠道转运，胃饥饿素拮抗剂可阻断药效，提示水合橙皮内酯促动力作用机制可能与其刺激胃饥饿素分泌有关。枳实中的柚皮苷、新橙皮苷、辛弗林可升高脾虚型大鼠血清胃泌素和血浆胃动素水平，从而达到促进胃肠运动的目的。枳实含药血清可促进胃窦平滑肌细胞收缩，其机制与增加细胞内Ca^{2+}浓度、调节钙调蛋白表达有关。

柴胡与枳实（枳壳）均为调畅气机之药。柴胡质轻而散，升阳开郁；枳实（枳壳）质重而沉，下气除满。二药配伍，一升一降，疏肝理脾，升清降逆，

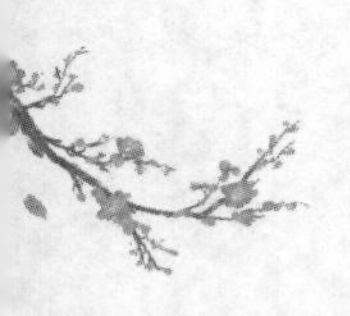

宽胸利肠，共达理气疏肝和胃、散结消痞之功。

参考文献

［1］于俊保，朱佳源，梅文亚，等．枳壳及其活性成分调节胃肠动力作用机制研究进展［J］．中国实验方剂学杂志，2024，30（10）：290-298.

［2］王海强，周千瑶，李冰琪，等．柴胡化学成分及药理作用研究进展［J］．吉林中医药，2024，44（1）：96-100.

［3］王震寰，赵幻希，赵孟雅，等．柴胡皂苷A·D与柴胡复方药理活性和机制的研究进展［J］．安徽农业科学，2023，51（20）：25-28，35.

［4］杨思雨，史汶龙，路平，等．枳实化学成分及药理作用研究进展［J］．中成药，2023，45（7）：2292-2299.

行气走血开郁端

郁金+香附

郁金　味辛、苦，性寒，主归肝、心、肺经。《本草备要》："宣，行气解郁；泻，泄血破瘀……凉心热，散肝郁，下气破血，行滞气，亦不损正气。"肺主气，心主血，郁金两入其经，能行气走血，故又被称作"血中之气药"，对胸胁刺痛、胸痹心痛、经行腹痛、肝经头痛等均有很好的治疗作用。此外，郁金辛香而不烈，又有行气解郁之功，可启痰瘀壅闭之心窍，治疗神昏癫狂等病。姚乃礼教授临床常用量为12～15g。

郁金提取物可以降低S-GDT活性，肝炎时能纠正A/G比例倒置，具有去脂和抑制肝细胞纤维化作用；郁金根提取物通过抑制组织金属蛋白酶抑制剂1和aI-collagen胶原蛋白的表达减少细胞外基质的产生，并促进其降解，从而抑制肝星状细胞的激活和增殖，调节肝纤维化。郁金治疗组肝组织中IL-2、IL-4及IL-18蛋白表达减少，NF-κB表达明显降低，caspase-3蛋白表达明显减少，表明郁金对急性肝损伤具有明显的治疗作用。此外，倍半萜化合物呋喃二烯、吉马酮和姜黄酮也显示出对肝损伤的治疗作用。郁金在临床上还广泛用于肿瘤治疗，已从挥发油中分离鉴定出多种抗肿瘤有效成分，主要包括β-榄香烯、呋喃二烯、吉马酮、莪术醇和姜黄素类等，通过诱导细胞凋亡、抑制细胞有丝分裂、逆转多药耐药、增强放化疗敏感性和增强机体免疫功能等途径发挥抗肿瘤作用。其中，榄香烯作为国家二类非细胞毒性抗肿瘤药物，临床已经被开发为榄香烯注射液及榄香烯口服乳剂，在抗肿瘤方面具有广谱、安全、有效和廉价的突出优点。

香附 味辛、苦、甘，性平，主归肝、脾、三焦经。《本草纲目》："气平而不寒，香而能窜，其味多辛能散，微苦能降，微甘能和，乃足厥阴肝、手少阳三焦气分主药，而兼通十二经气分。"香附上行胸膈，下达肝肾，能通行诸经气分，快气开郁，且能引血药至气分而生血，逐瘀调经。凡诸血气方中多用香附，故又有"气病之总司，女科之主帅"的美称。香附入肝经，醋炙后更增疏肝开郁之用，可调理气机，行气止痛。脾胃病中常见因肝郁、气滞、血瘀引起的胸胁胀痛、脘腹痞闷、胀满疝气、月经不调、经闭痛经等症状，用之皆效。姚乃礼教授临床常用量为12~15g。

香附中含有香附多糖，具有抑制肝纤维化活性的作用，其原因可能是有效改善了大鼠MMP-2/TIMP-2失衡，并且很有可能与降低TGF-β1水平有关。香附还具有保肝、乙型肝炎病毒抑制和肝CYP450酶调节潜力。香附具有促进胆汁分泌、利胆的作用，香附、青皮等水煎液均可以使肝损伤的小鼠胆汁流量增加，固体胆汁重量增加。香附中的挥发油，特别是三萜类物质能促进肠胃动力。选用石油醚、乙醚、乙酸乙酯、正丁醇、水等分别提取香附不同部位有效成分，采用外界刺激加药物方法进行肝郁型血瘀小鼠造模，实验结果表明乙酸乙酯部位及石油醚部位为治疗小鼠肝郁型瘀血的主要部位。此外，香附内的黄酮对子宫肌瘤具有明显的抑制作用，对乳房胀痛有显著疗效。

气为血之帅，血为气之母，气行则血行，血至气亦至。郁金主血，为血中气药，香附主气，为气中血药。姚乃礼教授在临床上二药并用，气血同调，经络通畅，运行无碍。且二药气味芳香，均能疏肝理气开郁，对于肝脾不调、肝胃不和的患者更为适宜。

参考文献

[1] 徐秀梅，刘文建. 香附药理作用及临床应用的进展[J]. 广东化工，

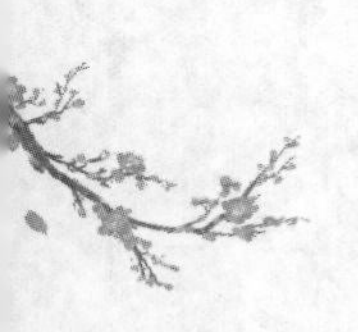

2023，50（9）：122-123，69.

［2］刘梅，郭小红，孙全，等．温郁金的化学成分和药理作用研究进展［J］．现代药物与临床，2021，36（1）：204-208.

逐瘀活络清恶血

蒲黄＋五灵脂

蒲黄 味甘，性平，主归肝、心包经。《神农本草经》：“主治心腹膀胱寒热，利小便，止血，消瘀血。久服轻身，益气力，延年，神仙。”蒲黄治血力强，生用既能化瘀行血，又能收敛止血，具有止血不留瘀、行血不伤正的特点。临床上，若胃肠病患者诉脘腹、胁肋刺痛，痛处固定，或妇女经闭痛经，产后瘀阻腹痛，或病情迁延日久，伴舌紫暗，或见瘀斑瘀点，舌下络脉迂曲瘀阻，此皆瘀血阻滞之证。姚乃礼教授临床常用量为10～12g。

动物实验中多围绕蒲黄改善血液流变学展开研究。蒲黄总黄酮能明显降低血瘀模型家兔全血低切、中切和高切变率黏度，降低红细胞比容、血沉，并缩短血小板最大凝集时间，降低血小板最大聚集率，提示蒲黄总黄酮能够通过降低血液黏度、改善血液流变性及抑制血小板聚集防治冠心病。蒲黄也显示出较好的心肌保护作用。在结扎左冠状动脉前降支制备的犬急性心肌梗死模型中，蒲黄总黄酮可减少心肌缺血程度，降低缺血范围，缩小心肌梗死面积，并通过改善内源性氧自由基清除能力减轻脂质过氧化反应，以维持心肌细胞膜正常通透性，发挥心肌保护作用。同时，蒲黄总黄酮能够明显降低急性心肌梗死犬血清中自由基的损害，抑制线粒体内自由基的大量产生，防止心肌细胞的损伤，促进心肌细胞能量代谢恢复。蒲黄还具有降血脂及抗动脉粥样硬化作用。一项有关蒲黄对鹌鹑动脉粥样硬化形成因素影响的研究发现，蒲黄粉有较好的降血脂、抗动脉粥样硬化作用。大剂量蒲黄具有抗低压缺氧作用，能提高动物对减压缺氧的耐受力，对心脑缺氧有缓解作用。此外，蒲黄可通过调节脂质代谢、调控NO合成、抗脂质过氧化等途径实现抗动脉粥样硬化。蒲黄还具有阻滞细胞周期、诱导肿瘤细胞凋亡的作用。

五灵脂 味苦、甘，性温，主归肝经。《本草纲目》谓其可治“男女一切心腹、胁肋、少腹诸痛，疝痛，血痢，肠风腹痛，身体血痹刺痛”。五灵脂专主血症，善止疼痛，生用以行血止痛为主，炒用亦可理诸失血证，醋炙后腥臭之性大减。此外，尽管“十九畏”中认为五灵脂与人参相畏，但也有不少相关实验证明人参配伍五灵脂在治疗胃溃疡、慢性萎缩性胃炎、胃食管反流病、慢性结肠炎等方面具有较好疗效，且未出现毒副反应。姚乃礼教授临床常用量为10～12g。

五灵脂的药材研究基础相对薄弱，在对其抗动脉粥样硬化炎症作用的研究中，采用高脂饮食结合腹腔注射维生素D_3注射液复制动脉粥样硬化模型，模型复制成功后给予五灵脂水提取物灌胃干预，观察大鼠主动脉内膜病变情况。与模型组比较，五灵脂水提取物能抑制大鼠主动脉ICAM-1及ICAM-1mRNA表达，高剂量作用较低剂量作用明显，大鼠动脉病较模型组轻；通过大孔吸附树脂纯化五灵脂总黄酮的工艺纯化五灵脂总黄酮的理想树脂是NKA-2树脂。黄酮溶液纯化后清除DPPH自由基能力、抗氧化能力均得到较大提高。对野生和家养复齿鼯鼠所产五灵脂的活血化瘀及抗炎作用进行比较，结果表明给药后家养复齿鼯鼠所产五灵脂作用时间持久，可以明显降低足趾肿胀度。野生复齿鼯鼠所产五灵脂可以使全血黏度降低，而家养复齿鼯鼠所产五灵脂没有明显影响血液流变学指标，且其活血化瘀作用不强，但抗炎作用较野生复齿鼯鼠所产五灵脂明显。

蒲黄与五灵脂同用首见于《太平惠民和剂局方》失笑散，是治疗血瘀疼痛的常用方剂。李时珍在《本草纲目》中对此药对高度赞赏：“蒲黄……与五灵脂同用，能治一切心腹诸痛。”姚乃礼教授认为，诸邪犯胃，脾胃气机壅滞，气血运行不畅，久病入络，胃膜失养，胃络瘀阻，是慢性胃炎发展至萎缩、肠化等癌前病变的重要病机所在，因此化瘀通络是控制病情的关键。五灵脂能散瘀止痛，蒲黄能行血止血，二药配用，能并逐瘀活络之力，且蒲黄生性清香通透，能中和五灵脂腥浊之气，共奏行血止痛、化瘀生新之功。

参考文献

[1] 倪红. 李可临床应用红参和五灵脂经验探析 [J]. 中国中医药信息

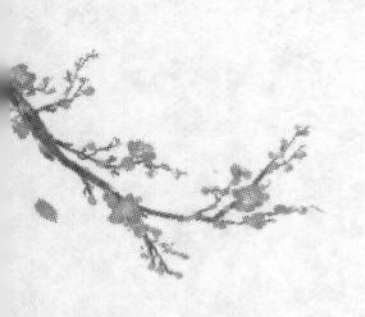

杂志，2013，20（9）：85-86.

［2］刘培武，李基龙，李洪娟. 人参与五灵脂配伍治疗胃反流性病变［J］. 中华实用中西医杂志，2007，20（11）：979.

［3］张志明，刘剑梅. 人参配五灵脂治疗胃痛［J］. 甘肃中医，2000（5）：57-58.

［4］林纬芬，郭晓莲."参脂理胃散"治疗慢性萎缩性胃炎89例［J］. 江苏中医，1996（6）：10-11.

［5］焦增华，杨亚军，刘希望，等. 蒲黄药理作用研究进展［J］. 中兽医医药杂志，2017，36（3）：85-88.

［6］胡立宏，房士明，刘虹，等. 蒲黄的化学成分和药理活性研究进展［J］. 天津中医药大学学报，2016，35（2）：136-140.

［7］邓中堂. 中药五灵脂的研究进展［J］. 临床医药文献电子杂志，2014，1（9）：1510，1513.

［8］王岚，李春，杨连菊，等. 野生与家养五灵脂药效学比较研究［J］. 中国实验方剂学杂志，2013，19（7）：268-271.

补血调经又通便

丹参+当归

丹参　味苦，性微寒，主归心、肝经。《景岳全书》："能养血活血，生新血，行宿血，故能安生胎，落死胎。血崩带下可止，经脉不匀可调。此心脾肝肾血分之药，所以亦能养阴定志，益气解烦。"丹参既能活血行血、祛瘀通痹，又能补血生血、安神除烦，乃血病之主司、女科之专药，因而又有"一味丹参，功同四物"的美誉。丹参主入心经，常用于治疗瘀血阻滞导致的胸痹心痛、脘腹胁痛、痛经经闭等症，对冠心病、心绞痛疗效显著。亦入肝经，能活血消积行滞，软肝缩脾，可用于肝脾肿大、急慢性肝炎、肝硬化等治疗。姚乃礼教授临床常用量为15～20g。

现代药理研究显示，丹参富含水溶性酚酸类、脂溶性丹参酮等多种成分。丹参抗动脉粥样硬化（AS）作用显著，不仅可以减缓AS病程，也可改善AS所引起的周围血管内皮细胞功能紊乱，其中水溶性成分丹酚酸A与丹酚酸B、脂溶性成分丹参酮Ⅱ A（Tan Ⅱ A）和隐丹参酮的抗AS活性较高。同时，可调节动脉粥样硬化患者的脂质代谢、抗炎因子表达，保护血管内皮细胞，从而展示出良好的抗动脉粥样硬化活性。丹参水溶性成分、脂溶性成分及提取物均具有一定的抗炎作用。其中水溶性成分丹酚酸可以显著降低肿瘤坏死因子α、IL-1β等炎症因子的表达，从而有效抑制炎症反应。丹酚酸还可以通过抑制炎症介质，如前列腺素E2和氧自由基的产生，进一步减轻炎症反应。丹参中的脂溶性成分Tan Ⅱ A能通过抗氧化、抗炎、抑制血管平滑肌迁移、舒张血管及钙拮抗作用机制有效抑制AS斑块的形成，表现出一定的抗AS活性。Tan Ⅱ A还表现出一定的抗肿瘤作用，因疗效可、高效而具备新型抗肿瘤药物的特征，联合其他临床常用化疗药物可增强治疗效果。其抗肿瘤作用机制与诱导细胞分化凋亡、抑制血管生成、抑制细胞增殖、调控细胞周期等方面有关。

当归 味甘、辛，性温，主归心、肝、脾经。《景岳全书》："其味甘而重，故专能补血；其气轻而辛，故又能行血……大约佐之以补则补，故能养营养血……佐之以攻则通，故能祛痛通便。"当归行血和血，养营调气，适用于各种血虚气虚之疾，兼润肠通便；性味辛温，能暖经络而回逆冷，充血脉而通肢节，又主诸阴中阳虚、虚冷凝滞之证。姚乃礼教授临床常用量为15～20g。

当归主要含有挥发油类、萜类、有机酸类、多糖类、黄酮类、生物碱类、微量元素和氨基酸等成分。当归不同药用部位对溶血性血虚大鼠补血作用的研究结果显示，全当归和归身对溶血性血虚大鼠具有很好的补血作用，两者补血作用相当，且全当归和归身补血强于归尾。究其原因是全当归、归身能促进骨髓造血细胞从G0/G1期进入G2/M和S期，促进造血细胞增殖，从而提高骨髓抑制小鼠外周血象和骨髓象指数。此外，研究还发现全当归、归尾可明显改善急性血瘀模型大鼠血液流变学特征，有效延长PT时间。HE染色结果表明，全当归、归尾对急性血瘀模型大鼠心、肺组织病理改善明显，证实全当归和归尾有很好的活血作用，而归身活血作用较弱。当归作为妇科要药，其挥发油可以通过松弛子宫平滑肌缓解痛经时的子宫收缩。当归精油治疗痛经小鼠疼痛的内分泌机制可能与降低子宫组织中PGE2、PGF2α、AVP的浓度有关。当归精

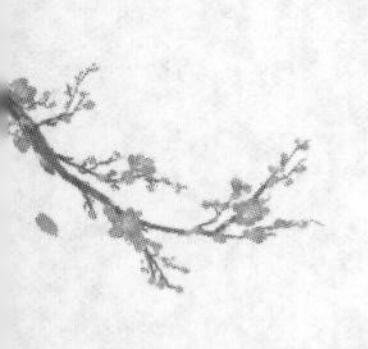

油对雌性小鼠痛经模型和醋酸所致的小鼠疼痛均有明显的抑制作用，对正常雌性小鼠离体子宫平滑肌和由缩宫素所致的子宫平滑肌剧烈收缩亦有明显抑制作用。此外，当归中的阿魏酸可以抑制血管收缩性物质血栓素A2的生成及PGs的产生，抑制血小板聚集的同时扩张血管，从而改善子宫血液供应，起到缓解痛经的作用。

丹参与当归皆为补血行血之药，丹参补益稍弱而祛瘀更著，当归功专补血而兼能通滞。二药配伍，通补兼施，寒温并用，姚乃礼教授常用以治疗胃肠病伴血虚血瘀导致的胃脘胸胁刺痛，肝脾肿大，大便秘结，舌暗伴瘀点，舌下络脉瘀阻，脉沉细弦涩等。

参考文献

［1］胡奕，杨梅，赵琦，等. 基于网络药理学和分子对接技术研究丹参治疗非酒精性脂肪性肝炎的作用机制［J］. 中医临床研究，2024，16（5）：9-16.

［2］温海梅，王思源，王亚茹，等. 基于网络药理学探讨丹参抗乙肝病毒的活性成分与作用机制［J］. 药学学报，2022，57（5）：1375-1386.

［3］曾芬. 黄芪、丹参对肝硬化门静脉高压患者血流动力学及肝纤维化指标的影响［J］. 江西中医药，2004，（9）：24-25.

［4］屈媛，王婷，付慧婕，等. 丹参的有效成分及药理作用研究进展［J/OL］. 辽宁中医药大学学报，1-12［2024-5-10］. http：//118.89.95.112：8085/kcms/detail/21.1543.R.20240422.

［5］杨荣来，王凤荣. 丹参及其制剂治疗冠心病的药理及机制研究新进展［J/OL］. 中华中医药学刊，1-14［2024-5-10］. http：//118.89.95.112：8085/kcms/detail/21.1546.R.20240226.

［6］魏江霞，李越峰，杨秀娟，等. 当归不同药用部位的本草考证、化学成分、药理作用研究概况［J/OL］. 中华中医药学刊，1-16［2024-5-10］. http：//118.89.95.112：8085/kcms/detail/21.1546.r.20240131.

［7］孙玉虹，郑明善，金瑛. 当归挥发油的药理作用及提取工艺研究进展［J］. 吉林医药学院学报，2023，44（6）：451-453.

醒神开窍豁痰法

石菖蒲+远志

石菖蒲 味辛，性温，主归心、胃经。《神农本草经》："开心孔，补五脏，通九窍，明耳目，出声音。久服轻身，不忘，不迷惑，延年。"石菖蒲性通神明，辛温开发，有醒神开窍、宁心安定之功，兼有芳香化湿、豁痰辟秽之效，久服可益智延年。临床上可治疗由痰湿困脾引起的胸腹胀闷、湿阻气塞纳差等，对湿蒙清窍、痰扰心神引发的失眠不寐、头目昏蒙等证亦有显效。姚乃礼教授临床常用量为12～15g。

石菖蒲挥发油（VOA）是中药石菖蒲的有效成分，其中以β-细辛醚和α-细辛醚含量最高。现代药理学研究表明，石菖蒲挥发油通过抗氧化应激、调节神经递质、调控自噬及凋亡、改善炎症环境等机制在中枢神经系统、心血管系统疾病中发挥着重要作用。α/β-细辛醚可以双向调控血清素转运蛋白，调节5-HT的含量，改善小鼠的抑郁状态。β-细辛醚能提高海马区CREB蛋白及基因的表达水平，进而降低神经元细胞的死亡，最终改善抑郁状态。α-细辛醚能够升高γ-氨基丁酸水平，降低海马体内超载的Ca^{2+}和谷氨酸水平，抑制神经兴奋性毒性，发挥抗癫痫的作用。β-细辛醚可以提高B细胞淋巴瘤-2和降低Bcl-2相关X蛋白的水平，调控神经元的凋亡，起到抗癫痫的作用。α-细辛醇作为α-细辛醚的代谢产物，可以通过降低戊四氮诱导的癫痫模型斑马鱼c-fos基因的表达水平延长癫痫潜伏期；β-细辛醚还可以通过影响应激活化蛋白激酶、磷酸化氨基末端蛋白激酶、Bcl-2、Beclin-1自噬通路减轻缺血再灌注脑损伤。

远志 味辛、苦，性微温，主归肺、心、肾经。《神农本草经》："补不足，除邪气，利九窍，益智慧，耳目聪明，不忘，强志倍力。久服，轻身不老。"远志通肾气上达于心，交通心肾，益智安神。《本草纲目》称其"其功专于强忘益精，治善忘"。远志还有祛痰利窍的作用，能补中伤，除咳逆，多用于心脾两虚或心肾不交导致的失眠多梦，健忘惊悸，迷惑恍惚，咳痰不爽等

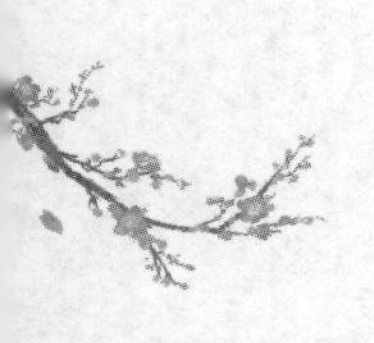

症。姚乃礼教授临床常用量为12～15g。

远志皂苷作为中药远志的主要有效成分之一，具有抗炎、抗氧化和抗衰老等多种药理活性。其应用于现代临床，具有抗阿尔茨海默病（AD）、治疗心脑血管疾病和抗癌作用等。远志皂苷治疗AD的机理包括抑制β淀粉样蛋白（Aβ）毒性、降低Tau蛋白磷酸化水平、调节胆碱能系统、提高免疫系统功能及抗氧化作用等，能够使AD大鼠恢复空间认知能力，还可以增加AD大鼠的记忆力，延长记忆时间，提高其被动回避的能力。远志皂苷可以减少细胞乳酸脱氢酶的外漏和脂质过氧化物的生成，降低因为氧化作用而产生的细胞膜损伤，增强超氧化物歧化酶的活性，提高线粒体膜的强度，增强膜的稳定性。远志皂苷能够抑制高迁移率族蛋白B1的释放，降低血清肿瘤坏死因子-α、白细胞介素-6和诱导型一氧化氮合酶等炎症因子的水平，减少心肌细胞的炎症反应，改善再灌注损伤。远志皂苷还可以通过调节Caspase相关酶的活性促进癌细胞凋亡，从而起到治疗癌症的作用。

远志、菖蒲伍用名曰远志汤，出自《圣济总录》，为治久心痛方。菖蒲辛散温通，长于开窍通气，辟浊化湿；远志芳香清冽，长于安神益智，补肾宁心。二药伍用，倍安神醒脑之功，又能合祛痰开窍之力，是姚乃礼教授临床常用的“安定”组合。

参考文献

［1］冯鹏，王明露，王宇彤，等. 石菖蒲挥发油化学成分及药理作用研究进展［J/OL］. 中药药理与临床，1-22［2024-5-10］. https：//doi.org/10.13412/j.cnki.zyyl.20240419.

［2］蒲艳华，莫雪妮，钟洁，等. 石菖蒲防治脑血管疾病作用机制的药理研究进展［J］. 辽宁中医药大学学报，2024，26（4）：216-220.

［3］高丽娜，周长征，刘青芝，等. 远志皂苷类化合物及其药理作用研究进展［J］. 北京联合大学学报，2022，36（3）：58-64.

［4］姚辛敏，周晓洁，周妍妍，等. 远志化学成分及药理作用研究进展［J］. 中医药学报，2022，50（2）：103-107.

平肝敛心稳睡眠

牡蛎+龙骨

牡蛎　味咸，性微寒，主归肝、肾经。《名医别录》："主除留热在关节荣卫，虚热去来不定，烦满，止汗，心痛气结，止渴，除老血，涩大小肠，止大小便。"牡蛎性味咸寒降涩，可秘精敛神，凡心悸神惊、遗精盗汗等证皆可医。而牡蛎又入少阴、少阳之经，能降摄相火，善消肝火、胸胁痞热；味咸可软瘀结，性寒可除郁火，使硬满得散，积块得化。痞者消，硬者软，软坚消痞乃牡蛎过人之处。姚乃礼教授临床常用量为30g。

牡蛎壳主要成分有碳酸钙、微量元素和氨基酸等，具有提高机体免疫力、抗肿瘤等药理活性。牡蛎肽肠内制剂可以维持小鼠正常生理生化功能，明显增强细胞免疫、NK细胞活性，增强小鼠巨噬细胞吞噬功能。牡蛎多糖能增强Th1免疫活性，促进脾细胞、依赖IL-2的T细胞增殖，提高脾细胞新陈代谢、增强INF-γ的表达，显著促进巨噬细胞的增殖和吞噬；牡蛎水解产物能使接种S180肿瘤细胞的小鼠的脾指数、胸腺指数显著增加，NK细胞活性显著增强，巨噬细胞的吞噬率显著提高；牡蛎蛋白酶解物具有较强的还原性，在体外对羟自由基、超氧阴离子有较好的清除能力，能提高大鼠的运动能力，具有较好的抗疲劳作用。

龙骨　味涩、甘，性平，主归心、肝、肾经。《景岳全书》："其气入肝肾，故能安神志，定魂魄，镇惊悸，涩肠胃，逐邪气，除夜梦鬼交，吐血衄血，遗精梦泄，收虚汗，止泻痢。"龙骨藏闭涩之性，凡带浊遗泄，吐衄便崩，自汗盗汗，一切失精亡血漏津之证皆医。龙骨又能保摄精神，安惊悸而定魂魄，敛神气而除烦躁，可治心悸怔忡，失眠辗转，多梦惊痫，头晕目眩等诸般虚浮症状。姚乃礼教授临床常用量为30g。

龙骨主要成分有碳酸钙、磷酸钙、五氧化二磷、氧化镁、三氧化二铁和少量的铝、镁、氯，主要成分钙盐的含量与牡蛎壳近似，微量元素种类无明显

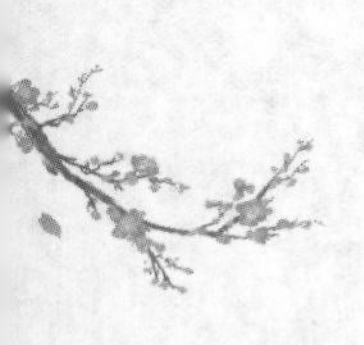

差异。龙骨的现代药理研究多选用含龙骨的汤剂及其有效部位或水煎液，其药理作用主要有镇静安神、抗抑郁等。已有研究证明龙骨水煎液能够延长自由活动大鼠的总睡眠时间或缩短戊巴比妥小鼠入睡时间并延长睡眠时间，具有镇静安神作用。龙骨和牡蛎壳粉末均可抑制小鼠惊厥反应，柴胡加龙骨牡蛎汤提取物与其去龙骨、牡蛎提取物比较可明显延长小鼠睡眠时间。龙骨和牡蛎都具有镇静、抗惊厥作用。这些研究提示牡蛎具有替代龙骨的可能性，为解决龙骨资源保护与临床用药需求的矛盾提供了有效替代品。

龙骨、牡蛎配伍，出自《伤寒杂病论》桂枝甘草龙骨牡蛎汤，治疗火逆证误治导致的心阳内伤、烦躁不安、心悸怔忡等症。《素问·举痛论》云："心无所倚，神无所归，虑无所定。"此谓之惊，惊则气乱，扰动阳气浮越，致神志不宁。姚乃礼教授认为脾胃病患者大多中焦纳运不调，本就病虚体弱，气血乏源，易扰精神，故常见失眠不寐、多梦困倦、烦惊动悸、自汗盗汗、焦虑抑郁等症。龙骨功在镇潜浮阳，安神定惊，使虚阳不扰；配伍牡蛎又能敛而不坚，聚而不壅，使痰火不泛。二药配伍，共奏平肝敛心，镇静安神之功。

参考文献

[1] 代春美，廖晓宇，叶祖光. 海洋中药牡蛎的化学成分、药理活性及开发应用［J］. 天然产物研究与开发，2016，28（3）：471-474，437.

[2] 张晗，张磊，刘洋. 龙骨、牡蛎化学成分、药理作用比较研究［J］. 中国中药杂志，2011，36（13）：1839-1840.

解毒化痈散结节

藤梨根+浙贝母

藤梨根　味酸、涩，性凉，主入脾、胃、肝、肾经。本品为猕猴桃科植物软枣猕猴桃的根部。藤梨一名早在唐代《食疗本草》便有记载，近代对其根部入药的研究逐渐深入。《全国中草药汇编》记载："藤梨根……可清热解毒，活血消肿，祛风利湿。"《抗肿瘤中药的临床应用》称："猕猴桃根可用治肺癌、胃癌、食管癌、肠癌、肝癌、乳腺癌等……还用于肝炎、乳糜尿、风湿、淋巴结结核、痈疔等症。”藤梨根具有广谱抗癌作用，现代药理研究表明藤梨根具有影响癌基因表达、诱导癌细胞凋亡、抗肿瘤转移、抗肿瘤对西药的多重耐药等效果，较大剂量使用也安全有效。对治疗慢性萎缩性胃炎伴肠上皮化生等癌前病变效果显著，可以作为截断和扭转慢性萎缩性胃炎自然发展和迁延的专药之一。近年来研究发现，藤梨根多组分可作用于多个靶点，协同发挥作用，从而干预胃癌发生发展的多个环节。藤梨根提取物能显著抑制胃癌细胞增殖，同时诱导其凋亡，且该作用通常在一定剂量和时间范围内呈现依赖性。其有几种可能的作用机制，如阻滞细胞周期在G0/G1段，从而抑制胃癌MKN-45细胞增殖；激活Bax、Bcl-2、p53、p-p38等蛋白的表达，促进胃癌SGC-7901细胞凋亡；调节间充质表型抑制防止胃癌HGC-27细胞迁移；下调MMP-2、MMP-9、SDF-1的表达，降低胃癌细胞的侵袭、转移能力，减轻原位肿瘤体积、瘤重等。另外，藤梨根对于多种恶性肿瘤，尤其是消化道肿瘤也疗效甚佳。姚乃礼教授临床常用量为15～20g。

浙贝母 味苦，性微寒，主入心、肺经。《景岳全书》赞曰：“最降痰气，善开郁结，止疼痛，消胀满……疗喉痹瘰疬，乳痈发背，一切痈疡肿毒，湿热恶疮。”浙贝母苦寒较重，开泄力强，擅于消痈散结。西医学研究发现，浙贝母的主要成分包括生物碱、多糖、黄酮类等，具有镇痛抗炎、抗溃疡、抗菌、抗氧化、抗肿瘤及逆转肿瘤细胞多药耐药等功效，可抑制肿瘤细胞增殖，并提高其对化疗药物的敏感性。在白血病、乳腺癌、肝癌、胃癌、胰腺癌、肺癌、卵巢癌等疾病的研究中展现出极佳的疗效潜力。此外，浙贝母也具有清热化痰的效果，既能化无形之痰湿，又能消有形之痰实，可治疗淋巴结核，甲状腺结节，肺结节等疾病。姚乃礼教授临床常用量为15～20g。

贝母类药物中的生物碱对多种人类肿瘤细胞株具有抗细胞增殖和促进凋亡的作用。如太白贝母总生物碱对人结肠癌SW480细胞增殖具有抑制作用，浙贝母总生物碱对人肺腺癌A549/顺铂细胞耐药性具有逆转作用。贝母素乙能够抑制4T1乳腺癌细胞增殖，还可能通过降低肿瘤组织中P-gp表达升高Caspase-3的表达，抑制SGC7901和SGC7901/VCR胃癌细胞生长，并增强化疗药物阿霉素的敏感性；贝母素甲能抑制人乳腺癌细胞、前列腺癌细胞和直肠癌细胞增殖并促进其凋亡。川贝酮通过降低Bcl-2的表达和增加Bax和casp-3的

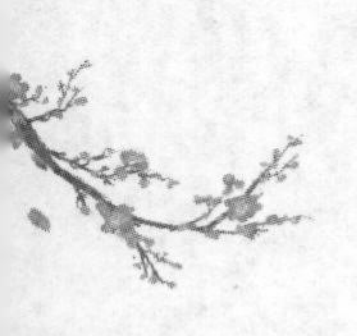

表达抑制肺癌细胞增殖。除此以外，川贝酮、西贝碱、西贝素氮氧化物、异浙贝母甲素、异浙贝母甲素氮氧化物、贝母辛、西贝母碱苷对真核生物肿瘤细胞均具有不同程度的抑制作用。

中医对胃癌、胃部肿瘤认识已久，根据其证候特点可归为“胃痛”“伏梁”“噎膈”“积聚”等范畴，多为本虚标实之证。姚乃礼教授认为，肿瘤的治疗是一个较为漫长的过程，首先需要顾养中焦脾胃，先安后天之本使生化有源，再行清热解毒之法，以期抗癌消肿。藤梨根与浙贝母解毒消肿而不伤正气，是姚乃礼教授常用的抗癌消肿药物，再配合其他调理脾胃的药味，共同达到扶正祛邪的目的。

参考文献

［1］邬世威，陈锦芳，胡兵. 藤梨根抗癌成分及其作用机制［J］. 中华中医药学刊，2023，41（5）：160-163.

［2］裘铠杰，马晨阳，王捷，等. 藤梨根通过PI3K/AKT信号通路治疗肝癌的网络药理学研究和实验验证［J］. 现代实用医学，2022，34（5）：570-574，556，701.

［3］吴自伟，梁雯，宋临水，等. 基于网络药理学推测藤梨根抗胃癌成分及机制［J］. 海峡药学，2022，34（3）：31-35.

［4］任健，孙铭强，马刚. 藤梨根提取液抑制胰腺癌细胞增殖的机制［J］. 中国老年学杂志，2021，41（22）：5099-5102.

［5］梁碧颜，董晓佳，王连美，等. 吴煜运用清半夏、制天南星、浙贝母为主方治疗肝癌的经验［J］. 中国医药导报，2023，20（21）：151-153，196.

［6］周明，刘敏. 基于网络药理及分子对接探讨薏苡仁—浙贝母药对治疗慢性萎缩性胃炎的作用机制［J］. 环球中医药，2023，16（6）：1118-1126.

［7］张宇，陈信义. 贝母甲素抑制AML-KG-1a细胞增殖与诱导细胞凋亡研究［J］. 中国肿瘤，2015，24（4）：325-329.

［8］谌海燕，陈信义. 贝母素甲抑制人乳腺癌细胞MCF-7/TAM增殖及其对细胞凋亡的影响［J］. 中医药学报，2012，40（4）：12-15.

［9］陈喜填，夏维林. 复方浙贝母颗粒辅助化疗对难治性急性白血病患者疗效的临床研究［J］. 齐齐哈尔医学院学报，2015，36（33）：5046-5047.

［10］周明，刘敏．基于网络药理及分子对接探讨薏苡仁—浙贝母药对治疗慢性萎缩性胃炎的作用机制［J］．环球中医药，2023，16（6）：1118-1126.

［11］孟鑫，鲁金月，张爱琳，等．藤梨根抗肿瘤药效物质和药理活性研究进展［J］．实用肿瘤学杂志，2022，36（1）：69-73.

［12］金鑫，李春楠，张辉．贝母属药材中生物碱类化学成分及其药理活性研究进展［J］．中药材，2022，45（9）：2273-2279.

消肿破癥防癌变

白花蛇舌草+石见穿

白花蛇舌草 味苦、甘，性寒，主归胃、大肠、小肠经。《中药大辞典》："清热，利湿，解毒。治肺热喘咳、扁桃体炎、咽喉炎、阑尾炎、痢疾、尿路感染、黄疸、肝炎……肿瘤，亦可用于消化道癌症。"白花蛇舌草长于清热利湿解毒，其含有黄酮类、蒽醌类等多种抗癌物质，可调控血清炎症因子，降低胃癌细胞化疗耐药与活性，抑制异种移植癌细胞的增殖并诱导凋亡，证明白花蛇舌草可作为消化系统恶性肿瘤潜在增敏及治疗药物。相关研究表明白花蛇舌草能够抑制A549细胞株的增殖，促进其凋亡，将细胞阻滞于G0/G1期，其作用机制可能与抑制PI3K/Akt信号通路、IL-6/PI3K/Akt/m TOR-HIF-1α轴的表达与分泌，以及下调Cyclin D1、c-Myc蛋白表达水平有关。研究发现，白花蛇舌草水提物对A549肺癌细胞和PC-9细胞均有抑制作用，其能抑制MAPK通路中关键分子ERK、jnk、p38的磷酸化表达，从而促进肺癌细胞凋亡，进而达到抗癌的作用效果；白花蛇舌草在现代药理研究中还具有抗炎的作用，其中总黄酮为主要的抗炎成分。白花蛇舌草水提液和醇提液均可减轻小鼠耳肿胀和减少扭体次数，降低血清中IL-6、TNF-α水平，抑制细胞上清液中IL-6、IL-1β、TNF-α的浓度，其抗炎作用可能与抑制MAPK通路有关。另外，白花蛇舌草提取物对脓毒症小鼠血清中的IL-6、TNF-α和IL-1β的表达同样具有抑制的效果。姚乃礼教授临床常用量为15～20g。

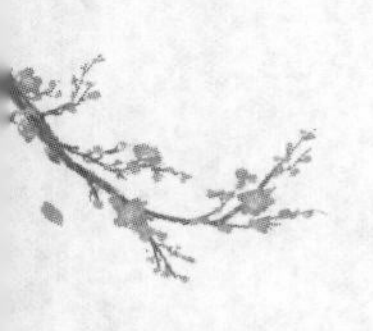

石见穿 味辛、苦，性寒，主归肝、脾经。《实用抗肿瘤中药学》称："本药传统主治噎膈、瘰疬、痈肿、痰喘……近年来广泛应用于治疗恶性肿瘤、肝炎、胃炎和妇科等疾病。"石见穿具有活血化瘀、清热解毒、消肿止痛的功效，药理实验研究证明，石见穿拥有良好的抗癌效果，其含有的多糖类、三萜类、甾醇类、多酚类等成分能有效抑制肿瘤细胞转移、增殖，并通过抑制促血管生长作用细胞因子的分泌抑制肿瘤微血管的生长。石见穿中多糖在体外对人肝癌细胞增殖有抑制作用，且随着剂量的增加抑制作用增强。石见穿总酚酸对受四氯化碳损伤的小鼠肝脏具有保护作用，作用机制可能与抗氧化作用有关。石见穿总酚酸可增强组织抗氧化能力，降低四氯化碳引起的脂类过氧化，保护细胞膜免受损伤，对胃癌、乳腺癌、结肠癌、食管癌、肝癌等多种恶性肿瘤有较明显的作用。姚乃礼教授临床常用量为15～20g。

白花蛇舌草与石见穿同入脾、胃二经，为清热解毒止痛良品。白花蛇舌草得石见穿，消肿利湿之力大增；石见穿得白花蛇舌草，破癥抗癌之功益彰。且二药药性平和，确为治疗胃癌之佳药。姚乃礼教授对于慢性胃炎病程日久，胃黏膜固有腺体萎缩伴肠化，证属热毒瘀结胃络者，临证时多用此药对，针对炎症及肠上皮化生、异型增生，取其清热解毒健胃之效，合用可抗癌解毒。

参考文献

[1] 张子强，罗刚，黄子锋，等. 白花蛇舌草提取物对肝癌术后感染大鼠PI3K/AKT/mTOR信号通路的调控作用[J]. 中华医院感染学杂志，2024，34(5)：733-737.

[2] 王辉，张纯宣，田林等. 白花蛇舌草降低胃癌细胞化疗耐药的机制[J]. 西北药学杂志，2023，38(5)：53-58.

[3] 田超，郭懿莹，胡少博，等. 基于网络药理学白花蛇舌草治疗胰腺神经内分泌肿瘤作用机制探讨及体外实验验证[J]. 药物评价研究，2023，46(7)：1452-1461.

[4] 姚博文，李亚昭，廖子君，等. 白花蛇舌草总黄酮对肝细胞癌干细胞增殖及凋亡的影响[J]. 西安交通大学学报(医学版)，2023，44(3)：389-395.

[5] 林鑫荣，贾蕾，李丽峰，等. 石见穿诱导铁死亡抑制小鼠食管癌发生

发展的研究［J］. 中国全科医学，2024，27（30）：3784-3789.

［6］刘利艳，施旻，陈力，等. 利用网络药理学与分子对接技术分析石见穿在治疗癌症中的作用机制［J］. 实用癌症杂志，2021，36（10）：1572-1576.

［7］黄雯洁，阮帅，温芳，等. 基于HPLC-Q-TOF-MS/MS技术的石见穿化学成分分析及其治疗胃癌的网络药理学探究［J］. 四川大学学报（自然科学版），2020，57（6）：1198-1208.

［8］袁平英. 石见穿多糖对结肠癌SW480细胞增殖与凋亡的影响及机制研究［D］. 衡阳：南华大学，2016.

［9］黄岚，陈碧莲，罗镭. 白花蛇舌草的化学成分、药理作用及临床应用研究进展［J］. 中国药事，2023，37（12）：1451-1460.

［10］高俊峰，王秀辉，张鹏，等. 石见穿化学成分和药理作用研究进展［J］. 中国实验方剂学杂志，2013，19（12）：348-351.

柔肝养阴凉血热

白芍+赤芍

白芍 味苦、酸，性微寒，主归脾、胃经。《神农本草经》：“主治邪气腹痛，除血痹，破坚积，寒热，疝瘕，止痛，利小便，益气。”白芍主入血分以疗血病，苦能通脉破积，止血虚之腹痛；酸能敛阴柔肝，敛血虚之发热。亦补亦泻，而补性多、泻性少。临床上可治疗血虚腹痛、肝火胁痛、腿足挛痛、烦热痞满、自汗盗汗等症状，也常用于妇科疾病中。姚乃礼教授临床常用量为12～15g。

白芍总苷可通过多种信号通路、多靶点诱导肝癌细胞凋亡，抑制肝癌细胞的侵袭和增殖，阻止肿瘤细胞转移，从而达到保护肝脏的目的。白芍总苷可抑制氧化应激，保护肝细胞免受过量乙醇摄入引起的脂质过氧化。一项针对白芍总苷药动学和药效学的研究发现，白芍总苷对急性肝损伤、非酒精性脂肪性

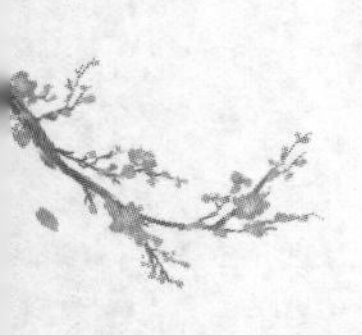

肝病、慢性肝纤维化和肝癌均具有缓解作用；白芍总苷还可降低大鼠的血清丙氨酸氨基转移酶、天冬氨酸氨基转移酶、γ-谷氨酰转肽酶和总胆红素水平，对肝功能具有显著保护作用。芍药苷和芍药内酯苷均具有镇痛作用，其镇痛机制可能与升高血清和大脑皮质中β-内啡肽水平、减少大脑皮质前列腺素E2生成或释放有关。其中白芍总苷镇痛效应与其作用于腺苷A1受体，进而抑制H^+激活电流有关。白芍总苷还可在肺癌、肝癌、乳腺癌、膀胱癌等多种常见恶性肿瘤中发挥抗肿瘤作用。已有研究表明，芍药苷可以通过抑制神经胶质瘤细胞中S期激酶相关蛋白的表达发挥抗肿瘤作用，还可以通过抑制肿瘤细胞增殖、促进肿瘤细胞凋亡、抑制肿瘤细胞转移和侵袭、增强放化疗敏感性等途径发挥抗肿瘤作用。

赤芍 味苦，性微寒，主归肝经。宋代以前赤芍、白芍统称为芍药，至宋代才逐渐区分二者功效。《本草蒙筌》记载："赤利小便去热，消痈肿破积坚，主火盛眼疼要药；白和血脉缓中，固腠理止泻痢，为血虚腹痛捷方。"相比于白芍，赤芍养阴柔肝之力稍弱，而通经散血之力更强，擅清热凉血，活血散瘀，适合治疗血热腹痛、阴虚内热、血滞经闭等症。姚乃礼教授临床常用量为12～15g。

赤芍总苷系赤芍的主要活性成分，具有退黄降酶、保护肝损伤及抗肝纤维化等作用。赤芍总苷作用于α-萘异硫氰酸酯诱导的黄疸小鼠模型，可增加其胆汁分泌量，提高尿苷二磷酸葡萄糖酸转移酶活性，促进胆红素代谢，提高肝药酶活性，加强肝脏解毒能力，从而治疗黄疸。赤芍总苷可减低CCL4诱发的急性肝损伤模型小鼠血清谷丙转氨酶及谷草转氨酶活性，也可降低DL-乙硫氨酸诱导的急性脂肪肝小鼠模型肝组织总胆固醇、甘油三酯含量，实现保护肝脏的目的。其抗肝损伤的作用途径可能由抗自由基损伤、抗脂质过氧化及调控脂肪转运障碍通路等环节达成，或与改善造成胆管阻塞的肝内胆管上皮损害、肝内胆管增生及小叶间胆管周围炎症有关。研究还发现，赤芍总苷体外有较强清除DPPH自由基及抗氧化活性作用，且可抑制HSC-T6细胞的增殖以抗肝纤维化；同时可减轻肝脏损伤、胶原纤维增生程度，降低羟脯氨酸含量；还可下调TGF-β1和Smad3/4蛋白表达，上调Smad7蛋白表达，发挥抗肝纤维化作用。

白芍与赤芍本为同源而作用稍异。《本草纲目》称："白芍益脾，能于土中泻木。赤芍散邪，能行血中之滞。”二药参合，白补而敛，赤散而泻，一散一敛，一泻一补，敛阴柔肝而不恋邪，凉血调经而不留瘀，养血敛阴、柔肝止痛之功益彰。

参考文献

［1］赵雪莹，何世宇．赤芍总苷的药理作用研究进展［J］．辽宁中医药大学学报，2024，26（7）：4-9.

［2］崔红倩，迟宇昊，申远．白芍的化学成分和药理作用研究进展［J］．新乡医学院学报，2024，41（3）：291-297.

［3］杨硕，石典花，王加锋，等．白芍总苷药理活性及临床免疫应用研究进展［J］．食品与药品，2024，26（1）：111-116.

疏肝和胃消宿食

麦芽+谷芽

麦芽　味甘，性平，主归肝、脾、胃经。《本草汇言》：“大麦芽，和中消食之药也。补而能利，利而又能补，如腹之胀满，膈之郁结，或饮食之不纳，中气之不利，以此发生之物而开关格之气，则效非常比也。”麦芽主温中行气，开胃健脾，可去宿食、除胀满，用于脾胃虚弱导致的食积不化、消化不良、不思饮食、脘腹胀闷等证。麦芽入肝经，虽为脾胃之药，而实善疏肝气，其萌芽发生之性与肝木同气相求，可宣通肝气郁结，又不碍胃气通降，尤其适合肝胃不和，肝气郁滞的患者。姚乃礼教授临床常用量为12～15g。

谷芽　味甘，性平，主归脾、胃经，为粟的成熟果实的炮制加工品。《本草便读》：“谷芽，味甘性温，其功虽主消导，而消导之中，却能启脾开胃，进食和中，非若麦芽之专于克削，而尚能破瘀导浊也。”谷芽具生化之性，其消食化积之力较麦芽缓和，不损元气，可快脾开胃，下气和中，脾胃和则宿食可化，饮食能进。姚乃礼教授临床常用量为12～15g。

麦芽、谷芽的化学成分包括多糖类、酶类及生物碱类。芽类药物均富含

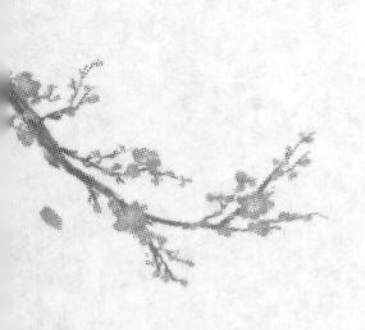

半纤维素纤维，在消化过程中，纤维起到增大食物体积的作用，又可减少食物通过肠道的时间，能有效地降低结肠癌风险。芽类药物内主要含有α淀粉酶与β淀粉酶。β淀粉酶能将糖淀粉完全水解成麦芽糖，α淀粉酶则使之分解成短直链缩合葡萄糖（即糊精），后者可再被β淀粉酶水解成麦芽糖，促进消化。此外，麦芽煎剂对胃酸与胃蛋白酶的分泌似有轻度促进作用；麦芽还可拮抗黄曲霉毒素B1产生肝脏损伤和增殖作用，通过防止高脂血症及抗氧化起到保护肝脏的作用，在高危人群的肿瘤预防方面有应用前景。

麦芽与谷芽性味平和，皆禀自然生发之气。二芽同用，宣五谷味，资脾胃之气健运；条达气机，顺肝木之气生发。姚乃礼教授用此组合，肝脾不和者多生用之，若脾胃虚甚则宜炒用，可使营和而卫畅，助湿行而运脾。或更添鸡内金、神曲之品，共促腐化水谷、消积纳食。

参考文献

[1] 辛卫云，白明，苗明三. 麦芽的现代研究［J］. 中医学报，2017，32（4）：613-615.

[2] 王晓飞，周金影，金向群，等. 麦芽的药理研究及临床应用［J］. 中成药，2007（11）：1677-1679.

软肝透阴化湿积

茵陈+鳖甲

茵陈 味苦、辛，性微寒，主归脾、胃、肝、胆经。《本草经疏》："茵陈，其主风湿寒热，邪气热结，黄疸，通身发黄，小便不利及头热，皆湿热在阳明、太阴所生病也。"茵陈是多年生植物，采于春季新苗初萌于旧草之时，故名。《黄帝内经》有云："春三月，此谓发陈。"发陈推新，应春季而顺肝气，故茵陈又与肝关系密切，秉少阳初生之气，顺肝脏升发之机，味辛又能散肝胆之郁，气味芳香，药力柔和，清肝利胆而不伤阴血，对于肝胆湿热内滞，耗伤阴血形成的阴虚湿热证候效果甚佳，也常用于治疗肝癌、肝转移癌、胆管癌等癌性发热或癌症伴发黄疸。姚乃礼教授临床常用量为15～20g。

茵陈的主要化学成分包括黄酮类、香豆素类、有机酸类、挥发油类化合物等。现代药理研究表明其具有抗炎、抗氧化、抗病毒、抗癌、抗糖尿病及代谢综合征等作用。茵陈能够通过抗炎抗氧化、保护肝细胞膜、改善肝脏微循环、防止肝细胞坏死、促进肝细胞再生及增强肝脏解毒功能等发挥保肝作用；通过增强胆囊收缩和肝细胞功能、促进胆汁分泌、增加胆红素和胆汁酸外排发挥利胆作用。黄酮类成分为茵陈保肝利胆主要成分，能明显降低血清转氨酶、肝功能指标，并改善肝细胞的不良情况；茵陈色原酮通过提高体内肝细胞乙醛脱氢酶水平，提升肝脏将乙醛降解为乙酸的能力，对乙醇性肝损伤具有良好的保护作用。茵陈中的6,7-二甲氧基香豆素可通过抑制过量活性氧/P38丝裂原活化蛋白激酶等途径改善非酒精性脂肪性肝炎小鼠的生化指标和肝细胞自噬受损，通过抑制促炎因子等改善肝毒性和胆汁淤积，达到保肝利胆目的。茵陈中槲皮素通过下调基因的表达以抑制肝癌细胞增殖并诱导凋零。茵陈提取物能够以剂量依赖的方式显著抑制人肝癌细胞系Huh7和HepG2的增殖和集落形成，通过抑制体内外的PI3K/AKT途径、抗凋亡蛋白表达，上调线粒体膜电位释放细胞色素c，共同诱导线粒体介导的促进凋亡作用。

鳖甲 味咸，性寒，主归肝经。《神农本草经》："主心腹癥瘕坚积，寒热，去痞息肉，阴蚀，痔恶肉。"鳖甲为血肉有情之品，能滋养肝肾阴血，平肝潜阳，其补益之力稍弱而清化之力更强，可治阴虚盗汗，劳热骨蒸，尤擅解血闭邪结、癥瘕痞积。《本草纲目》云："鳖甲乃厥阴肝经血分之药……鳖色青入肝，故所主者。"厥阴肝气凝聚，久则气病及血，气滞血瘀，湿热内蕴，致使肝区刺痛肿大，可见慢性肝炎、脂肪肝等。甚则发为腹满如鼓，皮色苍黄，青筋外露之臌胀，即肝纤维化、肝硬化等范畴。鳖甲入肝经，咸能软坚，性疏通而不泄气，醋炙后更增软化之力，对于多种肝病疗效显著。姚乃礼教授临床常用量为30～40g。

现代研究发现，鳖甲具有显著的抗肿瘤作用，临床常用鳖甲联合其他药物治疗肿瘤疾病。以鳖甲为君药的方剂主要有鳖甲煎丸和青蒿鳖甲汤，临床上鳖甲煎丸多用于治疗肝癌、食管癌、白血病、子宫肌瘤等恶性肿瘤疾病。青蒿鳖甲汤也可用于治疗恶性肿瘤。实验研究表明，青蒿鳖甲汤可降低二甲基苯并蒽诱导大鼠卵巢癌的发生率，减少肿瘤组织中肿瘤相关的巨噬细胞浸润，下调

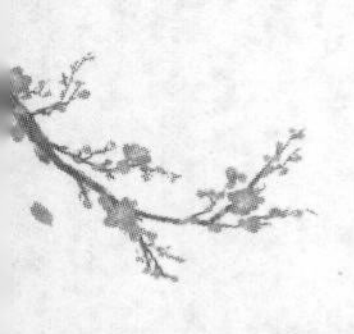

卵巢肿瘤细胞中环氧合酶2、5-脂氧合酶、血管内皮生长因子的表达，并减少炎症介质前列腺素E2、白三烯4的产生。与COX-2/5-LOX通路抑制剂相比，青蒿鳖甲汤具有高效低毒的独特优势，推测该方剂可能具有COX/LOX双重干预作用，通过阻断花生四烯酸的代谢干预非可控性炎症促进恶性转化，对卵巢炎症诱发的恶性肿瘤具有一定的预防作用。同时发现，青蒿鳖甲配伍地黄、知母、丹皮组成的方剂可能含有一定抑制肿瘤组织炎症反应的活性成分。

茵陈与鳖甲均为姚乃礼教授临床常用肝药。茵陈清透肝胆阴分之郁热，又能芳香化湿；鳖甲软化肝胆气血之坚聚，又能滋阴补血。二药配伍，开无形之郁滞，散有形之积聚，清中有护，化中有收，滋阴而不恋邪，祛邪而不伤正。

参考文献

［1］廖彭莹，张天丰，邓纭宁，等. 鳖各部位的成分和药理作用研究进展［J/OL］. 中药材，2024（4）：1053-1061［2024-5-10］. https：//doi.org/10.13863/j.issn1001-4454.20240442.

［2］闫雅婕，王亚亚，梁轩，等. 茵陈化学成分、药理作用及在肝胆疾病中的临床应用研究进展［J/OL］. 中华中医药学刊，1-19［2024-5-10］. http：//118.89.95.112：8085/kcms/detail/21.1546.R.20240301.

［3］吴桐，赵月，刘苗苗，等. 动物药抗肿瘤药理活性研究进展［J］. 亚太传统医药，2017，13（18）：81-85.

暖肝温肾疗寒疝

乌药+小茴香

乌药　味辛，性温，主归肺、脾、肾、膀胱经。《景岳全书》：“善行诸气……开胸膈，除一切冷气，止心腹疼痛，喘急霍乱，反胃胀满，温肠胃，行宿食，止泻痢。”乌药辛温香窜，理气行经，攻凝滞血气，开七情郁结，诸冷能除，诸气皆顺。《本草求真》赞曰：“凡一切病之属于气逆横胸而见胸腹不快者，皆宜用此。”乌药既能上理脾胃中气，又能下通少阴肾经，温肾散寒，缩尿止遗，可用于胸胁满闷、脘腹胀痛、寒疝经闭、尿频数遗等。姚乃礼教授临床常用量为12～15g。

乌药的主要成分包括倍半萜类、生物碱类、黄酮类和挥发油等，具有抗氧化、抑菌、抗炎镇痛、抗肿瘤等多种药理作用。在酒精性肝损伤模型中，乌药能抑制肿瘤坏死因子-α、核转录因子-κB、白细胞介素-1β等炎症因子的表达，从而减轻炎症反应，保护肝脏。乌药不同提取物能不同程度地抑制肝组织CYP2E1 mRNA的表达，降低血清及肝组织MDA含量，升高血清及肝组织SOD活性，提示乌药不同提取部位对模型大鼠急性酒精性肝损伤均有一定的保护作用，该作用与其抑制CYP2E1 mRNA表达，提高肝组织抗氧化能力，减轻脂质过氧化反应有关。乌药根挥发油能明显抑制人肝癌Hepg2细胞的增殖，在低浓度范围时，其对肝癌细胞的毒性作用要明显强于对正常细胞的作用。乌药还具有抗氧化、治疗慢性肾病、降血糖等药理作用。乌药提取得到的槲皮素-3-O-α-L-鼠李糖苷可保护细胞免受H_2O_2诱发的损伤，升高细胞培养液中抗氧化酶、SOD、谷胱甘肽活性，并且能够介导硫酸吲哚基诱导的HK-2细胞中Smad2、Smad3、Smad7、TGF-β表达，减轻腺嘌呤诱导的慢性肾病。

小茴香 味辛，性温，主归肝、肾、脾、胃经。《神农本草经》：“主小儿气胀，霍乱呕逆，腹冷，不下食，两胁痞满。”小茴香不仅是暖脾温胃良品，盐制后更能引入下焦，温肾阳而暖肝胆，故《医林纂要》曰：“茴香，大补命门，而升达于膻中之上，命门火固，则脾胃能化水谷而气血生，诸寒皆散矣。肝胆亦行命门之火，肝木气行，则水湿不留，虚风不作。”小茴香温肾暖肝，常用于寒疝腹痛，睾丸偏坠，少腹冷痛，胁痛腰痛，痛经等虚寒证候。姚乃礼教授临床常用量为12～15g。

小茴香主要含有挥发油、黄酮类、酚类、脂肪酸类等成分，对人体内脏系统、中枢神经系统、心血管系统、内分泌系统、免疫系统及在化学治疗方面均具有一定作用。小茴香具有促进胃肠运动及功能的恢复的作用。离体实验表明，小茴香能促进离体结肠平滑肌收缩，其机制是毒蕈碱受体介导细胞外Ca^{2+}内流。临床研究显示，小茴香热敷有助于腹腔镜结直肠癌根治术患者术后胃肠功能的恢复，其机制可能是热传导功能加上辐射作用促进胃肠道平滑肌蠕动，改善腹腔内血运及肠壁血液循环，减轻肠壁水肿、充血，改善肠黏膜屏障功

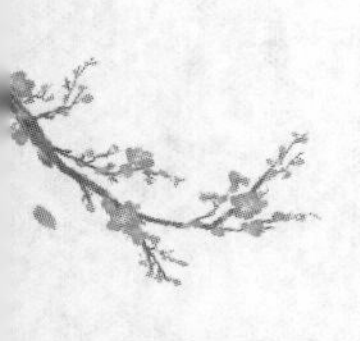

能，从而避免内环境紊乱。小茴香水提取物可降低血清中丙氨酸氨基转移酶、天冬氨酸氨基转移酶和透明质酸的水平，肝组织内胶原纤维含量及α-平滑肌肌动蛋白、转化生长因子-β1、信号转导分子Smad2 mRNA表达，从而减轻大鼠肝纤维化。也有研究表明小茴香对丙戊酸钠诱导的肝肾毒性具有缓解作用。联合用药方面，环磷酰胺与小茴香挥发油联合用药可使肝脏异常生化指标天冬氨酸氨基转移酶、丙氨酸氨基转移酶及碱性磷酸酶水平趋向正常，在一定程度上减轻肝脏变化，且对正常肝脏无影响。对四氯化碳所致肝毒性大鼠应用小茴香挥发油纳米乳液，结果发现给药后丙氨酸氨基转移酶、天冬氨酸氨基转移酶、碱性磷酸酶等反映肝功能的指标有明显改善。

乌药与小茴香俱属辛温理气之药，都可暖下焦、散冷积、止疼痛，在天台乌药散、暖肝煎等经典名方中均有应用。二药均能散寒止痛，理气温中。乌药偏于温肾，长于治冷气；小茴香暖肝力强，长于除寒湿。二药并用，可使药力自中焦直达下焦，大暖命门之火，疏散下焦之寒。

参考文献

[1] 欧阳婷，刘涛，欧阳林旗. 乌药提取物及有效成分抗肝损伤的药理作用研究进展[J]. 药物评价研究，2024，47(1)：197-203.

[2] 杨文翠，于金倩，刘双，等. 乌药化学成分及药理作用研究进展[J]. 中成药，2023，45(7)：2300-2307.

[3] 王金金，毋启桐，时博，等. 小茴香炮制历史沿革、化学成分及药理作用研究进展[J]. 中国实验方剂学杂志，2020，26(20)：178-190.

[4] 王婷，苗明三，苗艳艳. 小茴香的化学、药理及临床应用[J]. 中医学报，2015，30(6)：856-858.

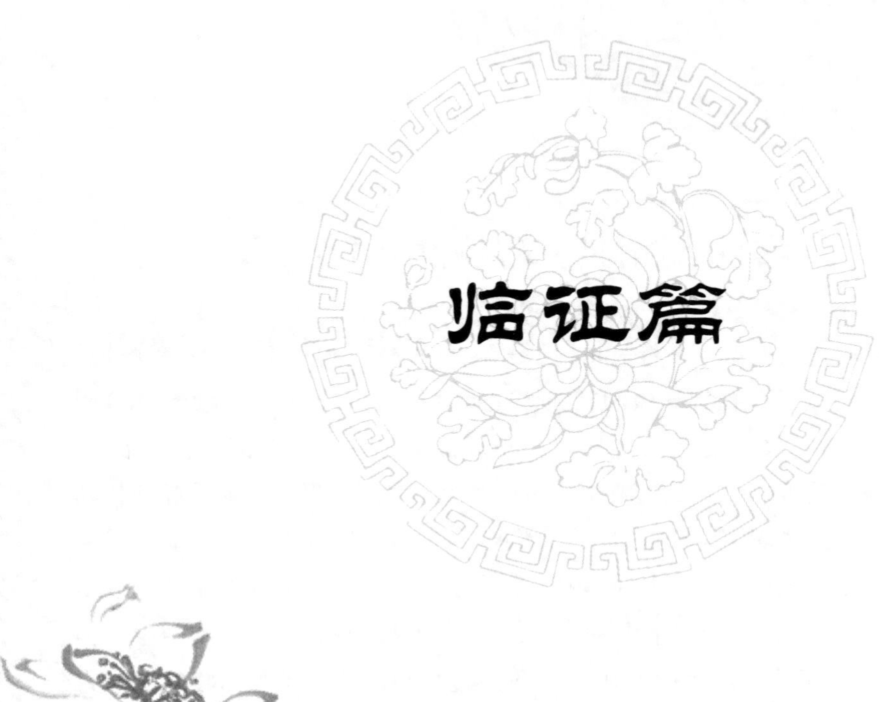

临证篇

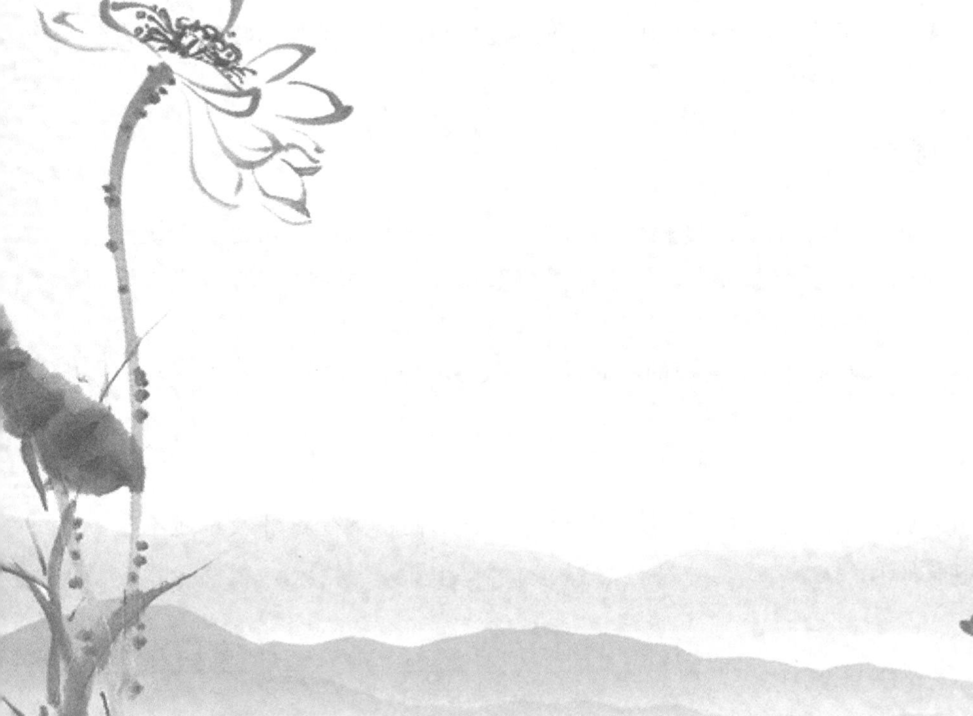

第四章
专病临证经验

慢性萎缩性胃炎及癌前病变

慢性萎缩性胃炎（chronic atrophic gastritis，CAG）是慢性胃炎的一种类型，系胃黏膜上皮遭受反复损害导致固有腺体减少，伴或不伴肠腺化生和（或）假幽门腺化生的慢性胃部疾病。在临床上，CAG患者可表现为上腹部隐痛、胀满、嗳气、反酸等不适症状，严重影响生活质量。此病易反复发作，使胃黏膜长期处于损伤和修复的病理阶段，也是“炎癌转化”的关键过程。由于缺乏早期诊断和有效的治疗药物，大多数患者在被诊断为胃癌时已经处于晚期。胃癌尚无满意的治疗方法且发病机制不完全清楚，但CAG是胃癌发生发展的主要因素之一已成为临床共识。因此，在CAG阶段进行积极的干预与治疗对预防胃癌的防治具有积极意义。

一、病名

CAG是西医学病名，中医并无此概念。学术界对本病的命名也缺乏统一认识。在临床上，根据患者主诉的不同可将其归属于中医学“胃脘痛”“反酸”“嗳气”“痞满”等范畴。姚乃礼认为，将本病单纯划分于“胃痛”“痞满”等范畴并不能全面反映疾病的本质及其发展变化规律。

二、病因

本病致病因素广泛，主要与饮食失调、情志不畅、感受毒邪及禀赋不足等多种因素有关。

1.饮食因素

饮食因素是CAG发生和发展的主要原因，正如《脾胃论·脾胃盛衰论》中提到："夫饮食不节则胃病。"《难经·四十九难》中也有相关的论述："饮食自倍，肠胃乃伤。"不良饮食习惯包括饮食不洁、饮食不节、饮食偏嗜等。姚乃礼教授认为长期饮食不当可以直接损伤胃脘，影响胃的受纳腐熟功能，胃既病则脾无所禀受，脾病则不能运化水谷精微，气血生化不足，又导致胃病的加重。若嗜食海鲜、瓜果等寒凉之物，易损中阳，脾失健运，多见下利清谷、胃中冷痛、四肢不温等症；若过度进食，中焦食积，则胃气损伤，多见嗳腐吞酸、呕吐、烧心等症；若饮食过少，则脾胃之气自损，久则累及肺肾，可见面色萎黄、肌肉萎缩等症。临床研究证实，长期食用含亚硝酸盐过高的食物会增加罹患CAG及诱发胃癌的风险。姚乃礼教授强调，对待CAG患者，医者在临证时应强调养成良好的饮食习惯，避免暴饮暴食等情况。

2.情志因素

随着生物-心理-社会医学模式的提出，精神-心理-社会因素在器质性疾病发生发展中的作用逐渐受到重视。情志活动与脾胃的关系密切，如李东垣所言："皆先由喜怒悲忧恐，为五贼所伤，而后胃气不行。"姚乃礼教授强调，情志不及或太过均可影响脾胃的正常功能，或思虑悲愁太过，致使中焦不运，水谷不化；或郁怒伤肝，肝气横逆，上犯中土。患者可见胃脘疼痛，嘈杂，胁肋不适，反酸烧心，舌质红，脉弦细等表现，症状随情绪因素变化。姚乃礼教授认为抑郁、焦虑情绪是CAG疾病进展的关键因素，特别是由于病情渐久，患者"恐癌"思想的出现也会间接加重病情，对治疗效果也产生不利的影响。

3.毒邪因素

毒邪致病有以下特点：一是发病较为剧烈，直入气血；二是有脏腑组织的损伤，程度较重，出现红肿热痛或糜烂、积聚等表现；三是比较顽固，病程较长，不易清解；四是经常与其他邪气兼夹为伴，有的毒邪还具有传染性。

引起CAG的毒邪有内外之分，外来之毒范围较广，包括酒毒、药毒、食毒、寒热邪气之甚者，也包括幽门螺杆菌感染之毒。幽门螺杆菌发病隐匿，当正气充足时，伏于胃膜，攫取精微物质；当正气不足时，其作为毒邪，衍生热毒，侵袭胃络，损伤胃膜，而致此病。饮食、情志、内伤等因素损伤脾胃，产生湿、热、痰、浊等病理因素，在此基础上构成了内生之毒。此外，毒邪又常与他邪兼夹，成为湿毒、痰毒、热毒、火毒、瘀毒、疫毒等。

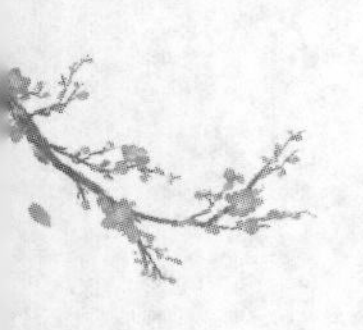

4.禀赋不足

《素问》中提到："肾者，胃之关也。"王冰注《素问》写道："关者，所以司出入也……肾气化则二阴通，二阴闭则胃填满，故云肾者胃之关也。"对于"肾为胃之关"的理解，除了有肾为胃水液代谢之关的观点外，也有肾为胃水谷精微代谢之关。肾为先天之本，人体元气闭藏、出使之处，协助胃受纳、腐熟水谷。《医贯》中写道："饮食入胃，犹水谷在釜中，非火不熟，脾能化食，全借少阳相火之无形者，在下焦蒸腐，始能运化也。"陈士铎在《辨证录》中提及："盖脾胃之土，必得命门之火以相生。"肾阳不足，不得温煦脾胃，则腐熟无力，胃气不降，易生䐜胀、胃脘冷痛、完谷不化等症状。肾阴不能上济濡养阳明燥土，致胃阴不足，而出现胃中嘈杂、口干口苦、纳差等症状。CAG的病机基本围绕本虚标实、虚实夹杂，对于肾病脾胃者，当根据辨证情况从肾论治，助脾胃运化得复。

三、基本病机

姚教授以中医理论为指导，总结前辈经验，结合自身多年临证经验，提出"脾虚毒损，胃络络阻"的基本病机。他认为饮食、情志、邪毒、体质等导致脾胃亏虚，加之邪毒缠绵不解，损伤胃络，正气愈虚，最终导致黏膜萎缩。本病病位在胃，同时与脾、肝、肾三脏相关，临床常表现为本虚标实、虚实夹杂之证。本病病程较长，病情易于反复，病理变化复杂，一旦进展为肠上皮化生、异型增生则危害较大。

CAG多表现为脾胃亏虚-胃络瘀阻-毒损胃络的病机演变规律，其传变的规律与西医学的Correa级联模式相似。其中脾胃亏虚是CAG的始动因素、发病之本，胃络瘀阻是CAG致病的关键条件，毒损胃络是CAG发展为癌前病变的重要因素。

1.脾胃亏虚，发病之本

脾胃同居中焦，脾为气血生化之源，在水液代谢、水谷精微的传输及气血津液的化生过程中占据主导地位。胃为水谷之海，以通为补，以降为顺，通降则生化有源，出入有序。脾胃的盛衰是疾病病情加重的内在因素。若脾胃功能健旺，水谷精微化源充足，则身体健康，病情不易加重或变化，正如《金匮要略》中所说："四季脾旺不受邪。"反之脾胃虚弱，气血化生不足，无力祛邪外出，又易产生气滞、食滞、湿痰、寒凝、血瘀等病理产物。正如《脾胃论》中所说："百病皆由脾胃衰而生。"

脾主升清功能失常则表现为腹泻、纳呆、肌肉瘦削、倦怠乏力等症，胃主降浊功能失常则表现为脘腹胀闷、呕吐、嗳气、反胃等症。脾胃不和，易招邪气内侵，或从寒化，或从热化，形成虚实夹杂、寒热错杂之证。久病正气耗伤，胃膜失养，胃体萎而不荣而致疾病发生发展。结合实验室检查来看，胃镜下所示黏膜苍白、粗糙、变薄，血管影显露，当为脾虚不能荣养胃膜的微观表现。

2.胃络瘀阻，致病关键

胃络作为人体络脉系统的重要组成部分，分布于胃膜，贯穿于胃体，是气血运行交汇之所，具有荣养胃膜，联络胃体的重要作用。同时，正如《临证指南医案》中所说："盖胃者汇也，乃冲繁要道，为患最易。"胃为多气多血之腑，久病则邪气易通过胃络侵袭胃腑，导致胃络瘀阻，腑气不畅，瘀血不去，新血不生，胃络失于荣养。如治疗及时恰当，可获得长时间的稳定缓解；若治疗不及时，留瘀日久，胃腑渐成有形之癥积，则病情可能会进一步发展，易向肠上皮化生、异型增生，甚至胃癌发展。正如隋代巢元方《诸病源候论·痞噎病》所述："血气壅塞不通而成痞也。"随着疾病的进一步发展，湿热、痰浊、瘀血等病理产物也会夹杂于胃络，故胃络病变不可概以血瘀论之。

3.毒损胃络，传变之机

随着病程迁延，病邪瘀滞胃络日久，诸邪交织蕴结，化变为"毒"。这是一个漫长的过程，可达数年甚则数十年。毒邪的化生是CAG病机转变、变生他病的重要因素。毒邪可损伤胃络，破坏胃黏膜结构，使腺体萎缩变性，发生不可逆性损伤，使病变范围扩大，病情加重。毒邪蕴积日久，可积累产生量变，而渐渐形成有形之积，形成癌毒。毒损胃络证的特征如下：①病程日久，往往数年甚至数十年；②舌质暗红，舌体可见瘀点或瘀斑，舌下可见静脉迂曲，脉象多沉、缓、涩；③胃镜下往往可以见到病灶处黏膜颗粒状不平、结节状增生、息肉等改变；④病理报告为重度萎缩、中重度肠上皮化生，或（和）异性增生。

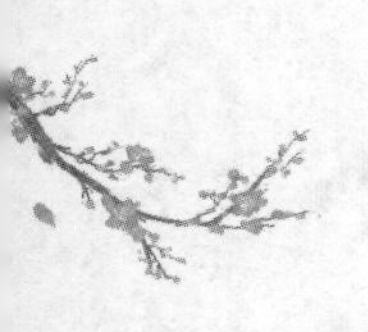

四、临证要点

姚乃礼教授临证时以西医学理化检查作为参考，将CAG分为初期、中期、后期3个阶段，根据不同阶段干预治疗，可阻止病势演变。

1.初期

正气渐虚，邪气未盛，病情较轻。病理检查多提示轻度萎缩。此阶段病变主要在气分，以脾胃亏虚为主要致病因素，气机升降失常为主要表现形式。脾胃受损，纳运失司，气血生化乏源，气血俱虚，胃体失养，逐渐引起胃黏膜腺体萎缩。临床辨证时还可结合胃镜下的微观表现，若脾气虚，多表现为胃黏膜白相或苍白，胃蠕动缓慢；胃阴虚多表现为胃液减少，胃黏膜呈龟裂状改变。

2.中期

正气已虚，邪气渐盛，病情较重。病理检查多提示轻中度萎缩，或出现轻度肠化。气滞、痰湿、火热诸邪阻滞脉络，导致胃络功能障碍、胃黏膜受损，病情加重。血瘀轻证时，胃黏膜多为暗红色改变，胃窦黏膜粗糙不平，病变局限；血瘀重证时，胃黏膜多为灰白色改变，胃窦及部分胃体黏膜明显粗糙不平，病变广泛。

3.后期

正气大虚，邪气日进，病势深重。病理检查多伴有重度萎缩、中重度肠化，或出现异型增生。病邪瘀滞胃络日久，诸邪交织，化变为“毒”。“毒损胃络”，进一步加重病情，导致CAG经久难愈，渐成痼疾，变生他病，甚则转化为胃癌。

五、基本治法

姚乃礼教授进一步明确了“健脾和胃，通络解毒”的基本治疗思路，提出CAG治疗应遵循前期健脾和胃为主，中期化瘀通络，后期解毒散结。但脾虚络阻与毒损是标本虚实的3个方面，不能截然分开，而且CAG病程漫长，病机演变虚实错杂，应虚实兼顾、通补并用，健脾、通络与解毒权衡治之。

1.健脾和胃

健脾和胃是CAG的基本治法，在具体选方用药时，根据气虚、阴虚、阳虚的不同分别给予健脾益气、滋养胃阴、温中散寒等不同治法。脾气虚者，常选用太子参、生黄芪、炒白术、茯苓等健脾益气；胃阴虚为主者，多选用百合、北沙参、石斛、麦冬、玉竹、乌梅等甘寒养阴；脾阳虚者，选干姜、人参、附子等温补脾阳，留守中焦而健脾运；胃阳虚者，以木香、吴茱萸、高良姜、草果会通补胃阳。平性药物应用最广，符合脾胃中土中正平和之性。考虑到萎缩性胃炎病久多伤及气阴，姚乃礼教授喜用太子参代替党参以补气生津。同时，为适应“胃以降为和”的特点，常佐以厚朴花、紫苏梗、陈皮、香附、预知子等行滞消积之品，以求补中有通、消补结合。姚乃礼教授认为疾病中后期仍需重视补益脾胃，只有正气存内，方能祛邪于外。同时脾胃纳运如常，气血生化无穷，可促进胃黏膜腺体的再生，延缓疾病的进展。故姚乃礼教授强调在疾病的早、中、晚期，补益脾胃都至关重要，为治疗之本。

疾病早期病变主要在气分，气机升降失常为主要表现形式。由于肝脾关系密切，在治疗CAG的过程中应处处注重疏利气机。需要注意的是，姚乃礼教授认为必须在脾气充足的情况下才可运用疏肝解郁药，否则会导致脾气更为亏虚。若以肝气郁结为主，则选用当归、白芍、川楝子、郁金等药物疏肝解郁；若肝火犯胃较为明显，则选用牡丹皮、栀子、白蒺藜、夏枯草等药以平降肝火，同时佐以乌梅、木瓜等柔肝之品。

2.祛瘀通络

血瘀轻者，可选择丹参、当归、川芎、莪术、蒲黄等药活血化瘀；血瘀重者，可选用三棱破血逐瘀；气滞血瘀者，酌加九香虫、延胡索、乌药等药行气活血，以气血同调；热证明显者，加用制大黄、虎杖等品通导泄热；瘀阻成积者，配合鳖甲、牡蛎等药软坚散结；胃黏膜红肿，伴鲜红出血灶者，加用黄连、牡丹皮、生地黄、白茅根、仙鹤草等药凉血止血；胃黏膜苍白，伴陈旧出血灶者，加用黄芪、党参等药补气固血。姚乃礼教授认为，在应用上述活血破血药时，要注意标本同治，谨防正气受损，同时强调因证选药，中病即止，忌攻伐过度、峻烈伤正。莪术药性平和而功效甚速，可健脾助运、通络消积，具有增强机体免疫及抗肿瘤的功效，为姚教授所善用。

3.解毒散结

姚教授认为疾病后期仅凭活血化瘀已难以奏效，需祛除毒邪，从而达到治疗肠上皮化生、异型增生和防治癌变的作用。热毒为患者，临床常用黄芩、

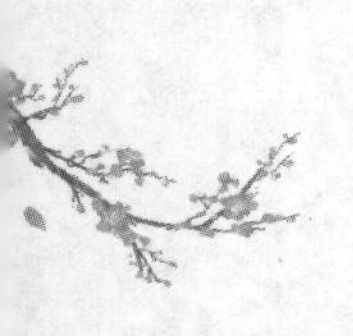

黄连、蒲公英、炒栀子、连翘等药清热解毒；湿毒为患者，加用法半夏、黄连、生薏苡仁、豆蔻、苍术、厚朴等药；瘀毒轻者，则用丹参、莪术、三七粉等药化瘀解毒；瘀毒重者，选用水蛭、全蝎、蜈蚣等虫类药以破血祛瘀通络；配伍白花蛇舌草、半枝莲、藤梨根、败酱草等药解毒防癌；配伍浙贝母、夏枯草、牡蛎、山慈菇、猫爪草等药软坚散结。

六、临床经验方

姚乃礼教授认为，CAG发展过程中，脾虚、络阻与毒损可各有侧重，但不能截然分开，并在此基础上确立了治疗CAG的临床经验方——健脾通络解毒方。

1.组方思路

健脾通络解毒方由太子参、莪术、白术、茯苓、法半夏、丹参、三七、浙贝母、藤梨根、甘草等组成。以太子参、莪术为君药，益气健脾、化瘀通络，针对CAG基本病机；白术、茯苓为臣药，加强太子参健脾益气之功，以顾护脾胃；丹参、三七增强活血通络之效，法半夏、浙贝母化痰消积，藤梨根解毒防癌，共为佐药；甘草调和诸药，并有解毒之效，为使药。全方体现了健脾益气、活血通络、消积解毒的治疗原则。临床运用该方应根据患者具体情况进行辨证加减，辨病论治与辨证论治相结合，提高临床疗效。

2.辨证加减

气滞血瘀尤甚者，常酌加九香虫、延胡索、乌药等，气血同调；胃黏膜糜烂者，酌加乌贼骨、白及、凤凰衣、煅瓦楞子等，生肌敛疮；胃黏膜疣状隆起者，酌加蒲公英、薏苡仁、连翘、当归等，清热消肿；胃黏膜粗糙不平者，酌加王不留行等，软坚散结；伴胆汁反流者，酌加柴胡、郁金、鸡内金、炒枳壳、旋覆花、代赭石等，疏利肝胆；见肠化或不典型增生者，酌加半枝莲、薏苡仁、藤梨根、露蜂房、刺猬皮等，解毒抗癌。

3.西医学研究

临床研究发现，健脾通络解毒方治疗CAG及其癌前病变疗效明显，不仅能缓解症状，消除炎症，而且对萎缩、肠化、异型增生等病理改变有较好的作用，临床总有效率为77.5%。进一步研究发现，健脾通络解毒方治疗后，胃黏膜COX-2、NF-κBp65及Bcl-2蛋白表达明显降低，Bax蛋白表达增高，Bcl-2/Bax值呈下降趋势；COX-2与Bcl-2mRNA表达水平亦下降，其mRNA水平变化与蛋白表达变化趋势一致，表明健脾通络解毒方可能通过NF-κB/COX-2、COX-2/Bcl-2、NF-κB/Bcl-2等信号转导通路调控胃黏膜上皮细胞凋亡，从而发挥治疗作用。

七、生活调摄

（1）三餐规律、饥饱适中，避免食用腌制、烧烤、辛辣、浓茶、咖啡、冷饮等刺激性食物，戒烟酒。

（2）对脾胃虚的人用药不可太过攻伐或浓烈。脾胃虚弱或用药寒凉者可以姜、枣为引，以缓和药性，顾护脾胃。

（3）鼓励患者保持乐观情绪，消除对病情的疑虑，建立治疗信心，通过体育锻炼、音乐疗法等调节自我压力。

（4）日常配合上脘、中脘、下脘、足三里、建里、关元等穴位按揉，以协助扶正补中、培元固本、补益脾胃。

参考文献

[1]白宇宁，王少丽，姚乃礼，等.健脾通络解毒方加减辨治慢性萎缩性胃炎癌前病变40例临床观察[J].中医杂志，2014，55（4）：301-304.

[2]白宇宁，张平，李理，等.健脾通络解毒方对胃癌前病变患者胃黏膜COX-2、NF-κBp65及Bcl-2表达的影响[J].中国中西医结合杂志，2015，35（2）：167-173.

慢性非萎缩性胃炎

慢性非萎缩性胃炎指胃黏膜在各种致病因素作用下发生的非萎缩性慢性炎症性病变，是临床的常见病、多发病。患者可无不适症状或出现腹胀、腹痛、嗳气等非特异性消化不良症状，部分患者还伴有焦虑和抑郁等精神心理症状。作为慢性胃炎发展的早期阶段，慢性非萎缩性胃炎容易被忽视，但其发病

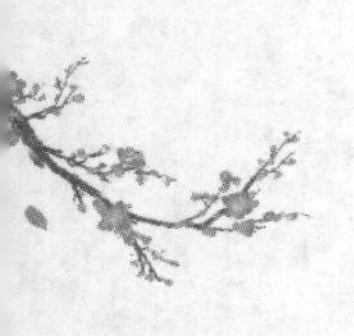

率高、病程长、症状反复，影响生活质量。其又为肠型胃癌进展的早期阶段，应引起更广泛的关注。中医内治法以其独特的辨证思维在治疗慢性非萎缩性胃炎方面发挥了重要的作用。

一、病名

慢性非萎缩性胃炎在古代医籍中并无明确的病名，但根据临床表现可归为“胃痛”“嘈杂”“胃痞”等范畴。

二、病因

姚乃礼认为慢性非萎缩性胃炎的病因与慢性萎缩性胃炎相似，与内伤饮食、外受邪毒及情志失调等多种因素有关。“慢性萎缩性胃炎”一节已经详细阐述，此处不再赘述。

三、基本病机

慢性胃炎乃因外邪侵袭、饮食不节、情志不遂等因素损伤脾胃，致脾胃亏虚，运化不利，聚湿生痰，气机升降失司，出现脘腹胀满、嗳气反酸、食欲减退等慢性胃炎常见表现。疾病日久，由气入血，瘀阻胃络，还可向慢性萎缩性胃炎转化。

1.脾胃虚弱，运化不利

脾胃虚弱、运化不利为慢性非萎缩性胃炎的发病基础。脾胃同居中焦，以膜相连，互为表里，因此生理上相互关联，病理上相互影响。古代医家指出，脾胃是人体阴阳、水火交通之要道，若脾胃升降有序，则机体各脏腑气机升降正常；若脾胃升降失常，则枢纽失于斡旋，百病自生。《诸病源候论·脾病候》曰：“脾气不足，则四肢不用，后泄，食不化呕逆，腹胀肠鸣，是为脾气之虚也。”故患者常见胃脘痞满、倦怠乏力、少气懒言、大便溏薄等症状。幽门螺杆菌相关性胃炎在临床中较为常见，姚乃礼教授认为，幽门螺杆菌作为一种外来致病邪气，在脾胃亏虚的情况下可趁虚而入，通过饮食物侵袭人体，进犯中焦，发为本病。

2.痰湿内蕴，虚实夹杂

导致痰湿生成的因素很多，诸多使人体水液代谢失常的因素都可成为生痰之源。其中，脾胃虚弱与慢性胃炎关系最为密切。脾胃为后天之本、仓廪之官，脾胃升降相宜，腐熟水谷，运化精微，共同维持人体对食物的消化吸收。《症因脉治·胃脘痛论》记载："脾胃素弱，日饮水谷，不能消受，停积中脘，则成痰饮而痛。"素体脾胃虚弱，运化失司，聚湿生痰，阻滞气机，痰气交阻，横逆犯胃，出现痞满、疼痛等类似慢性非萎缩性胃炎的表现。再有土虚木乘，从另一方面加重痰阻。

3.气机逆乱，升降失司

《素问·宝命全形论》云："土得木而达。"脾胃与肝关系密切，二者相辅相成，共同维持正常的消化功能。肝的疏泄功能正常，则脾胃升降有序；脾气健旺，则肝体得以濡养。若情志不遂，肝失疏泄，木不疏土，脾不升清，可见胸胁胀满、善太息、腹胀、纳呆、便溏等肝郁脾虚之候。若暴怒伤肝，肝气亢逆，木旺乘土，胃气上逆，可见胃脘胀痛、连及两胁、嗳气、呃逆、反酸、恶心等症状。患病日久，脾胃素虚，土虚木贼，木克脾土，而致脾胃愈虚。

4.瘀血阻络，传变之机

慢性非萎缩性胃炎往往反复发作，病程日久，湿热、气滞、津伤等病理因素共同停滞于胃脘，久病入络，气血受阻，最终导致瘀阻胃络。如《临证指南医案》云："盖胃者汇也，乃冲繁要道，为患最易，凡气既久阻，血亦应病，循行之脉络自痹。"久病入络，日久成瘀。患者常见胃脘疼痛缠绵不愈，可伴有刺痛，夜间为主，舌紫暗，苔薄，舌下静脉曲张，脉弦涩或弦细。姚乃礼教授指出，若患者病程较长，或疗效不显，或疼痛持续时间长，或疼痛缓解后容易复发，应考虑从"瘀"论治。

四、临证要点

本病发病隐匿，患者往往未能及时就医，致使病情迁延，本病后期常出现肝脾不和、瘀血阻络、阴虚湿热等不同的病机演变。姚乃礼教授认为，慢性非萎缩性胃炎的辨证应遵循"把握主证，兼顾变证"的原则，治疗应在益气健脾的前提下根据患者情况酌加调和肝脾、活血化瘀、养阴清热之品。

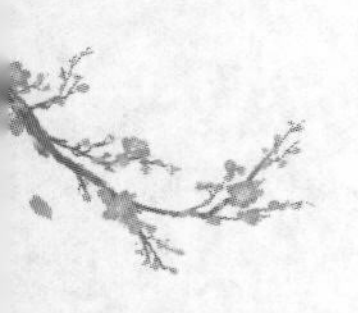

五、基本治法

姚乃礼教授认为，治疗慢性非萎缩性胃炎时应充分考虑脾胃虚损寓于内、气滞痰浊形于外的病机特点，在健补脾胃的基础上针对具体证型辅以疏肝和胃、清热化痰、调和肝脾等法，以恢复脾胃气机运动的稳定有序，为脾胃正常纳运创造条件，有效阻断慢性非萎缩性胃炎—慢性萎缩性胃炎—肠上皮化生—异型增生—癌变这一进展过程。

1.健脾和胃以固本

在慢性非萎缩性胃炎的治疗过程中，应以健脾和胃为要，脾胃健运，正气恢复，则疾病可愈。临床中常伴见湿热、痰浊、津亏等诸多兼夹证候，在治疗时应根据患者的实际情况灵活施治。脾气亏虚者，常以四君子汤或六君子汤加豆蔻、砂仁等健脾益气；胃阴虚者，常用北沙参、麦冬、石斛等养阴开胃；胃阴虚内热者，常用黄芩、石膏、知母、麦冬等清热养阴；迁延日久，脾胃俱虚，常以六君子汤加焦三仙，治以健脾消食，以助运化。纳运失常，中州已不堪重负，最忌峻药猛剂。姚乃礼教授擅用紫苏梗、厚朴花、玫瑰花、合欢花等花类药。花药药性平和，不温不燥，既能行脾气，又可疏神志，缓慢恢复脾运胃纳之功。

2.化痰祛湿以治标

痰湿为阴邪，其性重浊黏滞，极易阻遏气机，蕴久易化热化火。姚乃礼教授常用党参、茯苓、白术、半夏、厚朴等燥湿健脾，配伍陈皮、砂仁、豆蔻等理气醒脾。若痰热偏盛，则用瓜蒌、浙贝母、竹茹等清热化痰；若湿热壅滞，则加黄连、黄芩等清热燥湿；食滞中焦者，常用鸡内金、炒谷麦芽、焦山楂等健胃消食；兼瘀血阻络者，酌加丹参、莪术等活血通络。姚乃礼教授强调用药宜轻灵，中病即止，以防药性过燥，损伤津液。同时佐以健脾和胃之品，使脾胃健运，痰湿自化。

3.调理气机以和中

叶天士言“脾宜升则健，胃宜降则和”，指出脾胃正常功能的发挥无不依赖于升降运动。治疗时应采取辛开苦降、升清降浊之法，并权衡病变轻重及治疗主次。脾虚气陷者，宜选用黄芪、升麻、柴胡、桔梗等益气升提；胃气上逆者，选用旋覆花、代赭石、法半夏、竹茹、枳壳等理气降逆；腑气不通者，酌加大黄、枳实通降腑气。除了调理脾胃本身外，还应将调肝贯穿治疗的始终，使土得木而达。姚乃礼教授认为肝体阴而用阳，调肝不可仅限于疏肝，临证时应结合肝之气血阴阳的情况灵活选用疏肝、清肝、泻肝、抑肝、柔肝、缓肝、平肝等法。

4. 化瘀通络以防变

姚乃礼教授认为，凡是疾病经久不愈者，均应将瘀血因素考虑在内，可酌情应用活血化瘀之法。舌色暗淡或发紫、舌下络脉迂曲增粗，均可视为内有瘀血的重要标志。丹参破宿瘀而生新血，桃仁除滞血又泄血热，仙鹤草行瘀血又兼止痛，三者标本兼顾，为姚乃礼教授临床常用药。还可酌情加郁金、延胡索以行气活血，加三七以化瘀止血。慢性胃炎病情复杂，需根据实际情况加减治疗，如瘀热互结者，需加赤芍、茜草等清热凉血；瘀毒夹杂者，需用半枝莲、白花蛇舌草等解毒化瘀；气虚血停者，加黄芪、白术等以助血行；虚热津亏者，可加沙参、麦冬、太子参等滋阴养血。

六、临床经验方

1. 组方思路

党参、茯苓、白术、甘草、白芍、木香、豆蔻、鸡内金、黄连、法半夏、浙贝母。党参、茯苓、白术为君，三药合用，取四君子汤之义，增强健脾益气之力，以固病本。其中，党参性味甘平，益气健脾而不燥，滋阴养血而不腻，能振奋中气，顺应脾土之气而调补脾胃，为脾胃虚弱常用药；茯苓味甘淡而性平，甘则能补，淡则能渗，药性平和，渗泄水湿而不伤正，既能健脾补中，又能渗利水湿，为脾虚湿盛必用之品；白术味甘苦而性温，主归脾、胃经，甘温补中，苦温燥湿，以健脾燥湿为主要作用，被誉为“补气健脾第一要药”，与茯苓合用，为姚乃礼健脾和胃必用对药，二药一补一泻、一燥一渗，使痰湿得以渗泄，脾气有望健运。

2. 辨证加减

脾虚甚者，加黄芪以健脾益气；虚寒甚者，加干姜、桂枝、肉桂、九香虫等温阳助运；肝气郁结者，加郁金、香附等疏肝解郁；肝郁化火者，加黄芩、川楝子等清肝泻火；瘀阻胃痛者，加莪术、五灵脂、生蒲黄等活血止痛；

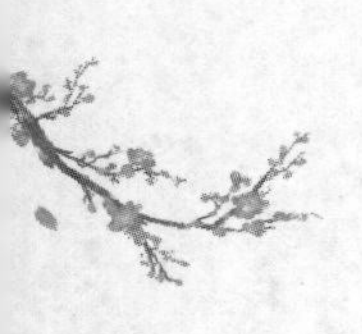

湿浊甚者，加炒苍术、姜厚朴、豆蔻等化湿行气；痰浊甚者，加瓜蒌、浙贝母，炒莱菔子等燥湿化痰；心肾不交者，加莲子心、生地黄、龟甲等交通心肾；反酸者，加煅瓦楞子、乌贼骨、浙贝母等制酸止痛；纳差者，加鸡内金、谷麦芽等消食化积；呃逆重者，加旋覆花、代赭石等降逆和胃；不寐者，加酸枣仁、夜交藤、柏子仁等养心安神；幽门螺杆菌感染阳性者，加黄连、黄芩清热燥湿解毒。

3. 西医学研究

临床研究发现，本方能改善胃肠功能，修复受损胃黏膜组织，改善临床症状。同时，通过有效治疗，可以增强患者治愈疾病的信心，缓解患者焦虑状态，对提升诊治疗效有积极作用。

七、生活调摄

（1）注重饮食调摄，合理膳食。饮食应清淡、易消化，搭配合理，营养丰富。进食应节制，饥饱适中，少食多餐，细嚼慢咽。避免进食发霉腐败之物。

（2）保证充足的睡眠，戒烟戒酒，适量锻炼，活动量以感到轻度疲劳为宜。

（3）早、晚饭后半小时服药，避免空腹服药对胃肠道的刺激。

（4）避免服用对胃黏膜有刺激性的药物及滋补保健品，谨防滋腻碍胃。

（5）幽门螺杆菌感染患者应尽量减少外出就餐；与其他家庭成员之间实行分餐，以降低感染他人的概率。

（6）日常可按揉脾俞、胃俞、中脘、内关、足三里等穴位，俞募配合以调和胃肠、健脾理气。

参考文献

［1］张易从，叶帆，刘慧敏，等. 姚乃礼经验方治疗慢性非萎缩性胃炎的效果观察［J］. 长春中医药大学学报，2023，39（11）：1221-1225.

胃食管反流

胃食管反流（gastroesophageal reflux disease，GERD）是一种具有不同的症状特征和多方面致病基础的复杂疾病，是临床最常见的慢性消化系统疾病之一。2006年，蒙特利尔共识将其定义为胃内容物反流引起不适症状和/或并发症的一种疾病。以反酸、烧心为典型临床表现，并可同时伴有慢性咳嗽、哮喘、声音嘶哑、慢性喉炎、胸痛、消化不良和恶心等不典型症状。全球GERD的社区人群患病率在2.5%~51.2%之间，平均患病率为14.8%（95%CI：13.5%~16.1%），但有明显的地区差异。亚洲GERD患病率低于欧美国家，但随着经济水平提高及生活压力的增大，亚洲地区GERD患病率也在逐年上升，且呈现出女性患病率高于男性、中青年患病率显著增高的态势。国内一项荟萃分析显示，我国GERD患病率为7.69%（95% CI：5.95%~9.63%），以西北地区患病率最高，呈现出西北地区＞华北地区＞华南地区＞华中地区＞华东地区的分布规律。我国CERD患病率逐年提高，与居民生活习惯、体重指数、生活压力等因素息息相关，具有复发率高、迁延难愈的特点，对患者的生活质量和经济承受力造成了严重影响。

根据胃镜下表现可将GERD划分为仅有症状的非糜烂性胃食管反流（non-erosive reflux disease，NERD）、有食管黏膜损伤的反流性食管炎（reflux esophagitis，RE）和柱状上皮替代食管鳞状上皮细胞的Barrett食管炎（Barrett esophagus，BE）3种亚型。目前大部分学者认为3种亚型之间是相互联系的，NERD患者可能会随着时间的推移发展为RE，随后可能发生化生改变，从而发展为BE，而BE是食管腺癌（esophageal adenocarcinoma，EAC）的独立危险因素。有研究通过体外细胞培养发现，酸暴露可导致鳞状上皮细胞中鳞状转录因子的抑制和潜在柱状转录因子的激活，从而化生为柱状上皮细胞，且在EAC高发地区，GERD的患病率明显高于其他地区。及时诊治GERD可降低EAC的风险，故对于GERD的及时干预是十分必要的。

一、病名

GERD是西医对反流性疾病的认识，中医对于反流性疾病的认识多散在于

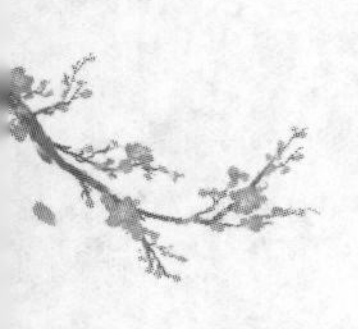

各医学典籍中。以反酸症状为主的患者多诊断为“吐酸”“吞酸”，如《景岳全书》载：“服满少时……吞酸嗳气，病在脾胃”；以咽部异物感为主要症状的患者多诊断为“梅核气”，如《金匮要略》载：“妇人咽中如有炙脔（吐之不出，咽之不下）”；以胸痛、后背痛等为主要症状的多诊断为“胸痹”等。以上病名反映了GERD的部分特征，但不能完全概括疾病特点。2017年《胃食管反流病中医诊疗专家共识意见》指出：“以食管瘅作为胃食管反流病的中医病名基本上可反映本病的病位、病因病机与主症。”

姚教授结合先贤学术思想及多年临证经验，认为GERD的诊疗应病证结合，GERD在不同的阶段可冠以不同的病名；主张根据胃镜下是否存在黏膜损害及临床表现特点等将GERD分属“食管痹”“食管瘅”。“痹”，有气机郁闭、不通之意，GERD初期，正气未耗，而邪浊内壅，气逆冲上，痹阻食管，正如《素问·至真要大论》载“厥阴之复……甚则入脾，食痹而吐”；《脉要精微论》载“胃脉，要而散者，当病食痹”，故可将未发生黏膜损害的GERD归于“食管痹”范畴。“瘅”有过度消耗之意，在古籍中常指热证，如《尔雅》言：“瘅，劳也”；《说文解字》：“瘅，劳病也”。GERD病在食管，又常见气郁化火或气阴两虚的表现，称GERD中存在黏膜损害者为“食管瘅”较为合适。

二、病因

姚教授认为本病之因不外乎内、外两端。因于内伤者，或素体脾胃不健，或饮食积滞、忧思郁愤克犯脾土，肝脾不和，脾胃失健，湿热痰浊内生，气机升降失常，胃气携浊邪上逆而发为该病；因于外感者，《脾胃论》载“肠胃为市，无物不受，无物不入，若风、寒、暑、湿、燥一气偏盛，亦能伤脾损胃”，六淫邪气，内舍脾胃，气机逆乱上冲，亦可致本病发生。其中，脾胃虚弱、禀赋不足是内因，而气郁和痰浊是重要的致病因素。

三、病机

脾胃素虚，或因后天损伤致脾胃运化失常，升降失司，脏腑失和，酿生痰浊，交阻为病。肝、脾、胃失和，升降失常，痰气郁滞，气阴受损，伤及络脉为GERD的基本病机。

1.脾失健运，脾胃不和

脾失健运，脾胃不和为发病基础。《医贯》载：“咽系柔空，下接胃本，为饮食之路。”食管为胃所属。脾胃健运，气血有源，脏腑肌肉得以荣养，则食管功能可正常发挥。脾运而胃纳，脾喜燥升清，胃喜湿降浊，脾胃调和，则纳运有常，润燥相济，升降相因，体健而诸邪难侵。若脾失健运，一则饮食水谷不得化，反留而为滞，气滞、痰湿、郁热内蕴，侵扰机体；另则脾胃升降失常，胃气夹浊邪上逆，烧心、反酸、嗳气诸症乃生，正如《景岳全书·吞酸》所言：“腹满少食，吐涎呕恶，吞酸嗳气，谵语多思者，病在脾胃。”此外，现代研究发现食管下括约肌松弛、食管蠕动功能减弱是GERD的重要发病机制，脾主肌肉，脾失健运，肌肉失于摄养，影响食管功能。

2.脏腑不和，气机失常

脏腑不和，气机失常贯穿始终肝主气之条达而性升，脾升胃降，又居中焦，为气机之枢纽，肺主一身之气，肝、脾、胃、肺脏腑失和，则机体气机逆乱，上冲咽喉则见嗳气、反酸等症。肝之条达舒畅是气机正常的关键，《四圣心源》言“土之所以升降失职者，木刑之也”，木长于土，肝木乘土，脾不能升，胃不能降，胃逆则浊气上扰，呃逆反酸之病生；木火刑金，肺金藏气而性降，金逆则气不清降而上，则生咳嗽、哮喘，故有“吞酸之病，皆木气不能生发”。NERD在GERD中尚属功能性失常阶段，正气充盛，其病多为肝气乘脾犯胃，以气滞邪实为主；且肝脾互为影响，土气冲和，则肝随脾升，胆随胃降。疾病日久，耗气伤脾，其气乃虚，土弱而不能达木，则木气郁塞，循环往复，病变愈深。

3.气血失和，络脉受损

若GERD未能得到及时治疗，逐步发展，则病由气入血，深入络脉。气血瘀滞与痰浊凝结，化为毒邪，加重对气血的损伤，气虚血络受损，影响正常生理功能，RE或并发BE为GERD器质性损伤阶段，气血不足而痰毒仍盛。如进一步发展，还存在出现恶性病变的可能。

四、临证要点

姚教授根据GERD 特点，将其分为3期。

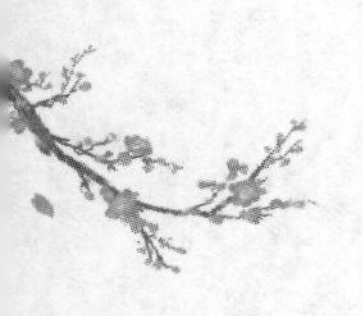

1.早期

多以气机失调为主，表现为胃气上逆，多见嗳气、反酸、胸闷痞满、两胁胀痛等症状，属气病。

2.中期

脾胃运化功能失常，水液不能正常输布，生湿化痰蕴热，表现为痰热互结、气阴两伤，症见反酸烧心、胸骨后灼热或疼痛、口干口苦。

3.后期

正气渐损，在气滞、气虚、痰热等各种因素共同作用下，疾病呈现出“由气及血、深入血分”的演变规律，痰、热、瘀搏结于食管脉络，出现吞咽困难、进食哽噎等表现，病性为虚实夹杂，以虚为主。

五、基本治法

姚教授辨治GERD，常辨病、辨证、辨主症相结合，紧扣基本病机，抓住各阶段主要矛盾，动态掌控疾病全局，灵活施治。在中医理论的指导下兼顾胃镜的检查结果，宏观辨证与微观辨证相结合，综合判断疾病的本质与转归。在上述理论指导下，姚教授进一步提出了GERD的主要治疗要点。

1.健脾和胃、调畅气机贯穿疾病始终

《景岳全书》云：“脾为土脏，灌溉四傍，是以五脏中皆有脾气……故善治脾者，能调五脏，能治脾胃，即所以安五脏也。”脾胃为气血之源，荣卫之本，脾胃健运，可御诸邪。故姚教授认为，应重视对脾胃中州的调养，主张顺应脾胃之性以理中州。《针经》曰：“脾喜燥而恶湿，胃本湿而恶燥。”脾气宜健，胃气宜润，姚教授临床常用太子参、茯苓以平补脾胃，淡渗脾湿。太子参补而能清，对GERD疾病初期气虚不甚者可防余气化火；若气虚甚者，则以党参易太子参，另加白术，增强健脾益气之效。顺应食管与胃的润降之性对GERD的治疗尤为重要，姚教授常取北沙参、麦冬等甘润之品，另配佛手、枳壳等理气之物，使润而不滞。顺脾胃之性，调补中州，一则可防清利苦寒之药伤及正气；二则肝脾密切相关，脾旺而肝木不乘；三则助机体正气充盛以防病进。

除健脾和胃外，姚教授认为调畅气机也应贯穿疾病始终。或气郁而作酸；

或气虚生邪，积热作酸，气机失常是本病的重要环节。食管属胃气所主，其通畅与否与肝、脾、肺最为相关，且尤以肝、脾为主。《四圣心源》载："木性善达，其发达而不郁者，水温土燥而阳升也。水寒土湿，脾阳下陷，肝木不达，抑遏而克脾土。"肝主疏泄，性喜条达，其条达之性受脾土影响最深。《素灵微蕴》云："怒伤肝气，贼虚脾土，肝脾郁迫，不得发舒，故清气壅阻。"情志伤肝，肝遏脾土，气机壅遏，肝脾互为影响。《四圣心源》又言："肺气不降之原，则在于胃，胃土逆升，浊气填塞，故肺无下降之路。胃逆之由，全因土湿。"脾土不升，胃气则逆，胃浊上逆，土不生金，肺气虚逆。肝、脾、胃、肺是影响气机的主要脏腑，肝、脾又为GERD气机失常的关键。故姚教授治疗本病注重协调肝脾之和畅，脾胃脏腑相合，肝脾和畅，则肝、脾、胃升降有常，临床常以柴胡、芍药、郁金等疏肝柔肝之品配伍健脾益气诸药以调和肝脾；另以苏梗、厚朴等兼理肺胃之气。具体用药组方依据病情而加减。

2.根据疾病分期，明析邪正盛衰

气、痰、湿、热是GERD的重要病理因素，在疾病不同阶段各有侧重。姚教授治疗GERD重视分阶段、辨邪正之偏盛。

GERD初起，患者偶有烧心、反酸、口苦、胁胀等肝失疏泄、乘脾犯胃之征象，若未及时干预或调护，气滞湿阻，热郁痰生，湿、痰、热交阻，则烧心、反酸程度加重，并可兼见咽中异物感、痞满、纳呆、烦躁等邪盛诸症。此时疾病仍在气分，病性多实，应以清热化痰、降逆下气为主，临证常用瓜蒌、黄连、浙贝母等苦寒祛邪之品；兼顾疏肝理脾，以防正伤病进。

若GERD迁延不愈，痰热久羁，热胜肉腐，正气耗伤，顾护失常，则可于内镜下见食管黏膜损伤，此为病入血络，烧心、反酸等程度可不重，或兼夹口干、乏力、气短等气虚津亏之象；若痰热伤阴，可见面赤颧红、神疲少寐、舌红少苔等征象；若疾病进一步发展，气虚血停，瘀滞脉络，则可见胸中梗塞、吞咽不畅、舌暗、脉涩等症；若气虚耗阳，中焦虚寒或寒热错杂，可见腹痛、畏寒、肠鸣、便溏等症。此时以虚实兼夹或虚证为主，应在祛痰化浊之余重视调补正气，或以党参、麦冬、生地益气养阴，或以桂枝、干姜温振脾阳，并在此基础上酌加丹参、莪术等活血养血之品。

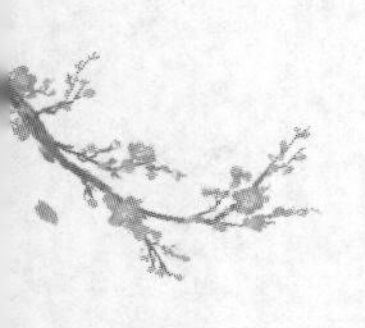

3.结合现代检测手段，宏微相济辅助辨证

姚教授主张宏观辨证和微观辨证相结合，除通过四诊等传统手段进行宏观辨证外，也要善于利用现代检测手段进行微观辨证。微观辨证是四诊的发展和延续，利用微观指标如上消化道内镜检查、影像诊断、食管pH监测、食管压力测定等为辨证服务，能极大地提高临床诊疗能力。如内镜检查发现黏膜色泽红赤，可考虑偏热，色淡白偏于气血不足，紫暗为血分瘀滞；食管下压力降低要考虑气虚；伴有食管裂孔疝者应考虑为气虚或气血不足；合并胆汁反流多属肝胆失于疏泄或胆热上逆；pH值降低则可在用药组方时加入制酸之品；发现黏膜糜烂溃疡为热毒伤及气血，需要加清热解毒、调和气血之剂；发现结节肿块乃络脉受损，血行瘀滞，需加活血化瘀、解毒散结之品。

4.以络病理论论治难治性胃食管反流病

难治性胃食管反流病（refractorygastroesophageal reflux disease，RGERD）指经8周双倍剂量质子泵抑制剂（proton pump inhibitor，PPI）治疗后反流相关症状无改善的疾病。流行病学调查显示，47.8%的GERD患者在停用PPI后仍出现症状，其中4周复发率为44.6%，8周复发率为56.4%，高达54.1%的GERD患者在维持使用PPI期间仍会出现反酸、烧心症状。抑酸药物在GERD的治疗方面有一定的局限性。

姚教授着眼于RGERD的疾病特点，提出络病理论，认为RGERD符合络病易滞易瘀、易入难出、易积成形的病机特点，主因痰、热、瘀诸邪阻于食管之血络，络脉瘀滞，营血渗灌不足，管体失养，蠕动功能减弱。GERD后期，正气不足，正不胜邪，管体更易为痰、热、瘀诸邪所伤。热为阳邪，其性炎上，上犯食管，热盛肉腐而致食管黏膜充血糜烂；痰为阴邪，与热邪交结，缠绵难愈，加重食管黏膜溃烂。痰、热、瘀交阻于食管血络，络脉瘀滞不通，则其布散津血功能减弱，气不布津，血不养经，管壁失于滋润荣养，黏膜护卫能力和修复能力下降，从而加重食管黏膜的损害，迁延难愈而成RGERD。正如张元素《活法机要》所云：“壮人无积，虚人则有之。”RGERD患者往往发病日久，虚实夹杂，既有本虚之脾胃虚弱，也有标实之痰热瘀搏结，治疗上应标本兼顾。姚教授临证治疗RGERD时注重清除络脉中痰、热、瘀诸邪，常选用启膈散合小陷胸汤加减化裁，命名为“启陷汤”，旨在清热化痰，活血化瘀，健脾和胃。

六、临床经验方

1.组方思路

启陷汤是姚教授临证多年创制的验方，由启膈散和小陷胸汤加减化裁而成。启膈散出自清代医家程钟龄所著的《医学心悟》，原方为治疗噎膈而设，主要功效为润燥降气、开郁化痰，后世广泛运用于食管、胃脘、咽喉等部位津伤气逆、痰瘀交阻的病变。小陷胸汤出自《伤寒论·辨太阳病脉证并治》："小结胸病，正在心下，按之则痛，脉浮滑者，小陷胸汤主之。"治疗痰热互结的小结胸病，具有清热涤痰、宽胸散结的功效。上述二方看似平淡无奇，但合用正好适用于RGERD之痰、热、瘀互结的病机特点，能屡起沉疴。方中以太子参、半夏为君。太子参性平，味甘微苦，长于入脾、肺经，平补脾胃气阴，益气健脾；法半夏辛散温燥，入脾、胃、肺经，行水湿，降逆气，为化痰降逆和胃、消痞散结之良药。二者补散兼施，润燥相济，共奏益气健脾、化痰降逆和胃之功。茯苓、丹参、黄连、瓜蒌、浙贝母共为臣药。茯苓味甘性平，入心、肺、肾、脾、胃经，功善宁心健脾，化痰止呕逆；瓜蒌甘寒而润，入肺、胃、大肠经，长于清热化痰、宽胸散结、润肠通便，善于治疗痰热结胸或气郁所致的胸膈痞满症状；黄连味苦性寒，归心、脾、胃、胆、大肠经，善清热燥湿；丹参功同四物，养血活血，通络散结；浙贝母味苦性寒，长于清热化痰，散结消痈。诸药合用共奏化痰清热、活血散结之功。郁金、苏梗、厚朴为佐药；郁金行气解郁，活血止痛；苏梗、厚朴花合用疏肝理气，降逆和胃，且无化燥之弊；甘草为使，益气健脾，调和诸药。诸药合用，方能清热化痰，活血化瘀，健脾和胃。

2.辨证加减

临证运用时可根据症状偏重予以加减：反酸较重者加制酸止痛之乌贼骨、煅瓦楞子、煅牡蛎；胃镜下食管黏膜糜烂较重者加用白及；血瘀较重者加活血化瘀之莪术、三七粉；嗳气、反胃较重者可酌情选用苏梗、陈皮、旋覆花、代赭石等；大便不畅者加大瓜蒌用量，改枳壳为枳实，并加用通便之焦槟榔；大便稀溏者可酌情减少瓜蒌用量或去瓜蒌，加健脾止泻之山药、芡实；咽部不适加清利咽喉之蝉蜕、木蝴蝶、桔梗；情志不舒选用疏肝理气之柴胡、白芍、香附、青皮等；自觉食管有明显异物感或梗塞感者酌加通利食管之威灵仙、急性

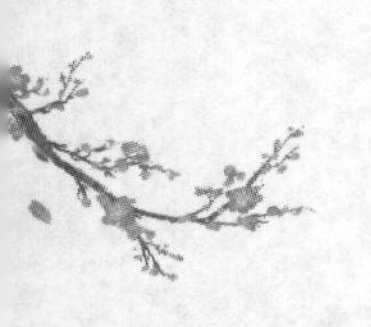

子等。

七、生活调摄

（1）饮食调整：少食多餐；避免进食高脂肪、辛辣、过酸、过甜食物；避免饮用咖啡、浓茶、酒精等刺激性饮料；避免睡前进食，减少胃酸反流的发生。

（2）生活方式调整：控制体重；着宽松衣物；调整睡姿，抬高床头10~15cm。

（3）情绪管理：保持积极乐观的心态，避免情绪波动过大，寻求合适方式纾解压力。

参考文献

［1］Vakil N，van Zanten SV，Kahrilas P，et al. The Montreal definition and classification of gastroesophageal reflux disease: a global evidence-based consensus［J］. Am J Gastroenterol，2006，101（8）：1900-1943.

［2］Durazzo M，Lupi G，Cicerchia F，et al. Extra-Esophageal presentation of gastroesophageal reflux disease: 2020 update［J］. J Clin Med，2020，9（8）：2559.

［3］Eusebi LH，Ratnakumaran R，Yuan Y，et al. Global prevalence of，and risk factors for，gastro-oesophageal reflux symptoms: a meta-analysis［J］. Gut，2018，67（3）：430-440.

［4］Zhang D，Liu S，Li Z，et al. Global，regional and national burden of gastroesophageal reflux disease，1990-2019: update from the GBD 2019 study［J］. Ann Med，2022，54（1）：1372-1384.

［5］Yamasaki T，Hemond C，Eisa M，et al. The changing epidemiology of gastroesophageal reflux disease: are patients getting younger?［J］. J Neurogastroenterol Motil，2018，24（4）：559-569.

［6］周金池，赵曙光，王新，等. 中国部分地区基于社区人群胃食管反流病患病率Meta分析［J］. 胃肠病学和肝病学杂志，2020，29（9）：1012-1020.

［7］Jung HK，Tae CH，Song KH，et al. 2020 seoul consensus on the diagnosis and management of gastroesophageal reflux disease［J］. J Neurogastroenterol Motil，

2021，27（4）：453–481.

［8］Clermont M，Falk GW. Clinical guidelines update on the diagnosis and management of barrett's esophagus［J］. Dig Dis Sci，2018，63（8）：2122–2128.

［9］Minacapelli CD，Bajpai M，Geng X，et al. Barrett's metaplasia develops from cellular reprograming of esophageal squamous epithelium due to gastroesophageal reflux［J］. Am J Physiol Gastrointest Liver Physiol，2017，312（6）：G615–G622.

［10］Wang K，Zhang L，He ZH，et al. A population-based survey of gastroesophageal reflux disease in a region with high prevalence of esophageal cancer in China［J］. Chin Med J（Engl），2019，132（13）：1516–1523.

［11］Holmberg D，Ness-Jensen E，Mattsson F，et al. Endoscopy for gastroesophageal reflux disease and survival in esophageal adenocarcinoma［J］. Int J Cancer，2020，147（1）：93–99.

［12］Delshad SD，Almario CV，Chey WD，et al. Prevalence of gastroesophageal reflux disease and proton pump inhibitor-refractory symptoms［J］. Gastroenterology，2020，158（5）：1250–1261.

［13］中华医学会消化病学分会. 2020年中国胃食管反流病专家共识［J］. 中华消化杂志，2020，40（10）：649–663.

［14］Delshad SD，Almario CV，Chey WD，et al. Prevalence of gastroesophageal reflux disease and proton pump inhibitor-refractory symptoms［J］.Gastroenterology，2020，158（5）：1250–1261.

脂肪肝

脂肪肝即脂肪性肝病，是由多种病因引起的肝脏脂质代谢紊乱及动态平衡失调，以致肝细胞内脂质蓄积、肝细胞脂肪变性的一种临床病理综合征，主要包括酒精性脂肪肝、非酒精性脂肪肝及特殊类型脂肪肝等，其中非酒精性脂肪肝临床最为常见。该病起病隐匿，多于体检时发现，缺少特异性症状，部分患者可出现乏力、肝区不适、腹胀等不同的表现。脂肪肝的发病率有逐年上升的趋势，已成为发达国家中肝功能异常和慢性肝病最常见的原因，严重危害人

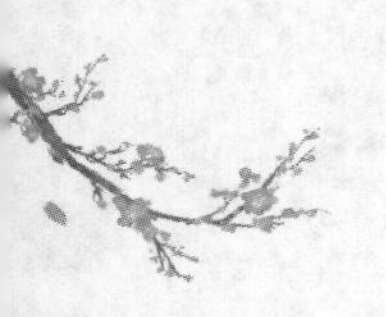

类健康，是巨大的社会经济负担。中医药可以发挥调节代谢、改善炎症、保护肝功能等积极作用，延缓肝纤维化、肝硬化进程。

一、病名

脂肪肝是西医学病名，中医理论中并无相关病名记载，按其临床表现可将其归属为“肥气”“肝癖”“胁痛”“积聚”等范畴。姚乃礼教授认为“肝癖（痞）”基本涵盖了疾病部位、病因病机及主要症状，更贴合脂肪肝。正如《诸病源候论·癖病诸候》中记载：“癖者，谓僻侧在于两胁之间，有时而痛是也……水气与食结聚，兼遇寒气相加，所以成癖。”

二、病因

脂肪肝的病因可以从饮食失节、情志失调、劳逸失度三方面进行讨论。

1.饮食失节

《本草经疏》言：“饮啖过度，好食油面猪脂，浓厚胶固以至脾气不利，壅滞为患，皆痰所为。”《素问·痹论》云：“饮食自倍，肠胃乃伤。”饮食不节，脾主运化的功能失职，脾失健运，加之恣食酒肉肥甘厚味，酿生湿热痰浊之邪，困遏脾胃，阻塞肝脉，结于胁下，从而发为本病。

2.情志失调

《素问·邪气脏腑病形》云：“若有所大怒，气上而不下，积于胁下，则伤肝。”《金匮翼·胁痛统论》言：“肝郁胁痛者，悲哀恼怒，郁伤肝气。”脾在志为思，肝在志为怒，或忧思多虑，或烦躁易怒，使肝脾失和，脾失运化，湿浊内生，或肝气郁滞，瘀血内停，堵塞肝经，遂成本病。

3.劳逸失度

劳逸适度才能使气血调达，身体康健，正如《素问·上古天真论》中所说：“食饮有节，起居有常，不妄作劳，故能形与神俱。”相反，过劳和过逸都会造成机体损伤。脾主四肢，过劳则会耗损气血，导致脾虚失运，湿浊内生。好逸恶劳，养尊处优，则致气血壅滞，筋脉不畅。正如《吕氏春秋·尽数》中所说：“形不动则精不流，精不流则气郁。”《景岳全书》云：“久卧则阳气不伸，故伤气久坐则血脉滞于四体，故伤肉。”劳逸失度易气滞血阻，血行不畅，气不行，则痰浊水饮内停，瘀滞于肝络，痰阻气滞又可互为因果，最终发为本病。

三、基本病机

姚乃礼认为，人体异常升高的血脂、血糖、尿酸等均属中医学“痰浊”范畴，脂肪肝的病位主要在中焦，肝脾不调、浊邪瘀滞为其基本病机，或因饮食失节，损伤脾胃，脾虚不运；或因情志不调，肝失疏泄，横逆克土。中焦之机升降异常连及三焦气化不利，致使精微化生、输布异常，日久反生水湿、痰饮、瘀血等浊邪，蕴结肝体，发为本病。

1.脾失健运

姚教授指出，脂肪肝的关键病机为脾胃虚弱，痰湿内生。脾胃为气血化生之源，脾主升清，胃主降浊，是气机升降之枢纽。脾胃功能正常，清气上升，浊气下降，饮食物得以运化。若饮食不加节制，暴饮暴食，或过食肥甘厚腻，则会造成脾胃的损伤，正如《素问·痹论》中指出：“饮食自倍，肠胃乃伤。”脾失健运，水谷精微不能正常输布，湿从内生，酿生痰浊，痰湿膏脂客于肝络而致本病。正如《证治汇补·内因门》中所言：“脾虚不运，清浊停留，津液凝滞，变为痰饮。”

2.肝失疏泄

肝主疏泄，能调畅人体气机的升降出入。肝的功能正常，则气机调畅，气血和调，津液敷布。此外，脾胃功能的正常发挥有赖于肝之疏泄，食气需借由肝之筋脉行诸皮毛、脏腑、关窍。若肝失疏泄，则气机不畅，水道不利，水停饮聚，凝而成痰，痰脂阻于肝络，导致脂肪肝的发生。正如《读医随笔·证治类》中强调：“凡病之气结、血癖、痰饮、积聚……皆肝气之不能调畅所致也。”可见，肝主疏泄对气机的调节与脂类代谢密切相关。

3.痰瘀互结

脾虚是病机之根本，肝郁为关键致病环节，痰和瘀贯穿疾病始终。痰浊、瘀血既是致病因素，又是最终的病理产物，两者之间互为因果，相互影响。过食肥甘厚味，脾失健运，痰湿内生，阻碍气血运行，致血行不畅，痰浊内蓄，瘀血阻滞，痰瘀相互胶结不化，痹阻于肝络而形成本病。痰浊和瘀血又作为

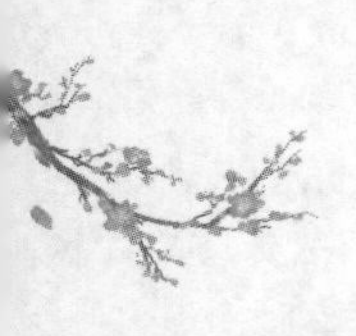

病理产物，继续影响肝、脾、肾的生理功能。吴鞠通说："肝气久癖，痰瘀阻络。"突出了气机在痰瘀互结理论中的关键地位。若肝气郁结而疏泄失常，气血津液运行受阻，津液失于布散，则为痰饮；血液循行受阻，则为瘀；痰湿痰瘀互结于肝脏，则为积为痛。

四、临证要点

姚乃礼教授认为，根据疾病发展的不同阶段和证候特点，脂肪肝可以分为三个阶段。

1.初期

胁肋隐隐作痛、脘腹胀满，肝功能正常或轻度异常，影像学诊断为"脂肪肝"。此期多为肝郁脾虚、脾胃湿热证，治以调和肝脾为主，兼清利湿热。

2.中期

患者多见胁肋部疼痛、脘腹胀满、乏力、恶心、纳呆、便溏，或身目黄染、小便黄少。检查可见ALT、ALP、γ-GT或血清胆红素升高。此期多为湿热瘀滞，治以清利湿热、解毒疏肝为主，兼化瘀通络。

3.后期

患者多见乏力，腹大胀满，绷急如鼓，胁下积块，皮色苍黄，面色萎黄，下肢浮肿，纳差，或尿少。肝功能明显异常，影像学有肝硬化表现。此期多为肝脾不调，兼及于肾，肝脾肾俱损，气血、湿热、痰浊、酒毒互结，脉络瘀阻，血行不畅，津液内停。治以扶正化瘀、软坚散结解毒为主，兼以利水。

五、基本治法

姚乃礼教授根据脂肪肝的病因病机，结合临床经验，提出健脾化浊、调肝通络为基本治法。临床可以按照脾虚不运、肝脾不调、痰浊瘀滞3个基本证候进行论治。本病治疗应突出肝脾同治，恢复脾主运化的生理功能，使精微得布，浊邪得化。

1.健脾助运

姚乃礼教授常以四君子汤、六君子汤、香砂六君子汤作为基础方进行治疗。以脾气虚为主者，可用党参补气健脾；若兼有气阴虚者，可用太子参益气生津，补益肺脾；大便干者用生白术，大便软者用炒白术，大便溏者用焦白术；脾虚重者，可酌加山药、薏苡仁、黄精等健脾之品，或加用苍术、厚朴、陈皮、豆蔻等药以运脾，或加用柴胡、羌活、藿香、升麻、防风、荷叶等药以醒脾。

2.疏肝理脾

姚乃礼教授治疗该病时重视调和肝脾，升清降浊，斡旋中焦气机，善用大柴胡汤、柴胡疏肝散、逍遥散、小柴胡汤、小建中汤等方加减治疗。临证中治木不忘安土，时刻顾护中气，使肝脾调和，气机复常，升清不碍湿，降浊不伤脾，攻伐有度，以和为期，正体现“治中焦如衡”的思想。肝脾同调中又有主次，若脾虚为主，常酌加党参、黄芪、炒白术等补中益气之品；若肝郁为主，则加柴胡、郁金、枳壳、青皮等疏肝破气之品，配伍旋覆花、当归、桃仁、泽兰等药疏肝通络，白芍、甘草、大枣等药柔肝缓急。此外，若中焦气滞明显，加炒枳实、炒枳壳、木香、川楝子、厚朴、厚朴花等理气助运；若血瘀明显，可加丹参、赤芍、白芍、当归、莪术等和血之品；肾元亏虚者，可加肉桂、附子、巴戟天、肉苁蓉等温肾助阳。

3.化痰活血

姚乃礼教授认为首先应分清病邪的性质及偏重。湿浊为重者，应化湿去浊；痰浊为重者，应化痰散结；瘀血为重者，应行瘀散结。若舌苔厚腻，常用平胃散、二陈汤为基础方，酌加薏苡仁、车前子、猪苓、泽泻、茵陈等药利湿，加藿香、苍术、豆蔻、厚朴等药化湿；若舌苔黄腻，可选甘露消毒丹、三仁汤、藿朴夏苓汤为基础方，加茵陈、黄芩、黄连、栀子、虎杖、连翘、半枝莲等药清热祛湿；若正值暑天，可加六一散；若痰浊明显者，加用陈皮、半夏、胆南星等药健脾化痰，消散阴浊；若舌暗有瘀斑、瘀点者，为邪入血分，常用三七、莪术、当归、川牛膝、桃仁、红花、赤芍等药活血化瘀，以牡蛎、夏枯草、浙贝母、鳖甲等药化痰散结；若兼食积者，酌加神曲、焦山楂、焦麦芽、鸡内金、炒莱菔子等药健胃消食。

六、临床经验方

姚乃礼教授针对肝脾不调、浊邪瘀滞这一基本病机，创制出治疗脂肪肝

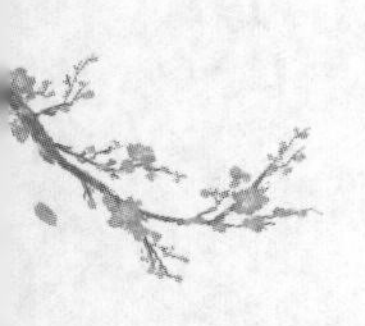

的临床经验方——健脾化浊和肝汤。

1.组方思路

健脾化浊和肝汤是在当归芍药散的基础上加减而成。当归芍药散是调补肝脾的基本方，由当归、芍药、茯苓、白术、泽泻、川芎6味药物组成，姚乃礼教授在此基础上去川芎，加赤芍、荷叶、丹参、莪术等药物。当归与赤白芍同用，一行一守，一收一散，动静兼顾无郁滞之弊，收散结合无散耗之虑，共奏养血柔肝、缓急止痛之功。茯苓与白术合用，白术甘温补中，补脾燥湿，和中消滞；茯苓甘淡渗湿，健脾补中，宁心安神。二者配伍，一补一渗，则脾可健，湿可除。莪术与丹参相配，一温一寒，活血通络。泽泻利水渗湿，荷叶能清暑化湿，两者合用，一升一降，化浊降脂。

2.辨证加减

肝气郁滞者，加柴胡、枳实、枳壳、青皮等药疏肝解郁；脾气亏虚者，加党参、黄芪、太子参等药健脾益气；湿浊偏盛者，加厚朴、苍术、半夏、陈皮等药燥湿健脾；痰浊壅盛者，加瓜蒌皮、陈皮、半夏等药燥湿化痰；湿热偏重者，加茵陈、黄芩、黄连、黄柏等药清热燥湿；热毒较重者，加茵陈、垂盆草、虎杖、白花蛇舌草等药清热解毒；肝脾肿大者，加夏枯草、牡蛎、鳖甲、鸡内金等药软坚散结；血脂高者，加泽泻、绞股蓝、荷叶、焦山楂、决明子等药化浊降脂；肝功能异常者，加虎杖、五味子、垂盆草、半枝莲、败酱草等药保肝降酶；长期酗酒者，可加葛花、葛根、枳椇子等药解酒毒；食积者，加鸡内金、焦山楂、生麦芽、生谷芽等药开胃消食；胁痛者，加郁金、延胡索等药活血止痛；腹胀者，加厚朴、木香、焦槟榔等药理气助运；失眠者，加生龙骨、生牡蛎、合欢花、炒酸枣仁等药安神助眠。

3.西医学研究

西医学背景下，脂肪肝是一种以肝细胞脂肪变性、肝纤维化及不可逆肝硬化为特征表现的肝脏疾病。肝脏脂肪变性与脂质的输入（脂肪的摄取及生成）输出（脂质的氧化和输出）不平衡紧密相关。脂肪肝的发病机制中，“二次打击”是主流学说，其中氧化应激和脂质过氧化是关键机制。基础研究显示，当归芍药散可以通过调节Sirt1/NF-κB、Keap1/Nrf2信号通路抵抗氧化损伤，有效抑制啮齿类动物肝脏脂肪沉积，减轻肝脏炎症损伤，达到治疗脂肪肝的目的。也有研究提示，当归芍药散可能通过改善肠道菌群紊乱保护肠黏膜机械屏障，调节TLR4信号通路，减轻炎症反应，同时改善脂质代谢，进而发挥降脂护肝的作用。因此，当归芍药散可能通过影响肝脏脂质代谢、减轻炎症损伤、保护肝细胞等途径发挥治疗作用。

七、生活调摄

（1）调整生活习惯，控制体重。工作上要劳逸结合，饮食要清淡，减少动物脂肪或内脏的摄入，多食粗粮及食物纤维。

（2）结合自身年龄、体力、运动基础、健康状态，积极开展体育锻炼，如快走、跑步、游泳、打太极拳等，每日运动至适量出汗，加速脂肪代谢，促进糟粕排泄。

（3）用山楂、荷叶煮水代茶饮，通利二便，促进发汗，使邪气外出。

（4）配合支沟、曲池、足三里、阳陵泉、合谷、太冲、天枢等穴位按揉，以疏通经络，行气化浊，通调气血。

参考文献

[1] 王静，张止雨，余明霞，等. 当归芍药散通过调节Sirt1/NF-κB信号通路改善高脂饮食诱导大鼠非酒精性脂肪肝炎症反应［J］. 重庆医科大学学报，2023，48（6）：656-661.

[2] 彪雅宁，张睦清，韩雪，等. 当归芍药散对非酒精性脂肪肝大鼠Keap1/Nrf2信号通路的调节作用［J］. 中药药理与临床，2022，38（1）：13-18.

[3] 彪雅宁. 基于肠道菌群-肠黏膜机械屏障探讨当归芍药散防治非酒精性脂肪肝的作用机制［D］. 石家庄：河北中医学院，2023.

功能性便秘

功能性便秘也称为慢性特发性便秘或慢性原发性便秘，是临床常见的非器质性肛肠疾病，以排便困难、排便次数减少、粪质干硬为主要临床表现。近年来，功能性便秘的发病率逐渐攀升，且趋向年轻化。由于其病情反复、病程迁延，不仅加重了患者的经济负担，降低了患者的生活质量；还易诱发心脑

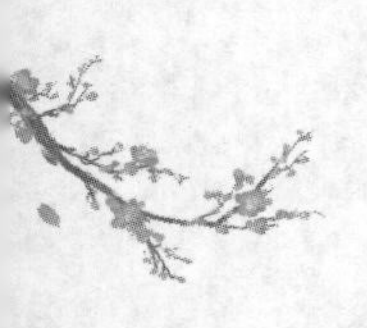

血管疾病、结肠癌、睡眠障碍等疾病，严重威胁患者的生命健康。中医治疗功能性便秘注重整体观念和辨证论治，疗效确切，具有远期疗效佳、安全性强等优势。

一、病名

经典古籍中记载了许多与功能性便秘相关的病名，错综繁杂，不尽相同，从最初的一个症状，逐渐演变为一个独立的疾病。例如《素问》称便秘为“后不利”“大便干燥”“大肠结”，《伤寒论》称为“脾约”“阴结”“阳结”。此外，还有“大便难”“大便不通”“秘涩”“燥结”等不同的概念。清代沈金鳌的《杂病源流犀烛》中记载：“若为饥饱劳役所损，或素嗜辛辣厚味，致火邪留滞血中，耗散真阴津液亏少，故成便秘之证。”这是“便秘”名称的首次出现，之后众医家逐渐开始使用“便秘”一词作为病名，沿用至今。

二、病因

1.饮食不节

《素问·厥论》云：“太阴之厥，则腹胀后不利。”《素问·灵兰秘典论》云：“大肠者传导之官，变化出焉。”《兰室秘藏·大便结燥门》提及：“若饥饱失节，劳役过度，损伤胃气，食辛热味厚之物，而助火邪，伏于血中，耗散真阴，津液亏少，故大便结。”指出便秘与脾胃升降、大肠传导有密切关系。不良的饮食习惯，如恣饮酒浆、过食辛辣、肥甘厚味等导致肠胃壅塞，化热伤津，大便干结；或恣食生冷，致阴寒凝肠传导失司，均可致便秘。

2.情志失调

肝主疏泄，调畅气机，大肠之通降也有赖于肝气与之相顺应，肝郁气滞则可致大便秘结。忧愁思虑过度，致气机郁滞，不能宣达，通降失常，大肠传导失职，糟粕内停，不得下行，而致大便不畅；或久坐多思，气机郁滞，胃肠传导功能失司，糟粕秘结。

3.年老体虚

《景岳全书·秘结》提到：“凡下焦阳虚则阳气不行，阳气不行则不能传送而阴凝于下，此阳虚而阴结也。”肾为一身阴阳之根本，素体虚弱，或病后、产后及年老体虚之人，阴阳气血亏虚。阳气虚则温煦传送无力，津亏血少则润泽荣养不足，皆可导致大便不通。

4.感受外邪

外感寒邪可导致阴寒内盛，凝滞胃肠，失于传导，如夏季饮食或居所贪凉导致脾胃损伤，湿浊内生，胃肠传导不利；或热病之后，余热留恋，肠胃燥热，耗伤津液，大肠失润，都可致大便秘结。

三、基本病机

本病的病位在大肠，与肺、脾、胃、肾、肝关系密切。大肠传导失司是便秘发生的基本病机。寒邪凝滞，传导失常；阳明燥热，损伤津液；气血亏虚，肠道失荣；气滞肠腑，失于通降，均可导致便秘。便秘多从寒、热、虚、实4个方面辨治。其中，寒滞胃肠者发为寒秘，胃肠积热者发为热秘，气血亏虚者发为虚秘，气滞肠腑或湿蕴肠腑发为实秘。

1.寒滞胃肠

饮食生冷、外感寒邪，寒邪内侵，或年高体衰、大病久病、房事不节，肾阳虚衰，阴寒内生，寒滞胃肠，传导失常，糟粕不行，而成本病。如《金匮翼·冷闭》曰："冷闭，寒冷之气横于肠胃，凝阴固结。"《景岳全书·秘结》曰："阴凝于下，此阳虚而阴结也。"

2.胃肠积热

若素体阳盛，或过食辛辣之品，或误服温燥药物，邪热内生，热毒内结；或热病之后，余邪留恋，下移大肠；或气郁、水湿、痰浊、瘀血等病理产物郁久化热，胃肠积热，耗气伤津，导致大便干结，难以排出，而致本病。正如《诸病源候论》中说："大便不通者，由三焦五脏不和，冷热之气不调，热气偏入肠胃，津液竭燥，故令糟粕痞结，壅塞不通也。"除热邪直中外，还可由肺、小肠、膀胱等其他脏腑传来。例如《医醇賸义》中云："肺经之火，移于大肠，大便便秘。"

3.气血亏虚

"魄门亦为五脏使，水谷不得久藏"，揭示了大肠传导排泄的生理功能离不开五脏血气的濡润。若病后，或产后，或年老体弱，或劳役过度，或房室劳

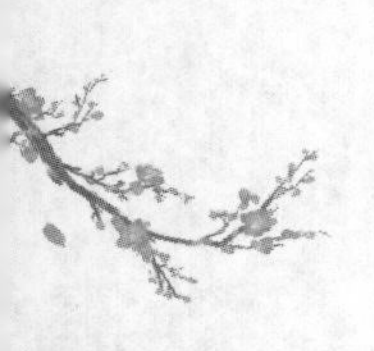

倦，导致气血亏虚。气虚则无力推动，血虚则大肠失养，大便不易排出，发为本病。正如《临证指南医案》所言：“肠道津亏，气血凝结，腑气不通，大便燥结难下。”《医宗必读·大便不通》中说：“更有老年津液干枯，妇人产后亡血，及发汗利小便，病后血气未复，皆能秘结。”

4.气滞肠腑

“大肠者，传导之官，变化出焉”。大肠之传导有赖于气机升降。清气升，浊气降，气机升降有序，大肠方可通降有常。或久坐久卧，气机失调；或情志不畅，肝失疏泄；或虫积、瘀血、痰湿等有形之邪结于肠腑，阻滞气机，传导失职，糟粕内停而致此病。正如《金匮翼·便闭》云：“气闭者，气内滞，而物不行也。”

5.湿蕴肠腑

《读医随笔·证治类》云：“燥湿同形者，燥极似湿，湿极似燥也。故湿之证，有筋急，口渴，大便秘结。”或外感湿邪，蕴结中焦，阻碍脾胃纳运；或嗜食烟酒、辛辣油腻，塞滞于胃肠，湿热内生；或七情不和，肝郁乘脾，痰湿内生。大肠属六腑，六腑以通降为顺，湿邪重浊黏滞，内蕴大肠，阻滞肠道气机，气的升降出入失常，大肠通降之能失利，气滞则糟粕难行，大便难而成秘结之候。

四、临证要点

姚师在临床治疗便秘时强调首辨虚实，勿一泻为快，通便并非完全等同于下法。功能性便秘虚证多见，多因脾肾不足、气血两虚及津亏液少致大肠传导乏力，或肠道津枯、肠失濡润。

五、基本治法

姚乃礼教授在临床治疗便秘时以行气导滞、润肠通便为基本治则，使气机升降有序，大肠传导正常。此外，以寒热虚实为总纲，虚则补益，实则通泻，平衡寒热。本病为顽疾，反复难愈，须谨防湿邪蕴结于大肠，阻滞气机，而致排便艰涩不畅。

1.温中散寒

年老体虚，机体功能减弱，或苦寒攻伐，伤阳耗气，均可导致脾气虚弱，进而肾阳衰微。如《景岳全书·秘结》云："阳气不行，则不能传送。"若先天肾阳和后天脾阳匮乏，温煦作用下降，则致寒自内生，凝滞肠胃，阻碍气机，运化失司，肠道传导失常，致便秘。对于此类患者应注意以温为通，多用黄芪、熟附子、干姜等温阳理中；用白术、太子参益气健脾生津；或以肉苁蓉、怀牛膝、淫羊藿、仙茅、胡桃肉、锁阳等补肾助阳，甘温润肠。兼有气滞者，加用理气宽肠类药物，如佛手、枳实、厚朴等。

2.泄热通腑

燥热内结者，加用大黄、芒硝、杏仁等清热泻下；便秘日久兼有郁热者，可加连翘、山栀子等清热解毒，透邪外出；兼有肺热者，可加瓜蒌仁、黄芩、苏子清肺降气；兼有肝热者，可加金钱草、龙胆、栀子等清泄肝胆郁热；兼有湿热者，可加茵陈、豆蔻、石菖蒲、黄连、黄柏等利湿清热；热盛伤阴者，可加生地、玄参、麦冬以滋阴生津，增水行舟；若大便干结者，可加芒硝以软坚通便。

3.益气养血

治疗上需根据本病的特点采取扶正祛邪之法，适当采取益气补血、健脾温肾等法。《丹溪心法》中论述本病的病机主要为"中气不足和阴亏血损"，治疗上以"补气来有力行舟，补阴来增水行舟"为主要原则。故姚师在治疗本病时强调攻补兼施，而不是一味攻伐。常选用党参、黄精、生白术、黄芪等益气健脾，振奋中州；用玄参、生地黄、北沙参、麦冬等增液行舟；用肉苁蓉补肾温阳，润肠通便。姚师通过上述益气、生津、养血、温肾诸法，塞因塞用，同时辅以理气、导滞、活血之品，使补而不滞。

以血虚为主者，可加枸杞子、女贞子、当归等养血滋阴；以阴伤为主者，可加生地、玄参、知母等清热凉血，滋养脾阴；若见阳气虚者，加用黄芪、党参、肉苁蓉、干姜等益气助阳，促进胃肠蠕动。另配以质润多脂类药，如桃仁、杏仁、决明子、火麻仁、柏子仁、瓜蒌仁等，增润肠之效。

4.行气导滞

姚乃礼教授认为行气导滞的关键在于疏肝理气，若肝之气机条达，则脾胃升降有序，纳运得健，糟粕得降，遂大便通调；若肝气郁滞，疏泄失调，则

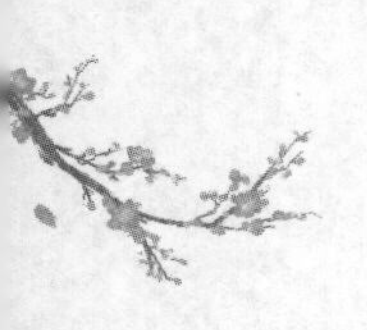

气机升降紊乱，大肠传导失常，而成便秘。常选用香附、郁金等平和之品以疏肝解郁，酌加养血柔肝之品，如当归、枸杞、白芍、桑椹等，滋养肝体以助肝用。肺与大肠相表里，上窍闭则下窍不通，可酌情使用桔梗、杏仁、瓜蒌、苏子等宣发肺气之品佐金制木，使肺司治节而行治木之职。肝病每乘脾胃，故选用四君子汤益气健脾以培土泄木。胃气上逆明显者，可加柿蒂、黄连、姜半夏等和胃降逆。还可配伍火麻仁、郁李仁等种仁类药物以润肠通便，使腑气通畅，气血调和。若兼夹食滞，可加焦山楂、焦麦芽、焦神曲等消食助运；若兼夹湿浊，可加白扁豆、生薏苡仁、苍术等健脾祛湿；若兼夹血瘀，可加桃仁、虎杖、路路通、当归等活血通便。

5.化湿通便

姚乃礼教授认为，欲行化湿通便之法，需恢复脾脏的运化升清之能，治疗上常选用平胃散或六君子汤以健运脾胃，配伍苍术、厚朴、陈皮等药苦温燥湿，配伍瓜蒌、杏仁、决明子等药润肠通便，佐以藿香、佩兰以醒脾和中。《金匮要略》云："湿家之为病，一身尽热。"湿邪内阻肠窍，与腐熟之物搏结，易从热化。姚乃礼教授认为，湿热为患应以祛湿为主，清热为辅，湿祛热孤而自然消解。正如《叶氏医案存真》中云："热从湿中而起，湿不去则热不除也。"常酌加白花蛇舌草、败酱草、黄芩、黄连等药苦寒清热，但用量不宜过大。若湿热兼夹阴虚者，需酌加北沙参、麦冬、生地、玄参等养阴之品；若兼夹食积者，常配伍如鸡内金、焦三仙、木瓜等消食化积之品；若积滞较重者，可配伍炒莱菔子、冬瓜仁等攻下导滞；若气滞显著者，加用焦槟榔、木香、苏梗等行气导滞；若食积蕴热者，加连翘以助消积，又可清解食积所生之热。

六、生活调摄

(1)改善饮食习惯，少食辛辣，多进食蔬菜。饮食结构上以蔬菜、粗粮为主，可以食用少量肉类以补充蛋白质。

(2)摄入充足的水分，每天晨起空腹饮300～400ml温开水。

(3)适量运动，每天早、晚饭后活动30～60min，可散步、打太极拳。

(4)养成良好的排便习惯，每天定时排便，戒除边坐便边看书、读报或思考等不良习惯。

（5）配合天枢、气海、关元、大横、上巨虚、八髎等穴位按揉，以疏通局部壅滞气机，助运导积。

溃疡性结肠炎

溃疡性结肠炎（ulcerative colitis，UC）是一种由遗传背景与环境因素相互作用而引起的慢性炎症性肠病，临床以黏液脓血便、腹痛、腹泻、腹胀、肠鸣为主要表现，或伴有关节、眼、皮肤等肠外表现。溃疡性结肠炎病变呈连续性，可累及直肠、结肠的不同部位，具有病程久、易反复、缠绵难愈的临床特点，被世界卫生组织列为现代难治性疾病之一。

一、病名

姚乃礼教授根据溃疡性结肠炎的临床表现，认为其可归于中医学“肠澼”“痢疾”“滞下”“泄泻”等范畴，也提出“火痢”“火利”命名之论。兹就其论治经验总结如下。

二、病因

肾为先天之本，主司二便，脾胃为后天之本，主升清降浊。若肾阳不温，火不暖土，脾脏失其运化和升清之力，水谷糟粕下行肠间，则易发为泄泻，正如《医方集锦》所言：“久泻则由命门火衰，不能专责脾胃。”若脾胃功能强健，则水道通畅，津液得以正常输布；若脾失健运，则水液代谢失常，停于肠间，湿浊蕴久化热，下注肠道，导致肠络受损，则可见脓血便。此外，肝木失于条达亦为UC发病环节中的重要一环，若情志不畅，加之外邪、饮食等诸多因素的影响，导致中焦运化失司，肠道气血不畅，血败肉腐，发为溃疡。

三、基本病机

1.脾虚为本，病及肝肾

姚教授认为，生理上脾属中焦，与胃相合，二者同属后天之本，共为气

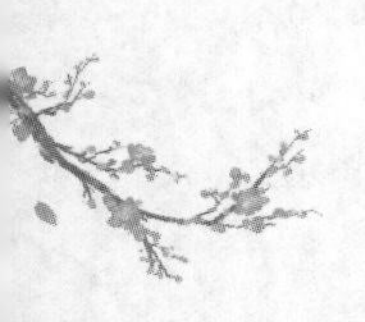

血生化之源。《素问·玉机真脏论》言脾为“中央土，以灌四旁”，脾胃强则正气足，脾胃纳运功能正常，水谷精微之化源充足，则正气旺盛，邪不可干，百病皆无。若脾胃功能失职，运化水谷精微失司，谷反为滞，清浊相杂，水走肠间而下利泄泻。正如《景岳全书·泄泻论证》曰：“泄泻之本，无不由于脾胃。”本病多因素体脾虚，卫外不固，加之感外在六淫邪气，邪气客于胃肠，熏灼肠道，致使肠道损伤，下利脓血；或因病程较长，迁延难愈，久病脾气必虚。所以脾虚是本病发生的病理基础。《景岳全书·痢疾》载：“凡里急后重者，病在广肠最下之处，而其病本则不在广肠，而在脾胃。”指明泄泻病位应在脾胃，而非肠道。脾喜燥恶湿，脾虚不能运化湿邪，湿邪困遏中焦，以致脾胃日益虚弱，导致病程迁延难愈。肝为刚脏，主疏泄气机，尤其对脾胃气机及运化功能有重要的影响。《血证论》指出：“木之性主于疏泄，食气入胃，全赖肝木之气以疏泄之，而水谷乃化。设肝之清阳不升，则不能疏泄水谷，濡泻中满之证在所不免。”肝疏泄功能正常则有赖于脾胃升降气机有序，若肝疏泄功能异常，则影响脾之升清和胃之降浊功能。大肠传导、小肠受盛均需要肝的疏泄功能相辅助。肾为先天之本、一身元阴元阳之根本，人体五脏六腑之阳气均由肾阳来温养，命门之火可温煦脾胃，腐熟水谷，魄门的开启亦得益于肾气的固摄作用。UC多呈慢性病程，发作期与交替期反复出现，迁延难愈。若年老体衰，或久病之后损及肾阳，无以温煦脾土，则脾失健运，水湿内停，下注肠间，导致泄泻。若肾阳不足，气化无权，可致关闭不密，大便下泄，或肾虚水泛，土不制水，反为所克，湿困脾土，导致久泻不愈。

2.湿、热、瘀毒损伤肠络

“络脉”概念始于《黄帝内经》，清代叶天士《临证指南医案》将络脉概念及络病理论逐渐完善。《临证指南医案·便血》云“乃食物不和，肠络空隙所渗”，首次提出了“肠络”的概念；《临证指南医案·胃脘痛》言“初病在经，久痛入络，以经主气，络主血”。皆阐明了络病由经入络、由气到血、久病入络入血的致病特点。姚教授认为，毒邪侵袭肠络是导致UC发病的重要病理因素。“毒者，邪气蕴结不解之谓”。毒邪多具有顽固难愈、损脏伤形、症状秽浊的特点，这与UC反复发作、缠绵难愈，肠黏膜充血、糜烂、溃疡伴有出血及大便带有黏液脓血的表现相一致。脾胃运化水湿失职，湿邪留于肠腑，日久化生热邪，湿热胶着于肠内，蕴结变生为毒，与肠络气血相互搏结，气滞血瘀，致肠络受损；或脾胃素体本虚，外来毒邪直中肠腑，损及肠络，血溢络外，传导失司，最终化腐成脓，内溃发为疮疡。

四、临证要点

病证结合模式是中医发展过程中与时俱进的产物，是一种通过西医辨病宏观把握疾病的全貌，掌握疾病的核心病机，确定基本的治则治法，再根据疾病当前时段的病变特点进行辨证论治的方法。姚教授临证时沿用西医学对UC的认识，将疾病分为活动期、缓解期两个阶段，根据不同阶段疾病的特点进行干预治疗，效若浮鼓。

（1）活动期：以湿热毒邪为盛，标实为急，络脉受损，气血失调。由于肠腑湿热过重，治疗不宜纯温补脾胃而不顾标实，必须标本兼顾，寒热并用，故治法应以清热祛湿解毒为主，调气活血通络为辅，若症见黏液脓血便，白多赤少，或纯为黏液、白冻，舌暗红，苔白腻或微黄，脉弦，肠黏膜下水肿充血且表面附着脓性分泌物，或血管纹理模糊，则为湿毒偏盛，多从清利湿热兼以通络解毒出发。

（2）缓解期：核心病机以正虚为本，湿热毒邪次之，络脉瘀阻为终。治疗以健脾祛湿、活血通络为法。缓解期病程日久，多为虚证、寒证之象，以脾虚为主，治当益气健脾、渗湿止泻，但由于正气尚弱，尚有湿热余邪伏留，遇诱因可发作，故在健脾祛湿的基础上考虑久病入络，辅以化瘀之品。

五、基本治法

UC不同分期的病变特点虽有不同侧重，然健脾通络解毒之法贯穿疾病的全过程，在此基础上，根据肠镜下肠黏膜的微观表现，因时、因人辨证施治。

1.活动期以清热解毒为要，缓解期以扶正培本为重

活动期可选用芍药汤加减，正如刘完素云："行血则便脓自愈，调气则后重自除。"芍药汤出自《素问病机气宜保命集》，方中黄芩、黄连、大黄行清肠化湿解毒、凉血止血之功；白芍、当归养血活血；木香、槟榔行气导滞；大黄苦寒，泄热燥湿兼以凉血，得"通因通用"之义；少佐肉桂，以防止苦寒太过；炙甘草为使，调和诸药，又与白芍组成药对以缓急止痛。诸药合用，共

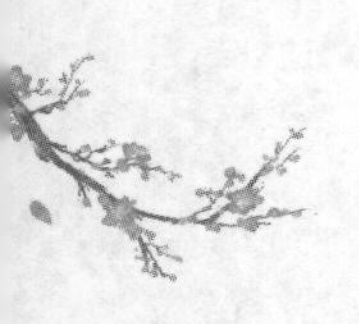

成清热化湿、调和气血之剂。缓解期若症见脘腹隐痛，大便不成形，次数多，或夹黏液，口淡不渴，四肢不温，舌暗淡苔白腻，脉沉细弱，则选用理苓汤加减。

临证之中，又当根据辨证及病情变化灵活选择方药并进行加减，因饮食积滞而见大便臭如败卵，嗳腐酸臭，舌苔厚腻，脉滑者，予保和丸加减，以消积导滞；单纯属于脾胃虚证，选用四君子汤加减，益气健脾。姚教授临证之际注重补而不滞，尤其注重脾胃自身的运转气化功能恢复正常，多易人参为党参或太子参，因党参无刚燥之弊。若因情志因素诱发而见痛即腹泻，泻后痛解，脉弦，则加痛泻要方，以疏肝理脾；若在此基础上兼见肛门灼热，里急后重感，伴有口干口苦之热象，则加葛根芩连汤；若肠镜下见黏膜色泽紫暗，伴有粗糙颗粒，或病理见不典型增生，舌下静脉迂曲扩张，脉细涩，则为瘀毒阻络明显，酌加牡蛎、浙贝母、半夏、莪术、丹参等散结通络之品；UC患者多有服用美沙拉嗪、激素等性属寒凉的药物的病史，容易导致中焦脾胃运化失常，中焦阳气不足，气化不行，湿浊留恋，姚教授则在临证之际常加木香、肉豆蔻、桂枝等辛热之品，辛以行气祛浊，热以温阳散寒，使得脾胃中焦之气得补，中阳得运，湿浊得化，瘀血得行，疾病易愈。

2.三阴有病，治从厥阴，寒热平调

《伤寒论》将疾病之转归列为6个阶段，其中厥阴病反应转归末期阴尽阳生、阳气来复的状态。厥阴生理上包括肝脏、心包及手足厥阴经脉在整个人体系统中所具备的功能。柯琴曰："久利则虚，调其寒热，扶其正气，酸以收之，其利自止。"三阴有病、治从厥阴是姚教授在对UC传统病机认识的基础上拓展延伸所得。姚老认为UC病机多为邪气伏于阴分，或因正虚或因外邪诱发，平素邪伏之时阻遏正气，郁滞经脉，发则化热而出，显为湿热之候。结合厥阴病发病特点，长期感受外邪，内里必导致亏虚，若以便血为特征，则会直接耗伤阴血，发则化为风势，火随风起，煎熬气血，损及肠腑，久则腐肉溃烂成脓。如活动期表现为顽固性腹泻者可从厥阴论治，叶天士言"阳明胃土已虚，厥阴肝风振动内起，久病而为飧泻"，若土虚木乘，冲逆之肝气乘克脾土，可呈现愈演愈烈的状态，若在收敛止泻的同时健脾调肝，重用健脾化湿、清热和络之品，可收获意想不到的治疗效果。

下利日久必导致正气耗伤，根据病情，可以乌梅丸为主，同时将四君子汤、痛泻要方、香连丸等加减组合，并适当加用莪术、当归、赤芍、败酱草等和络解毒之品。乌梅丸出自《伤寒论》厥阴病篇，主治厥阴蛔厥，徐灵胎称乌梅丸为“治久利之圣方也”。乌梅丸由乌梅、桂枝、细辛、蜀椒、黄连、黄柏等组成，方中乌梅味酸，能涩肠止泻，又入足厥阴肝经柔肝止痛，为君药。桂枝辛甘温，可以通经散寒止痛；蜀椒、细辛辛温，能与桂枝配伍，辛甘化阳，温补脾肾之阳；黄连、黄柏苦寒，能泻，能燥，能坚，全方辛开苦降温补，属阴阳并补、气血两调的方子，能使清阳得升，浊阴得降，收放兼顾，阴火得除，可培补正气以治久利。此外，当UC表现为气血不能温养，表里之气虚弱之时，亦可选用乌梅丸加减治疗。

六、生活调摄

《素问·五常政大论》云：“无毒治病，十去其九。谷肉果菜，食养尽之，无使过之，伤其正也。”UC复发之诱因常与饮食相关，姚教授认为，医者之治应与患者自我管理、养护之间保持平衡，临床中二者应结合起来，达到改善症状之目的。恣食生冷、不洁，或过饱过饥，损伤脾胃，气滞湿阻；嗜食肥甘厚腻、辛辣刺激之物，湿热毒邪内蕴，损伤机体而为病。应尽量避免食用韭菜、海鲜等生冷刺激、生热动血的食物，保持清淡饮食，养成规律、适量的饮食习惯。《素问·生气通天论》云：“因而饱食，筋脉横解，肠澼为痔。”对于UC患者而言，过剩饮食、高蛋白饮食会导致食物在胃肠道中积滞，燥热内生，下迫大肠，故见下利脓血。急性发作时应以无渣、半流质、少食多餐为原则，病情较重时应禁食，给予静脉滴注补充营养；缓解期为保证以清淡易消化的食物为主。此外温度适宜的食物对于急性期UC患者亦十分重要，正如《黄帝内经》所言：“食饮者，热无灼灼，寒无沧沧，寒温中适，故气将持，乃不致邪僻也。”因此UC患者总的饮食原则应该是少食多餐、寒温适宜，以低脂少渣、柔软、易消化、高热量、高蛋白、高维生素、低脂肪饮食为主。

精神愉悦、意识平和是保持身体健康的关键。“人有五脏化五气，以生喜怒悲忧恐”。中医认为，情志失宜是UC发病的重要诱因，UC患者大多伴有焦虑、抑郁等心理问题，情志异常导致肝失疏泄，肝脾不和，脾失健运，进而导致大肠传导糟粕异常，出现腹痛、腹泻及脓血便。缓解期多因情绪焦虑抑

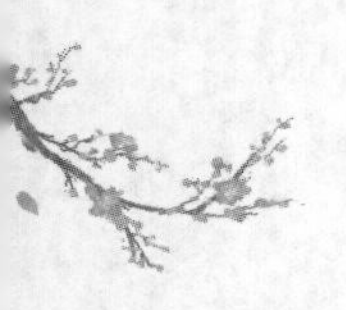

郁，气血瘀滞，容易使病情反复，因郁而病，《景岳全书·郁证》载："凡五气之郁则诸病皆有，此因病而郁也；至若情志之郁则总由乎心，此因郁而病也。"因此关注患者的情志尤为重要，应遵循中医的整体观念，形神共调，应有针对性地予以患者心理疏导，使患者心神凝聚、心态平和，以积极乐观的情绪面对疾病，不过度忧虑悲伤、惊恐、紧张，保持安静平和，实现情志舒畅条达。此外，医疗机构可适当提供养生讲座、患者联谊会等帮助患者转移注意力，使患者重拾信心，提高依从性。

功能性消化不良

功能性消化不良（functional dyspepsia，FD）是指起源于胃、十二指肠区域，血检、内镜等检查无异常发现，临床表现难以用器质性、系统性或代谢性疾病解释的一类疾病，具有餐后饱胀不适、早饱感、上腹痛、上腹烧灼感中的一项或多项症状，是消化内科的临床常见病和多发病，发病率较高，严重影响我国居民的身体健康和生活质量。目前西医学的治疗方式包括抑酸治疗、促胃肠动力药治疗、消化酶制剂、胃底舒张药物及中枢类药物治疗。尽管上述药物在一定程度上可缓解患者的临床症状，但长期使用存在药物不良反应及依赖性等弊端。

一、病名

FD属于中医学"痞满""胃脘痛"范畴，外感六淫、饮食不节、情志失调、劳逸失调、先天不足等内外因素作用皆可诱发。姚乃礼教授认为肝脾不调、升降失常是本病的基本病机，提出疏肝健脾、健运脾胃为基本治疗思路，运用于临床实践中，取得了较好的治疗效果。

【病因】

1.饮食不节

随着生活水平的提高，部分人饮食结构中"肥甘厚味"占据了大部分，加之工作节奏加快、工作压力增大，致使FD的发病率逐年增加。姚教授认为，导致胃失和降的主要病因之一为饮食不节，主要涉及摄入过量、摄入有毒物质、油脂过多、副食品供应丰富、饮食结构偏重辛辣等。如暴饮暴食致脾胃超负荷工作而受损害，进食过热、辛辣、肥腻的食物，蕴积湿热，则会耗伤胃阴，而冷物则会耗损阳气。胃以通降为顺，若胃气上逆则可出现嗳气频作，胃失和降则脘腹胀满或胀痛，口中异味，或餐后易饱胀，大便欠畅或肛门矢气较多。胃气壅滞，日久则化火，即所谓“气有余便是火”，可出现中焦蕴热（湿热），表现为胃脘灼热，或胀或痛，口中异味，口干口苦，口舌生疮，恶心嗳气，倒饱，嗳腐，大便干结或黏滞不爽，尿黄，舌质暗红，苔黄或黄腻，脉滑。病情进展，热毒蕴结，聚热成痈，肉腐血败，可致内疡，见胃脘疼痛，舌质暗红，苔黄腻，脉弦滑。

2.情志内伤

对反复不愈的FD，情志是致病的重要因素。如《杂病源流犀烛·胃病源流》云：“胃痛，邪干胃脘病也……惟肝气相乘为尤甚，以木性暴，且正克也。”叶天士《临证指南医案》云：“肝为起病之源，胃为传病之所。”《功能性消化不良中西医结合诊疗共识意见（2017年）》指出，50%以上FD患者存在精神心理的障碍，FD症状的严重程度与抑郁、焦虑等相关。因此，姚乃礼教授提出，FD一方面是“因郁致病”，一方面是“因病致郁”，两者相互影响，导致气滞、血瘀、痰湿、湿热等病理产物的产生，使得病情反复发作，缠绵难愈。现代研究证实，在FD的发病过程中，社会心理因素与胃的敏感度增高及胃容受舒张功能障碍密切相关。有证据表明，抑郁会使机体的神经内分泌功能紊乱，机体内环境失衡，导致各种躯体症状的发生，尤其是消化道症状，可以加重患者的心理压力，导致其表现出更多的负面情绪，从而形成恶性循环。

二、基本病机

FD的发病基础为肝脾不调，病机核心为升降失常。脾胃为气机传输之枢纽，脾气不可一日无升，胃气不可一日无降，升降不及、升降太过或升降反作都会导致疾病的发生，正如《慎斋遗书·阴阳脏腑》所云：“胃气为中土之阳，脾气为中土之阴，脾不得胃气之阳则多下陷，胃不得脾气之阴则无运转。”强调了脾升胃降之间相辅相成的关系。姚教授认为脾胃共居中焦，一脏一腑，互

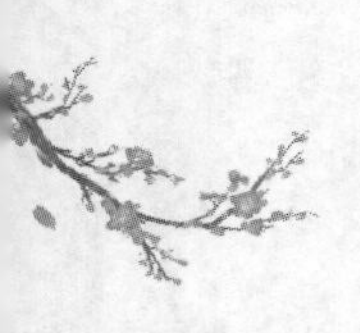

为表里，为后天之本，脾为气血生化之源，主运化；胃为水谷之海，主受纳腐熟。脾胃升降功能失调，临床上以脾升不及，脾虚下陷，胃降不及和胃气上逆多见，若脾不升清，则失其运化功能，气血生化无源，水湿停滞中焦，故可见脘痞胀满、纳呆、神疲乏力、肢体困倦等表现，若脾气不升，中气下陷，也可见脘腹坠胀。胃中气滞则可见脘痛、胀满、纳差等，胃气上逆则可见嗳气、呃逆、恶心等，脾升胃降是相对的，脾胃为病常相互影响，脾胃气机升降失调，还可导致痰、饮、水、湿等病理产物形成或进一步堆积，如《医门法律》云："痰饮之患，未有不从胃起者也。"脾胃运纳升降的运动一旦遭到破坏，也将会波及其他脏腑，首当其冲者则为肝。

肝属风木，为将军之官，其性刚直，主疏泄气机；脾为湿土，与胃互为表里，同为仓廪之官，其性柔缓。两者在生理、病理上均有密切联系。脾胃的正常功能有赖于肝的疏泄通畅，借以腐熟、磨化水谷，运化精微，以生气血，肝气郁滞则脾胃最先受到影响。中焦气机调畅，则肝气条达。脾胃为后天之本，气血水谷精微散布于肝，充养肝体，肝有所藏则肝气舒畅，可助疏泄气机。肝藏血而主疏泄，木能疏土，土能荣木，脾胃之疾，可波及肝，肝病可以传脾。若肝失疏泄，升发不及，则影响脾胃运化，使脾失健运，胃失和降；若脾失健运，则血液化生乏源，肝无血可藏，肝体失于滋润，疏泄失司。姚教授认为FD表现为"胃脘痛"时，肝郁是致病的重要条件，如叶天士所谓"肝为起病之源，胃为传病之所"。肝气郁滞，其病在气，随着病情发展，其病机可发生演变，"气有余，便是火"，火炼津液，可成痰浊，气郁不达，津液停聚，亦可酿痰，痰湿阻于中焦，故可见痞满，痰湿上扰心神，故可见眠差，再则，气病及血，可致血瘀，血瘀病程迁延反复，故可见FD患者病程日久，反复发作。

三、基本治法

1.补益脾胃

脾胃虚弱贯穿FD的始终。本病虽由外邪侵袭、饮食不节、情志不畅等引起，但其根本原因在于中焦脾胃虚弱，气机运化不利，日久化生湿邪、痰浊、瘀血，故可见胃痞、胃痛。在治疗过程中，首先应健运脾胃，固护中焦。脾胃虚弱证可分为脾胃气虚证、脾胃阴虚证、脾胃阳虚证，临证时姚教授常根据患者的症状、舌脉灵活辨证。脾胃气虚证的患者常见纳食量少、少气懒言、形体消瘦、大便稀溏，姚教授常以参苓白术散为主方健脾益气和胃，在此基础上佐以通降胃气之品。脾胃阴虚的患者常出现口干饮多、大便干结等阴液亏损的症状，姚教授在健运脾胃的基础上用生地、北沙参、玉竹、黄精、火麻仁等养阴生津。脾胃阳虚证的患者常出现畏寒肢冷、精神不振、食少满闷、胃脘冷痛、喜温喜按等脾阳不足之象，姚教授常加用干姜、炮姜、桂枝、砂仁、吴茱萸、丁香等温运脾阳。此外，健脾益气药物易阻滞中焦气机，故酌情加用理气药使中焦之气机通畅，补而不滞，常用药物为枳壳、陈皮、香附、紫苏、厚朴等。

2.调和中焦

和法为中医学治病八法之一，姚教授认为FD多与肝脾（胃）不和、脾胃不和等证相关，因此治疗关键在于一个“和”字，“和法”之意的本质是和谐、平衡，首先身心相和，治神为先，姚教授经过多年临证观察发现，就诊患者一半以上有不同程度的心理问题，或因郁致病，或因病致郁，可见心理因素是引发本病的重要原因之一。姚教授主张耐心倾听患者的诉说，尽可能调动患者的主观能动性，同时用疏肝理气、养心益神之柴胡、百合、郁金、合欢皮或合欢花等药物调和之。若患者除胃痞外还有嗳气、呕吐、泛酸等症状，考虑脾胃升降失调，以胃失和降、胃气上逆为主，治疗以调和脾胃、恢复气机升降为先，多选六君子汤加减，此方不仅具流通气机，达脾升胃降之功，且脾气健则清气得升，胃气和则浊阴得降。“治肝可以安胃”，正如《血证论》所言：“木之性主于疏泄，食气入胃，全赖肝木之气以疏泄之，而水谷乃化”，在治疗肝胃不和证时，姚教授常采用柴胡疏肝散、丹栀逍遥散等配合香砂六君子汤以疏肝和胃，常用药物有丹皮、炒栀子、百合、合欢皮、玫瑰花、柴胡、郁金、枳壳、陈皮、法半夏、佛手、木香、砂仁等。

四、临床经验方

姚教授认为，诊断明确是治疗第一要务，只有在诊断清晰、辨证基本确定后才可选方择药。在临证中，姚教授将经方与时方相宜使用。经方注重方证对应，具有配伍精当、用药简省、力专效宏、针对性强等特点；时方在经方的

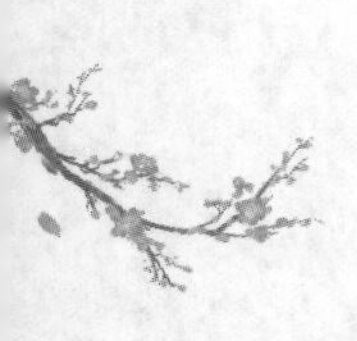

基础上更加丰富，并具有灵活多变、兼顾多症的特点。姚教授根据FD的临床特点及病机变化，在经典方剂的基础上拟定健脾助运汤，主要药物包括党参、茯苓、白术、半夏、木香、黄连、枳壳、莪术、鸡内金等，是以四君子汤、半夏泻心汤、枳实消痞汤、香连丸等加减而成，发挥健脾和胃、理气化湿、协调升降、促进运化的功能，在临床上取得较好疗效。四君子汤是治疗脾胃气虚的重要方剂，但见痞满、胃痛、大便溏薄、四肢乏力、面色萎白、气短、舌淡苔白、脉象虚弱等脾胃气虚证皆可用之。在党参与太子参的选择上，姚教授认为太子参微甘，补气而不滞气，健胃养胃，对胃阴不足又兼气虚、妇女围绝经期脾胃气虚或夏季胃病虚实兼夹等症，选用太子参。半夏泻心汤为调和脾胃，以辛开苦降法治疗寒热错杂之痞满伴呕吐、肠鸣、下利的经典方，可达到增加胃肠动力、促进胃排空的治疗效果。枳实消痞汤为李东垣《兰室秘藏》中枳实消痞丸改制汤剂而成，方药组成为枳实、厚朴、黄连、半夏、干姜、党参、白术、茯苓等，主要起到行气消痞、破气除满的作用，针对FD以腹胀、早饱、上腹痛为主者，疗效较佳。香连丸源于《太平惠民和剂局方》，主要功效为清热燥湿、行气止痛，方中黄连清热燥湿，可除中焦之湿热，以吴茱萸炮制黄连，可借吴茱萸的辛热之性缓和君药黄连的苦寒之性，且吴茱萸可入肝降逆，调和肝胃，降逆止呕。木香辛温、气热，可行气止痛，健脾消食，通利三焦之气，配伍黄连，共奏行气除湿之功。

除了上述常用方剂外，姚教授临证中亦多选用对药进行灵活配伍。对药是临床上常用的配伍形式，常由两味药物组成，在方剂中使用常发挥相互协同或相互制约的作用，以达到增效或减轻毒副作用的效果。姚教授治疗FD常用的药对有党参、茯苓或太子参、茯苓，可调补脾胃，调畅中焦气机，补而不壅，达到“以通为补”的效果，常用剂量为党参15～20g、太子参15～30g、茯苓15～30g。枳壳、木香或枳壳、砂仁也是常用药对，姚教授认为，枳壳较枳实药力缓和，理气宽中，破气之力较弱，常用于虚证的腹部胀痛；枳实破气之力较强，用于治疗实证。砂仁有增强胃肠运动、抗溃疡（尤其是胃溃疡）等功效，治疗脾胃虚弱引起的腹胀、嗳气、胃痛、痞满等症状，大便不畅者可用枳壳，常用剂量为枳壳6～15g、木香6～10g、砂仁6～10g。法半夏、莪术是常用药对，法半夏性味辛、温，归脾、胃、肺经，可燥湿化痰，又善降逆止呕，消痞散结；莪术性味辛苦，可行气活血，既善破血，又善调气，在补益脾胃之药中用之，亦有健脾和胃之功。行气活血之药在补药中作为佐使，可增加补药之功效，常与党参、白术等药物配伍治疗脾胃疾病，达到调和气血、开胃增食的目的。此外，FD患者病程日久，脾胃虚弱，不能运化水湿，日久化生痰浊；脾气亏虚，气不行血，故见瘀血积聚，配伍半夏、莪术之品，可达到共破气血郁滞之效。鸡内金、谷芽、麦芽联合应用，三药共奏消食、化积、行气之功，尤其对肝脾不和的患者，可重用生谷芽、麦芽以调和肝脾，健运脾胃。鸡内金性味甘平，归脾、胃、小肠、膀胱经，擅长化瘀积、消食、健脾和胃，生麦芽重在疏肝行气，调气运脾，炒麦芽重在行气消食，健脾和胃；焦麦芽重在消食化滞，焦香醒脾。谷芽性味甘温，归脾胃经，可消食和中、健脾开胃。姚教授对纳呆食少者常用生谷芽、生麦芽，取其春生之气，对饮食不消者常用炒或焦谷芽、麦芽，常用剂量为鸡内金10～20g，谷芽15～30g，麦芽15～30g。

五、生活调摄

（1）积极调整饮食习惯。少食多餐，避免三餐进食过快、过饱，减少辛辣刺激及生冷食物的摄入，适当增加粗纤维摄入，改善消化功能，促进肠道吸收。

（2）保持规律作息：良好健康的作息习惯有助于维持人体内部生物钟的稳定，减少生物钟紊乱引起的消化系统问题，降低消化不良的发生率。

（3）适当运动：适度进行体育锻炼，如散步、慢跑等，可增强核心力量，有效缓解餐后不适的发生。

（4）戒烟限酒：尼古丁和酒精会进一步损伤胃黏膜。戒除这些不良习惯，有助于保护胃肠健康。

参考文献

［1］倪瑶.姚乃礼教授治疗功能性消化不良经验总结及健脾助运汤临床观察［D］.北京：北京中医药大学，2019.

［2］陈思童.姚乃礼教授治疗慢性胃炎伴抑郁经验总结及健脾调肝解郁汤临床观察［D］.北京：北京中医药大学，2021.

［3］李志民，朱秀云.功能性消化不良：如何改善你的肠胃功能［N］.山西科技报，2024-8-13（B03）.

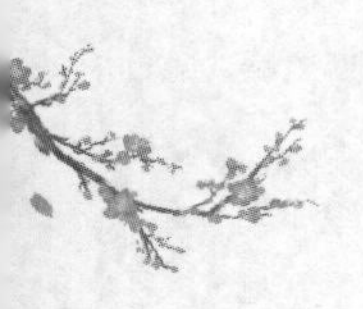

慢性胆囊炎及胆石症

慢性胆囊炎及胆石症为中老年人群常见疾病，若未及时治疗，可能导致结石堵塞胆囊，进而出现暂时性梗阻，危害严重。目前慢性胆囊炎及胆石症多采取手术、药物治疗，但大多数慢性胆囊炎及胆结石患者年龄较大，机体功能较弱，免疫能力较差，部分患者无法耐受手术，故而需进行保守治疗。药物治疗慢性胆囊炎及胆石症多采用熊去氧胆酸胶囊等，但治疗效果并不显著，治疗方法上仍需进一步探索。

一、病名

中医学中并无慢性胆囊炎及胆石症病名的记载，可将其归于“胆胀”“黄疸”“胁痛”等范畴。其病变在肝胆，与脾胃关系密切。《灵枢》记载：“胆胀者，胁下满而痛引小腹”“胆胀者，胁下痛胀，口中苦，善太息”。慢性胆囊炎及胆石症病机较为复杂，《四圣心源》云：“土气冲和，肝随脾升，胆随胃降，木荣而不郁。土弱而不能达木，则木气郁塞而胆病上逆。”

二、病因

姚乃礼教授认为本病病因为饮食不节、情志不畅等损伤脾胃，内生湿热，壅塞气机，土壅木郁，致肝胆疏泄失常，胆腑不通发而胆胀。肝胆疏泄失司，失郁化热，湿热久积不散，胆液久瘀不畅，煎熬胆汁而形成结石，肝胆之气不畅，结石不断。

三、基本病机

1.脾虚不运、肝胆失于疏利为基本病机

姚乃礼教授认为，慢性胆囊炎及胆石症可从正邪两方面考虑。正气虚当从脾、肝（胆）两方面辨证，脾虚不运是贯穿慢性胆囊炎及胆石症发生发展的根本原因，而肝胆失于疏利是重要因素。脾虚不运致湿浊停留，引起土壅木

郁；或肝胆失于疏利，胆汁（精汁）不能助脾胃生化，引起木郁克伐脾土，导致肝脾不和。外因包括六淫风火湿热之邪，七情包括忧思过度、情绪郁结，其他因素包括饮食劳倦、药毒、酒毒等。基本病机可以概括为脾虚不运，肝胆疏泄失司，湿郁化热，湿热久积不散，胆液久淤不畅，煎熬胆汁，肝胆之气不畅，结石不断。

2.湿热蕴阻膜原、阻遏气血为关键因素

膜原之名始见于《黄帝内经》,《灵枢·百病始生》言："留而不去，传舍于肠胃之外，募原之间。"膜原在肠胃、五脏之外，邪气客伏膜原，影响气血运行，疾病易于反复发作。《内经知要·病能》曰："膜，脂膜与筋膜也。原者，肓之原，即腹中空隙之处。"膜原是病邪在体内潜伏之地、正邪交争之所。膜原内不在脏腑，外不在经络，非表非里，有保护脏腑、抵御外邪、联络内外、运行气血的作用。姚乃礼教授认为，膜原为人体半表半里之所在，以血络为纽，内连脏腑，外达肌表，是气机开阖、升降出入必经之处，是外邪侵入及邪气排出体外的路径。

对于膜原之所在，有谓胸膈之间，有谓膈膜、网膜，有谓膜之间空腔，有谓三焦亦属膜原。吴又可《温疫论》指出："凡邪在经为表，在胃为里，今邪在膜原者，正当经胃交关之所，故为半表半里。"姚乃礼教授认为，膜原位置应以《黄帝内经》之论为准并结合临床，胸膈上下、脏腑之外、筋膜所属之空腔处，皆可认为是膜原之处，属半表半里。薛生白《湿热病篇》提出膜原之病多为感受湿热秽浊，邪气入内，同内中之湿浊相合，亦可停留为患。姚教授认为，邪伏膜原多为湿热留连于半表半里，导致气血不能宣通，暑湿、痰浊、痰湿亦皆可伏留膜原，导致气血失畅，外见寒热，内及胃肠，上呕恶头痛，下泄泻秘涩。

四、临证要点

姚乃礼教授在临证中多根据慢性胆囊炎及胆石症的病位、病程、病性、发病特点来论治，不同患者各个病理阶段的临床表现有所差异，把握疾病核心病机，精准辨证论治，才能有的放矢。

从病位而言，慢性胆囊炎及胆石症发于胆囊，病亦在胆囊。胆处中焦，

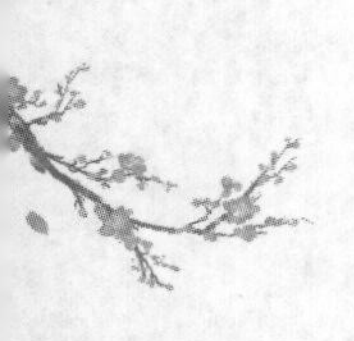

分属消化系统，与膜原病位相似共通，故可从膜原论治慢性胆囊炎及胆石症。从病程而言，慢性胆囊炎患者病程长，久病者邪气必入膜原。膜原者，外通肌腠，内近肠胃，为三焦之门户，居一身半表半里之处。若湿邪为病，久病湿从热化，踞于膜原，聚而成痰，痰邪内作，表里不和，三焦之气不通利，肝胆失于疏泄，发为胆胀。从病性而言，慢性胆囊炎及胆石症多因饮酒过度，或嗜食肥甘厚味，湿热阻于胆腑，形成结石，导致慢性胆囊炎的发生，并影响气机升降疏泄，损伤肝肾、脾胃，临床多可见腹痛、脘胀、恶心、舌苔厚腻等表象。如纳呆食少，便溏，舌淡而胖，脉细弱，常提示脾胃虚弱明显；如胁腹胃脘胀满疼痛较重，精神抑郁或烦躁，脉弦明显，常提示肝气郁结较甚。

从发病特点而言，慢性胆囊炎及胆石症具有病程长、发病隐匿、反复发作的特点，与邪伏于膜原、正邪于膜原之处相争有诸多相同之处。姚乃礼教授认为，慢性胆囊炎及胆石症虽始于胆腑，但不同于半表半里之少阳病。

此外，姚教授认为，辨证论治应同时结合西医学对疾病局部微观改变、检查指标异常等的认识，西医学疗效判定标准可作为中医临床治疗的重要依据，但不能完全依靠西医学进行辨证，不能脱离中医整体观，要证、病结合。对于慢性胆囊炎及胆石症患者，可以证候治本为主，但对于一些急性发作的症状，治疗时需根据病情确定某一时期的目标，一般先解决患者目前最痛苦的症状，然后再针对其根本病变所在治本。

五、基本治法

本病病位在膜原，伤及肝肾、脾胃，属湿热阻遏于半表半里之膜原证，治当责之肝、胆、脾。

1.调畅气机

气是维持生命活动的物质基础。人体内的气是不断变化的，气的这种运动变化及其伴随发生的能量转化过程称之为“气化”。人体气化包括了体内精、气、血、津液各自的新陈代谢和相互之间的转化，以及伴随而来的能量代谢与转化。气化功能的实现是离不开脏腑功能的，在慢性胆囊炎及胆石症的发病过程中，脏腑气化功能失常是常见的病理表现。姚乃礼教授重视脏腑学说及气化理论研究，强调从调整脏腑及气化功能入手诊治慢性胆囊炎及胆石症。

基于脾胃气机升降相宜的机制，姚教授在治疗慢性胆囊炎及胆石症时常常脾胃气机同调。肝的升发、肺的肃降、肾水的上升、肺气的宣发、肾阳的蒸腾、肺肾的呼气与纳气都离不开脾胃的升降运动，只有脾胃健运，才能使“清阳出上窍，浊阴出下窍；清阳发腠理，浊阴走五脏；清阳实四肢，浊阴归六腑”。脾胃升降，一阴一阳，是脏和腑相互作用形成的。脾胃相辅相成，共同完成饮食物的受纳运化。在这个过程中，对气运行的影响主要体现在脾的输精上。张介宾曰：“水饮入胃，则其气化精微，必先输运于脾……脾乃散精，上如云雾，而归于肺。凡肺气所及则水精布焉，若是则食饮精气，即得滋养升降之宜。”这里的“滋养升降”，其升即因于脾。

慢性胆囊炎及胆石症患者多本虚标实，虚实夹杂，以脾气虚弱为本，湿邪内停为标。姚教授主张标本兼治，健脾化湿，予以党参、茯苓、白术等健脾益气，同时酌加芳香化湿类药物如豆蔻、石菖蒲等。豆蔻性味辛温，可以化湿行气温中，善治脾虚湿阻气滞疾患，轻清化湿又不致损伤脾气。

2.升阳散火

李东垣认为：“元气之充足皆由脾胃之气无所伤，而后能滋养元气。若胃气之本弱，饮食自倍，则脾胃之气既伤，而元气亦不能充，而诸病之所由生也。”元气与阴火之间具有相互制约的关系。《脾胃论》曰：“此因喜怒忧恐，损耗元气，资助心火。火与元气不两立，火胜则乘其土位，此所以病也。”治当升脾阳，散阴火。慢性胆囊炎及胆石症患者久病脾气虚弱，阳气下陷，阴火上乘，治疗常以升阳散火为法。

3.清利湿热疫毒

慢性胆囊炎及胆石症除基本证候肝郁及脾虚外，还常兼有热，痰、湿、饮、毒、瘀、食积等病理因素，或兼有阴虚、血虚、阳虚等虚象。肝郁日久可化火伤阴，入血分；脾虚不运可酿生水湿、痰浊；生化无源可导致血虚；湿浊化热，热盛可成毒。

对于慢性胆囊炎及胆石症急性发作的患者，姚乃礼教授认为湿热疫毒的侵袭是其始动因素，脾虚不运，肝胆疏泄失司，失郁化热，湿热久积不散，胆液久瘀不畅，煎熬胆汁而形成结石，肝胆之气不畅，结石不断产生，慢性胆囊炎及胆石症形成。正邪交争，胆石潜伏或发作，病情反复缠绵难愈。治疗时应予以清利湿热邪气。临证常用茵陈蒿、虎杖。茵陈蒿辛苦微寒，善清脾胃、肝

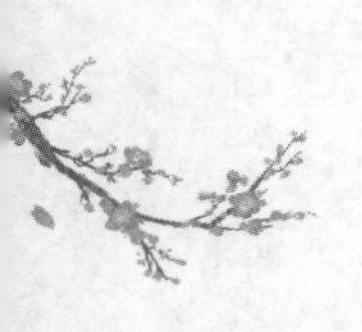

胆湿热，用之可清热利湿解毒，《神农本草经》云其“主风湿寒热邪气，热结黄疸”。

六、临床经验方

达原饮出自吴又可《温疫论》，多用于治疗急性病毒感染性疾病，如病毒性脑炎等。姚乃礼教授认为，达原饮不单局限于各种急性疫病，临证中凡湿热蕴滞少阳引起的邪伏膜原者皆可用之。慢性胆囊炎及胆石症病程长且反复急性发作，源于湿热之邪蕴伏膜原，病始于胆，胆属半表半里，若只清肝胆湿热，邪必不能除，故复发在所难免。湿热之邪伏于膜原，需用透达膜原之法才能疏利。达原饮中厚朴、草果、槟榔三药辛宣湿、苦燥湿、香化湿，辟秽除湿，舒畅气机，直达膜原，透邪外出。发热、舌苔白厚腻或白若积粉是应用达原饮的主要指征。同时，需重视调畅肝胆疏泄之职、顾护脾胃运化之机，临证多以达原饮联合柴胡剂，宣达膜原湿热之邪，疏利肝胆之气，恢复脾胃运化之功。

慢性胆囊炎及胆石症患者多有肝气郁结等表现，可导致脾气壅滞。饮食不节、忧愁思虑可伤脾，情志不舒则伤肝，以上病因影响肝脾，致肝脾不调证。肝脾不调主要证候包括肝郁及脾虚两方面，兼证较多，无论是主要证候还是兼证，均有轻重缓急之分，临证必须根据证候的轻重选择用药。临床中，肝脾不调证多以疏肝健脾的逍遥散为主进行治疗，但逍遥散理气之功较弱。肝除主一身气机的调畅外，还主藏血。气为血之帅，气滞日久，必然影响血分，导致气血失和。因此，调气时亦应重视调血，临证时不管有无明显血瘀，均需加入和血之品，这也是中医“治未病”思想的具体应用。对于调血之剂，可相机使用，一般多用赤芍、当归、丹参，血瘀较重者可选用莪术、延胡索、郁金、川芎、土鳖虫、桃仁、蒲黄、三棱、炒五灵脂、益母草、泽兰、红花等。

针对慢性胆囊炎及胆石症的肝脾不和证，姚乃礼教授使用的核心方为逍遥散。除常用赤芍、当归以外，临证时常根据兼证，结合病位、病性加减。湿盛者，常用苍术、厚朴、陈皮、法半夏、茯苓等；饮停者，重用茯苓、炒白术，酌加泽泻、大腹皮、车前子等；痰浊明显者，常用陈皮、法半夏、厚朴、旋覆花、炒枳实、远志、桔梗、瓜蒌、竹茹、石菖蒲、浙贝母、僵蚕、胆南星等；食积者，常加焦神曲、焦山楂、焦麦芽、焦槟榔、鸡内金、炒莱菔子等；

热毒盛者，常加栀子、山豆根、白花蛇舌草、黄连、黄芩、黄柏、大黄、土茯苓、半枝莲、连翘、败酱草等；痰瘀积滞者，常用牡蛎、莪术、鳖甲、夏枯草、玄参、浙贝母、僵蚕等。在临证用药方面，必须根据证候的轻重选择用药，如肝气郁滞较甚者，可酌情加入陈皮、炒枳壳、延胡索、制香附、紫苏梗、九香虫、高良姜、厚朴花、薤白、娑罗子、甘松、香橼、佛手、玫瑰花等；脾虚明显者，可加入太子参、山药、薏苡仁、黄精、大枣等；水湿盛者，可加水红花子、佩兰、薏苡仁、茯苓皮、车前子等。药物用量可根据证情调整，茯苓、白术等可由一般用量（10～15g）加至30～60g。

七、生活调摄

姚教授认为，对于慢性胆囊炎及胆石症的治疗，应多法并用。中医治疗以药物为主，但由于临床表现各异，治疗时除针对病机及证候进行调治外，还需结合其他生活调摄方式。

（1）控制体重：肥胖是慢性胆囊炎及胆石症的主要风险因素，维持健康的体重可以减轻胆囊的压力。患者可根据个人身体状况采用适合自己的运动方式，如散步、游泳、瑜伽、气功导引等。

（2）规律作息：应保持足够的睡眠，进行有效的压力管理，可采用深呼吸、冥想或听轻柔音乐缓解压力。

（3）戒烟戒酒：酒精和烟草不仅增加了胆囊炎的发病风险，还会影响整体健康，应戒烟戒酒。

参考文献

［1］刘慧敏，王少丽，刘绍能，等.姚乃礼从邪伏膜原论治急性胆源性胰腺炎［J］.北京中医药，2022，41（1）：25-26.

消化性溃疡

消化性溃疡是指在胃和十二指肠黏膜发生的慢性溃疡性病变，主要由于胃酸和胃蛋白酶的消化作用及黏膜防御机制损伤导致。消化性溃疡是消化系

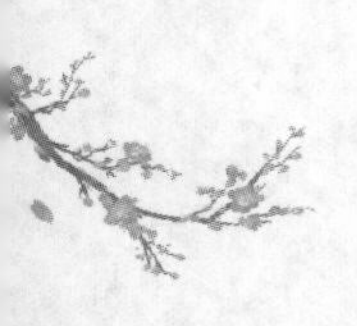

统的常见病，主要以胃溃疡和十二指肠溃疡为主。患者可出现上腹部疼痛、反酸、嗳气、恶心、呕吐等消化不良症状。周期性、节律性上腹疼痛为消化性溃疡的特征之一，中上腹疼痛发作可持续几天、几周或更长时间，继以较长时间的缓解。严重者还可能出现出血、穿孔、幽门梗阻等并发症。在消化性溃疡的治疗中，中医强调“急则治其标，缓则调其本”。

一、病名

消化性溃疡的中医学病名通常称为“胃疡”。此外，根据症状的不同，还可将其归为“胃痛”“嘈杂”“便血”等范畴。周期性、节律性疼痛症状为本病特征性表现，故姚乃礼教授治疗以胃痛为主，兼或根据病情不同阶段以痞满、血证等论治。

二、病因

胃痛的病因主要为外感寒邪，饮食所伤，情志不遂，脾胃虚弱。

1.寒邪客胃

寒属阴邪，其性凝滞收引。胃脘上部以口与外界相通，气候寒冷，寒邪由口吸入，脘腹受凉，寒邪直中，内客于胃；或服药苦寒太过，或寒食伤中，致使寒凝气滞，胃气失和，胃气阻滞，不通则痛。正如《素问·举痛论》所说：“寒气客于肠胃之间，膜原之下，血不得散，小络急引，故痛。”

2.饮食伤胃

胃主受纳腐熟水谷，其气以和降为顺，故胃痛的发生与饮食不节关系最为密切。饮食不节，暴饮暴食，损伤脾胃，饮食停滞，致使胃气失和，胃中气机阻滞，不通则痛；或五味过极，辛辣无度，或恣食肥甘厚味，或饮酒如浆，则伤脾碍胃，蕴湿生热，阻滞气机，以致胃气阻滞，不通则痛。《素问·痹论》曰：“饮食自倍，肠胃乃伤。”《医学正传·胃脘痛》曰：“初致病之由，多因纵恣口腹，喜好辛酸，恣饮热酒煎煿，复餐寒凉生冷，朝伤暮损，日积月深……故胃脘疼痛。”

3.肝气犯胃

脾胃的受纳运化、中焦气机的升降，有赖于肝之疏泄，《素问·宝命全形论》所说的“土得木而达”即是此意。病理上出现木旺克土或土虚木乘之变。忧思恼怒，情志不遂，肝失疏泄，肝郁气滞，横逆犯胃，以致胃气失和，胃气阻滞，即可发为胃痛。《杂病源流犀烛·胃病源流》谓：“胃痛，邪干胃脘病也……唯肝气相乘为尤甚，以木性暴，且正克也。”肝郁日久，又可化火生热，邪热犯胃，导致肝胃郁热而痛。若肝失疏泄，气机不畅，血行瘀滞，兼见瘀血胃痛。胆与肝相表里，皆属木。胆之通降有助于脾之运化及胃之和降。《灵枢·四时气》曰：“邪在胆，逆在胃。”若胆病失于疏泄，胆腑通降失常，胆气不降，逆行犯胃，致胃气失和，肝胆胃气机阻滞，也可发生胃痛。

4.脾胃虚弱

脾与胃相表里，同居中焦，共奏受纳运化水谷之功。脾气主升，胃气主降，胃之受纳腐熟赖脾之运化升清，所以胃病常累及于脾，脾病常累及于胃。素体不足，或劳倦过度，或饮食所伤，或过服寒凉药物，或久病脾胃受损，均可引起脾胃虚弱，中焦虚寒，致使胃失温养，发生胃痛。热病伤阴，或胃热火郁，灼伤胃阴，或久服香燥理气之品，耗伤胃阴，胃失濡养，也可引起胃痛。肾为先天之本、阴阳之根，脾胃之阳全赖肾阳之温煦，脾胃之阴全赖肾阴之滋养。若肾阳不足，火不暖土，可致脾阳虚，而成脾肾阳虚，胃失温养之胃痛；若肾阴亏虚，肾水不能上济胃阴，可致胃阴虚，而成胃肾阴虚，胃失濡养之胃痛。

此外，气滞日久，血行瘀滞；或久痛入络，胃络受阻；或胃出血后，离经之血未除，以致瘀血内停，胃络阻滞不通，均可引起瘀血胃痛。《临证指南医案·胃脘痛》云：“胃痛久而屡发，必有凝痰聚瘀。”即是此意。若脾阳不足，失于健运，湿邪内生，聚湿成痰成饮，蓄留胃脘，又可致痰饮胃痛。

三、基本病机

姚乃礼教授以中医理论为指导，总结先辈经验，结合自身多年临证经验，认为“脾虚湿困络阻”为消化性溃疡的基本病机。姚乃礼教授指出，饮食、情志、邪毒、体质等因素导致脾胃亏虚，加之湿浊之邪缠绵难愈，损伤胃络，正气愈虚，最终导致消化道黏膜受损，溃疡形成。本病病位在胃，同时与肝、脾相关，临床常表现为本虚标实、虚实夹杂之证。本病病程短，常以急性发病

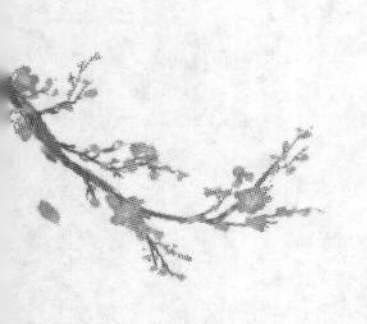

为主，如患者伴有幽门螺杆菌感染，病情反复，病理变化复杂，如长期反复发作，病变黏膜易发生癌变。

消化性溃疡多表现为脾胃亏虚—湿毒瘀阻—血不循经的病机演变规律，同西医学消化性溃疡分期相似。其中脾胃亏虚是消化性溃疡的始动因素、发病之本，湿毒瘀阻是消化性溃疡致病的关键条件，血不循经是消化道急性出血甚至穿孔发生的重要因素。

1.胃为阳土

胃喜润恶燥，为五脏六腑之大源，主受纳、腐熟水谷，其气以和降为顺，不宜郁滞。寒邪、饮食伤胃等皆可引起胃气阻滞、胃失和降而导致胃痛，正所谓“不通则痛”。本病的病变部位在胃，与肝、脾的关系极为密切。肝属木，为刚脏，性喜条达而主疏泄；胃属土，喜濡润而主受纳。肝胃之间，木土相克。肝气郁结，易于横逆犯胃，以致中焦气机不通，发为胃疡。肝与胃是木土乘克的关系，忧思恼怒，气郁伤肝，肝气横逆，势必克脾犯胃，致气机阻滞，胃失和降而为痛。肝气久郁，既可出现化火伤阴，又能导致瘀血内结，病情至此，则胃部疼痛加重。

2.胃病及脾

脾与胃同居中焦，以膜相连，一脏一腑，互为表里，共主升降，故脾病多涉于胃，胃病亦可及于脾。禀赋不足，后天失调，或饥饱失常，劳倦过度，以及久病正虚不复等，均可致脾气虚弱，运化失职，气机阻滞而发病。脾阳不足，则寒自内生，胃失温养，可致脾胃虚寒。脾润不及，或胃燥太过，胃失濡养，或阴虚不荣，脉失濡养，可致脾胃阴虚。阳虚无力，血行不畅，涩而成瘀，可致血瘀阻络。故气滞血瘀、阴阳虚损皆可发为本病。

3.胃疡的病理变化

胃疡早期由外邪、饮食、情志所伤，多为实证；后期常为脾胃虚弱，但往往虚实夹杂，如脾胃虚弱夹湿、夹瘀等。胃疡的病理因素主要有气滞、寒凝、热郁、湿阻、血瘀，病理变化比较复杂，日久不愈或长期反复发作，脾胃受损，可由实证转为虚证。若因寒而痛者，寒邪伤阳，脾阳不足，可成脾胃虚寒证；若因热而痛，邪热伤阴，胃阴不足，则致胃阴虚证。脾胃亏虚又易受邪，如脾胃虚寒者易受寒邪；脾胃气虚又可致饮食停滞，出现虚实夹杂证。

4.胃疡多发变证

胃热炽盛，迫血妄行，或瘀血阻滞，血不循经，或脾气虚弱，不能统血，而致便血、呕血。大量出血可致气随血脱，危及生命。若脾胃运化失职，湿浊内生，郁而化热，火热内结，腑气不通，腹痛剧烈拒按，导致大汗淋漓、四肢厥逆的厥脱危证。或日久成瘀，气机壅塞，胃失和降，胃气上逆，致呕吐反胃。若胃疡日久，痰瘀互结，壅塞胃脘，可形成噎膈。

四、临证要点

本病常发病隐匿，患者往往出现明显疼痛感才去就医，后期常出现肝脾不和、瘀血阻络、阴虚湿热等不同的病机演变。姚乃礼教授认为，消化性溃疡的辨证施治应遵循急则治其标，缓则治其本的原则，治疗应在益气健脾的前提下根据患者情况酌加调和肝脾、活血化瘀、养阴清热之品。

五、基本治法

姚乃礼教授常以健脾祛湿、解毒通络为基本治则，审症求因，审因论治。邪实者以祛邪为急，正虚者以扶正当先，虚实夹杂者又邪正兼顾。古有“通则不痛”的治痛大法，但在辨治时，不能把“通”狭义地理解为通下之法，而应从广义的角度理解和运用。散寒、理气、清热、化瘀、祛湿、解毒、养阴、温阳等治法均可起到“通”的作用。在审因论治的同时，适当配合护膜生新之品，往往能加强治疗效果。临证时应谨守病机，各司其属，辨证运用通法。

姚乃礼教授常以四君子汤、六君子汤、香砂六君子汤作为基础方进行治疗。以脾气虚为主者，可用党参以补气健脾；兼有气阴虚者，可用太子参益气生津，补益肺脾；大便干者，用生白术；大便软者，用炒白术；大便溏者，用焦白术；脾虚重者，可酌加山药、薏苡仁、黄精等健脾之品。可加用苍术、厚朴、陈皮、豆蔻等药以运脾，加用柴胡、羌活、藿香、升麻、防风、荷叶等药以醒脾。

1.温胃散寒

以良附丸作为基础方进行治疗，如兼见恶寒、头痛等风寒表证者，可加

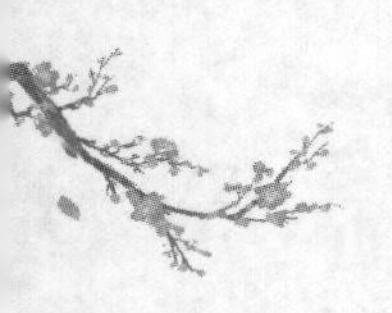

苏叶、藿香等疏散风寒；若兼见胸脘痞闷，胃纳呆滞，嗳气或呕吐者，为寒夹食滞，可加枳实、神曲、鸡内金、制半夏、生姜等消食导滞，降逆止呕；若寒邪郁久化热，寒热错杂，可用半夏泻心汤辛开苦降，寒热并调。

2.疏肝解郁

以柴胡疏肝散作为基础方进行治疗，如胃痛较甚者，可加川楝子、延胡索理气止痛；泛酸者加乌贼骨、煅瓦楞子中和胃酸。痛势急迫，嘈杂吐酸，口干口苦，舌红苔黄，脉弦或数，乃肝胃郁热之证，改用化肝煎或丹栀逍遥散，加黄连、吴茱萸以疏肝泄热和胃。

3.清化湿热

以清中汤作为基础方进行治疗，湿偏重者加苍术、藿香燥湿醒脾，热偏重者加蒲公英、黄芩清胃泄热，气滞腹胀者加厚朴、枳实理气消胀，纳呆少食者，加神曲、谷芽、麦芽消食导滞。

4.化瘀通络

以丹参饮为基础方进行治疗，若胃痛甚者，可加延胡索、木香、郁金、枳壳加强活血行气止痛之功；若四肢不温，舌淡脉弱者，当为气虚无以行血，加党参、黄芪等益气活血；若口干咽燥，舌光无苔，脉细，为阴虚无以濡养，加生地、麦冬滋阴润燥。

5.养阴益胃

以一贯煎为基础方进行治疗，若见胃脘灼痛、嘈杂泛酸者，可加珍珠层粉、牡蛎、海螵蛸，或配用左金丸以制酸；大便干燥难解，宜加火麻仁、瓜蒌仁等润肠通便；若阴虚胃热，可加石斛、知母、黄连养阴清胃。

6.温中健脾

以黄芪建中汤为基础方进行治疗，若泛吐清水较多，宜加干姜、制半夏、陈皮、茯苓温胃化饮；胃脘冷痛，里寒较甚，呕吐，肢冷，可加理中丸温中散寒；若兼有形寒肢冷，腰膝酸软，可用附子理中汤温肾暖脾，和胃止痛。

六、临床经验方

1.组方思路

黄连、栀子、半夏、茯苓、豆蔻、陈皮、甘草、木香、乌药、高良姜、荜茇、干姜、吴茱萸、生姜、柴胡、白芍、川芎、香附、枳壳。其中黄连、栀子清热化湿；半夏、茯苓、豆蔻健脾祛湿；陈皮、甘草理气和胃；木香、乌药理气和中；高良姜、荜茇、干姜、吴茱萸、生姜温胃散寒；柴胡、白芍、川芎、香附疏肝解郁；枳壳理气和中。诸药合用，共奏疏肝理气，和胃止痛之效。消化性溃疡疼痛剧烈，遇寒而作，可用制川乌、肉桂、乳香、九香虫、高良姜。《临证指南医案》云“肝为起病之源，胃为传变之所”，故见脾胃之虚以党参、白术、甘草益气健脾，亦须配伍陈皮、半夏、木香理气和胃；见胃阴亏虚而用石斛、麦冬、沙参等品以清养胃阴，佐川楝子、绿萼梅、佛手等药疏肝醒胃。

2.辨证加减

胃纳呆滞，嗳气或呕吐者，为寒夹食滞，可加枳实、神曲、鸡内金、制半夏、生姜等消食导滞，降逆止呕。若寒邪郁久化热，寒热错杂，可用半夏泻心汤辛开苦降，寒热并调；若脘腹胀甚者，可加枳实、砂仁、槟榔等行气消滞；若胃脘胀痛而便闭者，可合用小承气汤或改用枳实导滞丸通腑行气；胃痛急剧而拒按，伴见苔黄燥、便秘，为食积化热成燥，合用大承气汤泄热解燥，通腑荡积；如胃痛较甚者，可加川楝子、延胡索以加强理气止痛之功；泛酸者加乌贼骨、煅瓦楞子中和胃酸。痛势急迫，嘈杂吐酸，口干口苦，舌红苔黄，脉弦或数，乃肝胃郁热之证，改用化肝煎或丹栀逍遥散加黄连、吴茱萸，以疏肝泄热和胃。湿偏重者加苍术、藿香燥湿醒脾；热偏重者加蒲公英、黄芩清胃泄热；气滞腹胀者加厚朴、枳实理气消胀；纳呆少食者，加神曲、谷芽、麦芽消食导滞。若胃痛甚者，可加延胡索、木香、郁金、枳壳，以加强活血行气止痛之功；若四肢不温，舌淡脉弱者，当为气虚无以行血，可加党参、黄芪等，以益气活血；若口干咽燥，舌光无苔，脉细，为阴虚无以濡养，可加生地、麦冬，以滋阴润燥。若见胃脘灼痛、嘈杂泛酸者，可加珍珠层粉、牡蛎、海螵蛸，或配用左金丸制酸；大便干燥难解，宜加火麻仁、瓜蒌仁等润肠通便；阴虚胃热可加石斛、知母、黄连养阴清胃。若泛吐清水较多，宜加干姜、制半夏、陈皮、茯苓温胃化饮；胃脘冷痛，里寒较甚，呕吐，肢冷，可加理中丸温中散寒；若兼有形寒肢冷，腰膝酸软，可用附子理中汤温肾暖脾，和胃止痛。

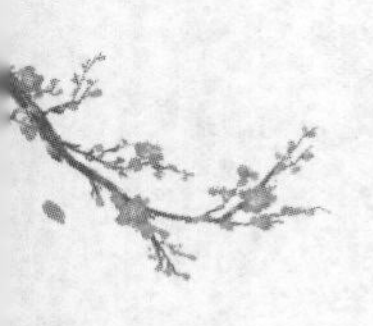

七、生活调摄

（1）注重饮食调摄，合理膳食。饮食应清淡、易消化，搭配合理，营养丰富。进食应节制，饥饱适中，少食多餐，细嚼慢咽，避免食用发霉腐败的食物。

（2）保证充足的睡眠，戒烟戒酒，适量锻炼，活动量以感到轻度疲劳为宜。

（3）早、晚饭后半小时服药，避免空腹服药对胃肠道的刺激。

（4）避免服用刺激胃黏膜的药物；避免食用滋补保健品，谨防滋腻碍胃。

（5）幽门螺杆菌感染患者应进行根除治疗，尽量减少外出就餐，与其他家庭成员之间实行分餐，以减少重复感染的可能。

（6）日常按揉脾俞、胃俞、中脘、内关、足三里等穴位，俞募配合以调和胃肠，健脾理气。

参考文献

[1] 王丽，张润顺，包一珺，等. 姚乃礼教授辨治脾胃病的经验浅析[J]. 时珍国医国药，2022，33（6）：1436-1438.

第五章
医案选粹

慢性萎缩性胃炎及癌前病变

医案1　健脾通络解毒法治萎缩性胃炎

赵某，女，63岁。2020年10月13日初诊。

【主诉】胃脘部胀满7年余。

【病史】患者自诉7年前无明显诱因出现胃脘部胀满，且1年内体重下降约5kg。于北京某医院查胃镜示：慢性萎缩性胃炎伴中度肠上皮化生，呼气试验阳性。行常规“四联疗法”及摩罗丹等药治疗后复查Hp（-），但胃脘部胀满缓解不明显。随后多处求医，无果。2017年5月于某医院行胃镜检查示：慢性萎缩性胃炎伴重度肠上皮化生。近半个月胃脘部胀满进一步加重，故来中国中医科学院广安门医院就诊。刻下症：胃脘部胀满，偶疼痛，乏力，耳鸣如蝉，口苦，胸闷，纳少，入睡困难，多梦易醒，二便调。舌胖，边有齿痕，舌暗红，苔薄白，左脉沉细弦，右脉沉细弱。

【诊断】西医诊断：慢性萎缩性胃炎伴肠上皮化生。中医诊断：胃痞病；辨证：肝脾不调，络脉瘀阻证。

【治法】健脾和胃，调肝安神，解毒通络。

【处方】太子参20g，茯苓20g，白术15g，浙贝母20g，莪术10g，旋覆花12g，藤梨根15g，瓜蒌皮15g，法半夏10g，黄芪15g，龙骨30g，牡蛎30g，黄连10g，炙甘草6g，三七粉3g。14剂，水煎服，每日1剂。

二诊　胃胀缓解，但仍有乏力、耳鸣、口苦、胸闷、喘息、纳少、入睡困难、多梦易醒，手、足心发热，二便调，左脉细缓涩，右脉弦缓。脉证合

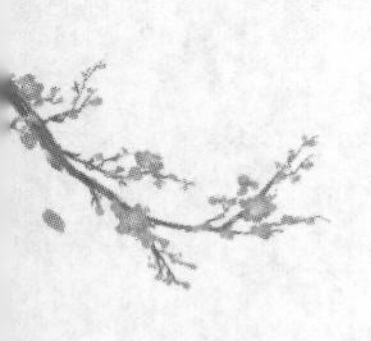

参，脾胃病久，伤及阴血，肝木乘之，疏泄不及。从健脾和胃、养阴和血、调肝解毒论治。

【处方】太子参30g，茯苓20g，白术15g，莪术12g，浙贝母30g，藤梨根15g，半枝莲15g，黄芩15g，黄芪15g，白芍15g，黄连10g，柴胡12g，龙骨30g，牡蛎30g，黄精20g，甘草6g。

三诊 胃脘部胀满加重，饥不能食，胸闷气短，喘息，入睡困难，需药物辅助睡眠，耳鸣如蝉，眠差时加重。舌暗红，苔白略滑，脉弦细缓。乃脾气不足，运化不利，心肺气机失养，兼见肝木不静，从健脾益气、调肝安神论治。

【处方】党参20g，黄芪20g，茯苓15g，白术15g，莪术12g，浙贝母20g，藤梨根15g，半枝莲15g，黄连6g，焦栀子6g，柴胡12g，川芎10g，香附12g，酸枣仁30g，合欢花15g，甘草6g，石菖蒲12g，远志12g。

四诊 胃胀缓解，但食后仍有胃胀（胃胀持续时间较前缩短），胸闷气短为甚，夜寐难眠，头昏耳鸣，大便不成形，舌暗，苔薄白，舌下络脉曲张，脉细。仍从健脾运络、解毒和胃，兼益气安神论治。

【处方】党参20g，茯苓15g，白术20g，莪术12g，浙贝母20g，法半夏10g，藤梨根15g，黄连6g，厚朴15g，枳壳12g，红景天15g，木香10g，荷叶15g，炒建曲15g，甘草6g。

之后患者每个月定期复诊，调整处方，2021年5月15日查胃镜示：慢性萎缩性胃炎伴中度肠上皮化生。现仍每个月定期调整处方巩固治疗。

【按语】2017年7月—2021年5月，患者服用数百剂中药，慢性萎缩性胃炎伴重度肠上皮化生转变为慢性萎缩性胃炎伴中度肠上皮化生，说明中医药在逆转慢性萎缩性胃炎病理进展的过程中发挥潜在优势。姚教授认为，慢性萎缩性胃炎的产生和肝郁脾虚、络阻毒损相关。肠上皮化生时说明病程日久，必定入血入络。这与目前西医认为的慢性萎缩性胃炎的产生和胃局部循环障碍、局部缺血缺氧相关不谋而合。具体来说，疗效的产生与以下4个方面有关：①太子参、茯苓、白术、黄芪等益气养阴药可提高机体免疫力，促进胃肠蠕动，改善主要症状；②柴胡、木香、香附可疏肝理气，气行则血行；③半枝莲、藤梨根、黄芩、黄连等清热解毒，可有效消除Hp；④莪术、红景天、三七、川芎活血化瘀，能改善局部微循环，逆转胃黏膜缺血缺氧状态，有利于萎缩腺体的恢复。

参考文献

[1] 尹娅菲. 共聚焦内镜实时动态观察萎缩性胃炎胃黏膜微循环血流动力学改变[D]. 济南：山东大学，2017.

[2] 郭军鹏，孟超，刘宏岩. 补气中药对小鼠胃肠动力和激素水平的影响[J]. 中国老年学杂志，2015，35（11）：2920-2921.

[3] 肖兰青，熊小虎. 半枝莲中的黄酮抗幽门螺杆菌作用研究[J]. 第三军医大学学报，2011，33（15）：1643-1644.

[4] 葛文松，刘杰民，安祯祥，等. 中医药对逆转慢性萎缩性胃炎病理变化的探讨[J]. 四川中医，2004，（1）：19-20.

医案2　慢性萎缩性胃炎伴失眠案

刘某，女，54岁。2018年2月1日初诊。

【主诉】胃痛4月余。

【病史】患者于4个月前出现胃痛，遂就诊于当地医院。2017年11月9日胃镜检查示：慢性非萎缩性胃炎，Hp（-）；病理检查示：（胃角、胃窦、贲门）黏膜呈慢性炎症糜烂及灶性肠化。服用胃复春片、莫沙必利后稍有缓解，但反复发作，遂来我院就诊。刻下症：胃痛，胃胀，乏力，口干，头晕，纳可，眠差，易醒，大便一日一行，成形。舌暗红，苔白厚，脉左沉细，右弦。

【诊断】西医诊断：慢性萎缩性胃炎。中医诊断：胃痛；辨证：脾胃虚弱，运化不利，湿浊内滞，肝失调达，影响心神。

【治法】健脾和胃，祛湿化浊，兼以调肝安神。

【处方】太子参20g，茯苓20g，炒白术15g，法半夏12g，莪术10g，桂枝6g，黄连6g，合欢花15g，浙贝母20g，瓜蒌30g，薤白12g，生龙骨30g，生牡蛎30g，炙甘草6g。14剂，日1剂，水煎服，早晚各温服200ml。

二诊　服上方后，胃痛、胃胀、乏力、口干、头晕均较前明显减轻，胃痛、胃胀偶见，食欲较前好转，眠较前好转，自觉眼睛干、涩、胀，大便一日一行，呈黄色成形软便。舌暗红，苔厚黄，脉沉细缓涩。

【处方】太子参20g，茯苓20g，生白术15g，法半夏12g，莪术10g，黄连6g，丹参15g，生地15g，合欢花15g，麦冬15g，炙五味子6g，生龙骨30g，生牡蛎30g，炙甘草6g。28剂，日1剂，水煎服，早晚温服200ml。

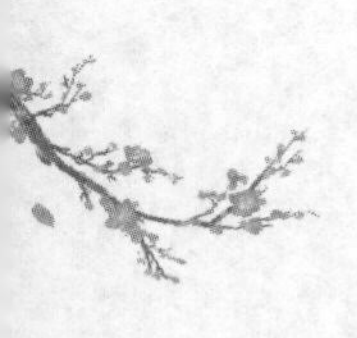

三诊　疼痛减轻，饮食不适时易疼痛，按压胃部有疼痛，稍按摩或热敷后出现排气，胃部不适缓解。晨起上腹部发硬，纳少，眠可，大便一日一次，成形。舌苔淡暗，苔微黄腻，脉左沉细缓右弦。

【处方】太子参20g，茯苓20g，炒白术15g，法半夏12g，莪术10g，桂枝6g，黄连3g，丹参15g，浙贝母20g，赤芍12g，白芍12g，生地15g，木香15g，合欢花15g，干姜6g，炙五味子6g，炙甘草6g。30剂，日1剂，水煎服，早晚各温服200ml。

治疗2个月后诸症缓解。

【按语】本案患者素体脾胃虚弱，运化失司，气血津液生化无权，故乏力，口干；胃络失养，不荣则痛；肝失所养，疏泄不及，木不疏土，则见胃胀；脾不升清，则见头晕；湿浊内滞，困阻脾胃，脾胃升降失常，心肾不交而见失眠。本案治在健脾和胃，祛湿化浊，兼以调肝安神，酌加滋阴清热之品。

医案3　从心肝脾胃论治萎缩性胃炎案

段某，男，53岁。2018年7月26日初诊。

【主诉】反复胃脘不适20年，加重1年余。

【病史】患者于20年前出现反复胃脘不适，未予诊治。1年前胃脘不适加重，就诊于当地医院，行病理检查示：慢性萎缩性胃炎。遂来我院治疗。刻下症：胃痛，夜间明显，可放射至右侧后背，呃逆，烧心，反酸，大便稍溏，纳少，眠差，右胁时有疼痛，时有口干，咽痛，双膝以下出汗明显。舌暗，苔黄稍腻，脉左寸关弦滑，尺弱，右弦。

【诊断】西医诊断：慢性萎缩性胃炎。中医诊断：胃痛；辨证：脾胃虚弱，肝木乘之，致升降失常，入于胃络。

【治法】健脾和胃，活血调肝，兼以安神。

【处方】太子参20g，茯苓20g，炒白术15g，莪术10g，生蒲黄10g，五灵脂10g，瓦楞子15g，浙贝母20g，制九香虫10g，旋覆花12g，合欢花15g，赤芍12g，白芍12g，木瓜15g，炙甘草6g。14剂，水煎服，午饭后1小时和睡前1小时温服。

二诊（2018年8月16日）　服上方14剂后，呃逆、胃痛、怕冷、舌体两侧溃疡均缓解，22时至凌晨胃脘疼痛明显，仍反酸，烧心，大便略稀，纳食较前增多，眠差。右侧胸胁至右侧后背疼痛，咽痛。舌淡暗，胖大，苔薄黄而润，左脉弦细尺弱，右脉弦为甚。

【处方】太子参30g，茯苓20g，炒白术15g，莪术10g，生蒲黄10g，五灵脂10g，瓦楞子15g，浙贝母30g，制九香虫10g，旋覆花12g，合欢花15g，赤芍12g，白芍12g，木瓜15g，肉桂6g，黄连5g，吴茱萸6g，黄芩10g，生甘草6g。14剂，水煎服，早晚分2次服。

三诊 服上方14剂后，呃逆、胃痛、咽痛、纳食好转，夜间或晨4～6时剑突下、右侧胸背部有疼痛，仍反酸，舌体仍有溃疡，大便成形，怕冷，肠鸣，偏头痛。舌淡暗、胖大，苔白稍腻，右脉浮弦，左脉弦关弱。

【处方】太子参30g，茯苓20g，炒白术15g，赤芍12g，白芍12g，柴胡12g，香附12g，浙贝母20g，生蒲黄10g，五灵脂10g，黄芩12g，肉桂6g，黄连3g，煅瓦楞子15g，延胡索12g，莪术10g，炙甘草10g。28剂，水煎服，午饭后1小时和睡前1小时温服。

四诊（2018年9月27日） 服上方后，呃逆、胃痛减，21时后至凌晨剑突下、右侧胸背部疼痛，后下腹股沟疼痛，咽部疼痛，稍有右侧偏头痛，仍反酸，口腔溃疡好转，纳少，眠较前好转，二便调，肠鸣好转，恶寒好转。舌淡胖，苔中薄黄，偏水润，脉右弦左弦细。

【处方】党参20g，茯苓20g，炒白术15g，莪术10g，当归20g，赤芍15g，白芍15g，丹参15g，香附12g，生蒲黄10g，五灵脂12g，瓜蒌20g，肉桂6g，黄连3g，浙贝母15g，炙甘草6g。14剂，水煎服，午饭后1小时和睡前1小时温服。辨证施治2个月，症状较前明显好转。

【按语】本案患者患病日久，脾胃虚弱，肝木乘土，脾胃愈为虚损，无力斡旋。胃失和降，则见呃逆，烧心，反酸；气机郁滞，胃络瘀阻，而见胃痛，程度较重，入夜尤甚；脾胃虚弱，运化失司，湿浊内滞，蕴久化热，水火失调而失眠。本案在健脾和胃、活血调肝、兼以安神等基本治法的基础上，酌加制酸止痛、和胃降逆之品。

医案4 慢性萎缩性胃炎伴肿瘤标志物升高案

刘某，男，68岁。2012年11月29日初诊。

【主诉】反复胃脘疼痛10年余，加重1个月。

【病史】患者10年前无明显诱因出现胃脘疼痛，隐痛为主，伴有嗳气、烧心，未及时治疗，后反复发作，1个月前自觉症状加重。2012年9月11日病

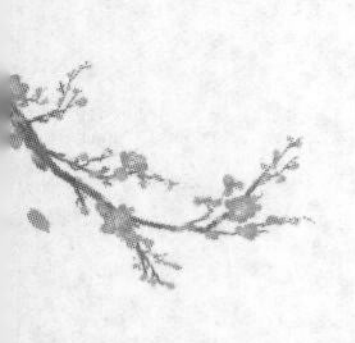

理检查示：慢性萎缩性胃炎伴肠化，非典型增生。CA724 68.62U/ml（参考值<6.9U/ml）。刻下症：胃脘部隐隐作痛，时有嗳气、烧心，夜间口干，腹胀肠鸣，眠可，大便日行1次，基本成形。舌淡暗有裂纹，苔薄白腻，脉沉细涩。

【诊断】西医诊断：慢性萎缩性胃炎。中医诊断：胃痛；辨证：脾胃气阴两虚，肝失疏泄，毒损胃络。

【治法】益气养阴，疏肝和胃，解毒通络。

【处方】健脾通络解毒方加减。

太子参30g，茯苓20g，北沙参10g，白术30g，丹参20g，莪术10g，藤梨根30g，厚朴15g，合欢花15g，木香10g，鸡内金15g，黄连10g，紫苏梗12g，香橼皮15g，浙贝母20g，玉竹12g，三七粉3g（冲服），甘草6g。14剂，每日1剂，水煎服。

二诊（2012年12月27日） 胃痛减轻，嗳气增多，伴烧心，夜间肠鸣，胃内嘈杂。多晨起时排便且不成形，怕生冷饮食，胃中有冷感。舌淡红，苔黄，右薄左微腻，脉沉细。

【处方】太子参30g，茯苓20g，麸炒白术30g，丹参20g，莪术10g，藤梨根30g，厚朴15g，合欢花15g，木香10g，鸡内金15g，黄连10g，紫苏梗12g，旋覆花12g（包煎），浙贝母20g，三七粉3g（冲服），甘草6g。14剂，每日1剂，水煎服。

三诊（2013年1月16日） 右上腹隐痛，可牵涉至右肩背，烧心，嗳气，食欲可，无反酸、口苦，肠鸣，头疼背疼即作，大便基本成形，日行1次或2次。舌暗红，苔黄腻，脉沉细。

【处方】太子参30g，茯苓20g，麸炒白术30g，丹参20g，莪术10g，藤梨根30g，厚朴15g，合欢花15g，木香10g，鸡内金15g，黄连10g，紫苏梗12g，浙贝母20g，甘草6g，三七粉3g（分冲），姜黄10g，川芎10g，夏枯草12g，全蝎3g。14剂，每日1剂，水煎服。

患者在门诊坚持治疗2年余，胃脘疼痛基本消失，2014年10月胃镜示：慢性萎缩性胃炎伴肠化结节；病理检查示：中度肠化，中度萎缩。2015年6月3日复查CA724 6.67U/ml，至正常范围。

【按语】本案患者为慢性萎缩性胃炎伴肠化，非典型增生，临床症状明显。治疗以健脾通络解毒法为基础，随症加减。初期患者胃痛、嗳气、烧心等症状明显，且思想压力较大，临证用药以健脾益气养阴、疏肝和胃为主。随着症状逐渐减轻，用药亦相应调整为健脾益气养阴、解毒通络为主。患者在门诊坚持治疗2年余，临床症状缓解，病理指标也明显改善，且肿瘤标志物CA724降至正常水平。本病的发生发展以正虚为本，毒邪为患，最终造成胃络损伤，痰瘀互结。治疗上基于经验方健脾通络解毒方加减化裁，或补脾气为主，或滋胃阴为要，或气阴双补，或平肝理气，或化湿清热，或化痰散结，或活血通络，或化瘀止痛，或补肾清心等，将辨病与辨证相结合，辨病以指导治疗的整体思路，辨证则根据患者的具体病情变化灵活化裁，最终取得较好的临床疗效。

医案5　虚、郁、湿、瘀、毒论治萎缩性胃炎案

冯某，男，48岁。2012年12月26日初诊。

【主诉】胃脘痛2年，加重半年余。

【病史】胃脘痛及烧灼感明显，时反酸，夜间明显，时嗳气。纳可，两胁下时胀。大便日一行，成形，小便正常。睡眠差，易焦虑，3个月体重减轻约5kg。2012年12月病理检查示：慢性萎缩性胃炎伴肠化。舌暗红，苔黄腻，脉右弦细，左关细弦。

【诊断】西医诊断：慢性萎靡性胃炎。中医诊断：胃脘痛；辨证：肝脾不和，湿热瘀毒，胃络受损。

【治法】健脾疏肝，清热祛湿，活血解毒。

【处方】太子参20g，茯苓20g，白术15g，丹参20g，莪术10g，黄连10g，苏梗12g，法半夏12g，五灵脂10g，赤芍15g，白芍15g，柴胡10g，枳实15g，合欢花15g，合欢皮30g，浙贝母20g，藤梨根20g，甘草6g。14剂，日1剂，水煎服。

复诊时诸症缓解，去五灵脂，枳实改为10g，继服1个月而愈。

【按语】胃脘隐痛为胃中气血不和，脾胃虚弱；胃气不降故嗳气；脾主肌肉，脾气运化不利，气血生化无源，肌肉失养，则体重减轻。两胁下胀示肝气郁滞，日久化火，肝火犯胃，故有烧灼感、反酸。脾为阴土，肝为阴木，脾土虚弱则肝气乘虚侵袭，谓之土虚木乘。脉之弦细亦与此相关，治当健脾调肝。舌色暗，示瘀血内停，病程较长，为久病入络。胃镜示慢性萎缩性胃炎伴肠化、胆汁反流、胃底伴多发肠化样增生，为湿热瘀毒伤及胃体。脉症合参，证属肝

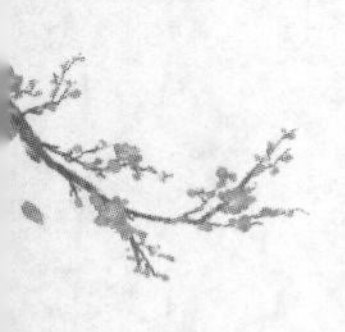

脾不和，湿热瘀毒，胃络受损。治当健脾调肝，清热化湿，通络解毒。治疗时在四君子汤合四逆散的基础上进行加减。四君子汤健脾益气，以防攻邪药物伤正；四逆散可疏肝理脾，缓急止痛。配苏梗宽胸利膈顺气，调畅中焦气机，以助肝脾气机调畅。黄连、半夏可清热燥湿，既可祛除中焦湿热毒邪，又可清热和胃降逆。加丹参活血化瘀生新，凉血消痈，除烦安神；莪术破血消癥，又能消积止痛。二药配用，可用于脾胃虚弱，日久入络，瘀毒内停之疾患。配赤芍凉血散瘀；五灵脂行血止痛；取浙贝母清热解毒，散结制酸。针对患者肠化样增生，选用藤梨根清热解毒抗癌。

医案6　健脾通络解毒方治疗慢性萎缩性胃炎案

孙某，男，63岁。2013年6月27日初诊。

【主诉】胃脘隐痛，反复发作8年余。

【病史】患者8年前出现胃脘隐痛、堵闷，空腹时明显，2013年6月胃镜检查示：慢性萎缩性胃炎伴肠化，胃底息肉。病理检查示：胃角重度肠化；胃窦轻中度萎缩，重度肠化。症状反复出现，来我院就诊。刻下症：胃脘隐痛，口内泛酸，纳眠差，二便调。舌紫暗，中有裂纹，苔薄黄，脉沉弦。

【诊断】西医诊断：慢性萎缩性胃炎。中医诊断：胃脘痛；辨证：脾胃虚弱，胃络瘀阻。

【治法】益气健脾，化瘀通络。

【处方】太子参30g，茯苓20g，生白术15g，木香10g，黄连10g，浙贝母20g，莪术10g，丹参20g，苏梗12g，藤梨根20g，麦冬12g，炙甘草6g，鸡血藤20g，厚朴花12g。14剂，水煎服，每日1剂。

二诊（2013年7月17日）　诉胃痛明显减轻，食欲增加，胃脘部略有烧灼感，两胁胀满，眠差，二便调。舌淡暗，苔薄黄腻，脉沉弦。

【处方】继用前法。前方去麦冬、鸡血藤，改生白术为20g、厚朴花为15g，加枳壳12g以健脾理气，加赤芍15g、白芍15g以柔肝止痛，加夜合花15g以解郁安神。14剂，水煎服，每日1剂。

患者多次就诊，服药后病情平稳，症状明显缓解。效不更方，以初诊方为基础随症加减化裁，坚持治疗半年余。后复查胃镜示：慢性萎缩性胃炎；病理检查示：中度肠上皮化生。

【按语】萎缩性胃炎病程迁延，病机复杂，非一证所能囊括，而是多种不同证候相互影响、互为因果形成的复杂综合征。据此，姚乃礼教授提出以脾虚络阻毒损为基本病机，确立健脾通络解毒的治疗法则，设立健脾通络解毒方，为治疗慢性萎缩性胃炎基本方。利用药物间相互协同或相互制约的关系，审慎组方，两两配伍，组成对药，增强药效。如本案中白术与茯苓合用，健脾益气，顾护脾胃；丹参与莪术合用，化瘀通络，对炎症及肠上皮化生具有较好的疗效；厚朴花与枳壳合用，行气宽中，化痰消积。

医案7　重度肠化案

赵某，女，61岁。2012年10月17日初诊。

【主诉】胃脘疼痛胀满8年，加重3月余。

【病史】患者于8年前因饮食不节出现胃脘部疼痛胀满，时轻时重，自服多潘立酮片、雷贝拉唑钠肠溶胶囊、胶体果胶铋胶囊、气滞胃痛颗粒等药，症状暂时缓解。3个月前症状明显加重，2012年10月17日病理检查示：慢性萎缩性胃炎，肠上皮化生。为求中医治疗，遂就诊于我院。刻下症：胃脘疼痛胀满，排气则舒，嗳气，反酸，口中泛酸，食后易反胃，纳可，大便日1～2次，成形，双目视物模糊，耳鸣。舌淡暗，苔薄腻微黄，脉左弦细右沉细。

【诊断】西医诊断：慢性萎缩性胃炎。中医诊断：胃痛；辨证：脾虚气滞，瘀阻成毒。

【治法】健脾疏肝，化瘀解毒。

【处方】太子参20g，茯苓20g，炒白术15g，厚朴花15g，豆蔻10g，煅瓦楞子15g，浙贝母20g，姜黄10g，醋莪术10g，石菖蒲12g，煅代赭石15g，黄连10g，法半夏12g，甘草6g，紫苏梗12g，藤梨根20g，半枝莲20g。14剂，水煎服，早晚分2次服。

二诊（2012年10月31日）　胃脘疼痛胀满减轻，排气则舒，仍有嗳气，反酸，口酸，纳后反胃，纳可，大便成形，日行1～2次，双目视物模糊，耳鸣。舌淡暗，苔薄腻微黄，脉左细弦右沉细。2012年10月19日病理示：胃窦小弯重度肠化，中度萎缩；胃窦大弯、胃角重度肠化，重度萎缩。

【处方】太子参20g，茯苓20g，炒白术15g，厚朴花15g，豆蔻10g，煅瓦楞子15g，浙贝母20g，姜黄10g，醋莪术10g，石菖蒲12g，煅代赭石15g，黄连10g，法半夏12g，甘草6g，紫苏梗12g，藤梨根20g，半枝莲20g，鸡内金15g。14剂，水煎服，早晚分2次服。

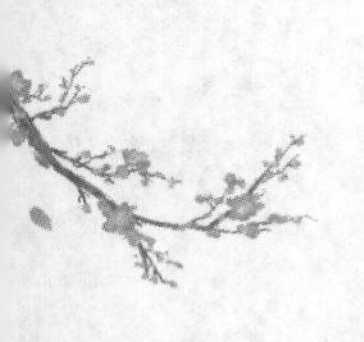

三诊（2012年11月21日） 服上方后胃胀满明显减轻，偶有胃脘嘈杂不适及隐痛，仍口酸、嗳气，耳鸣、双目视物模糊不减，眠可。舌淡暗，苔薄腻微黄，脉左细弦右沉细。

【处方】太子参20g，茯苓20g，炒白术15g，厚朴花15g，豆蔻10g，煅瓦楞子15g，浙贝母20g，钩藤15g，醋莪术10g，石菖蒲12g，菊花12g，黄连10g，法半夏12g，甘草6g，紫苏梗12g，藤梨根20g，半枝莲20g，鸡内金15g，枸杞子15g。14剂，水煎服，早晚分2次服。

患者每两周复诊一次，服药至2013年4月10日，胃脘隐痛及两胁下不适缓解，时有轻度胀满，仍有咽干，纳可，大便日行一次，偏干，下肢沉重，睡眠可，有轻度耳鸣，口酸。舌淡暗，苔薄腻微黄，脉弦细。复查胃镜示：慢性萎缩性胃炎，胃窦大弯侧隆起性质待定；病理检查示：胃窦小弯轻度肠化，胃角中度肠化。

【按语】本案患者有明确饮食不节病史。《素问·痹论》云："饮食自倍，肠胃乃伤。"加之素体脾胃虚弱，脾胃愈为虚损，胃失和降，后天气血化生不足，进而影响肝之阴血，出现肝风内动之候。同时脾虚胃弱，难以运化水湿、水谷，致湿困、食积之弊，日久郁而化热，形成气、血、食、湿、热塞积之候。本案在健脾祛瘀、通络解毒等基本治法的基础上酌加平肝息风、消食导滞、和胃降逆之品。患者伴见腑气不通，加重胃失和降，故行气通腑必不可少。经辨证施治半年有余，诸症缓解，腺体萎缩及肠上皮化生病变程度均明显减轻。

医案8 胃脘嘈杂案

金某，女，55岁。2012年10月11日初诊。

【主诉】胃脘嘈杂不适5年。

【病史】患者5年前生气后出现胃脘嘈杂不适，时有胀满烧心，无反酸，间断口服中药汤剂、中成药、西药抑酸剂等治疗，症状反复发作。2012年7月20日胃镜检查示：慢性萎缩性胃炎伴肠化，胃底隆起物性质待定，黏膜下肿物未明确。病理活检示：胃窦小弯重度萎缩，重度肠化，轻度异型增生；胃窦大弯重度萎缩，中度肠化；胃角中度肠化，轻度异型增生。现为求中医治疗，就诊于我院。刻下症：后半夜及凌晨胃脘部嘈杂，饮食不节时略疼痛，伴胀满，时有烧心，无泛酸，时呃逆，腹中畏寒，口渴喜饮，纳眠可，二便调。舌淡红，边有齿痕，苔薄黄，脉弦右涩。

【诊断】西医诊断：慢性萎缩性胃炎。中医诊断：嘈杂；辨证：肝郁脾虚，血络失和。

【治法】健运脾胃，疏肝和络。

【处方】太子参20g，茯苓20g，炒白术15g，木香10g，厚朴花12g，旋覆花12g，嫩精石15g，浙贝母20g，夏枯草15g，醋莪术10g，黄连10g，藤梨根20g，丹参15g，生蒲黄10g，醋五灵脂10g，醋鸡内金15g，甘草6g。14剂，水煎服，早晚分2次服。

二诊（2012年10月31日） 服上药21剂后，夜间及凌晨胃部嘈杂不适减轻，仍觉胀满，时有烧心，无泛酸，时呃逆，腹中畏寒，口渴喜饮，纳眠可，二便调。舌淡红，边有齿痕，苔薄黄，脉弦右涩。

【处方】太子参20g，茯苓20g，炒白术15g，木香10g，厚朴花12g，旋覆花12g，嫩精石15g，浙贝母20g，夏枯草15g，醋莪术10g，黄连10g，藤梨根20g，丹参15g，醋五灵脂10g，醋鸡内金15g，柴胡10g，竹茹12g，甘草6g。14剂，水煎服，早晚分2次服。

三诊（2012年11月14日） 服上药14剂后，胃脘偶有嘈杂不适，伴肠鸣，纳可，二便调，下腹部时有隐痛，睡眠可。舌尖有烧灼感，舌淡暗，苔薄白有裂纹，脉弦。

【处方】太子参20g，茯苓20g，炒白术15g，木香10g，厚朴花12g，浙贝母20g，夏枯草15g，醋莪术10g，黄连10g，藤梨根20g，丹参15g，醋鸡内金15g，醋香附12g，莲子心3g，甘草6g。14剂，水煎服，早晚分2次服。

2013年5月8日复诊，症状明显缓解。复查胃镜示：慢性萎缩性胃炎伴肠化，胃底体交界前壁隆起物性质待定，黏膜下肿物未明确。病理结果示：胃窦小弯轻度萎缩，轻度肠化，未见异型增生；胃角重度肠化，普通炎性增生。

【按语】嘈杂之症在慢性萎缩性胃炎及其癌前病变中十分常见，究其病机多为脾胃虚弱、气阴两虚、肝脾不调、胃络失和。脾胃运化不利，肝气乘之，气机上逆，血络失和，故治以健运脾胃、疏肝和络。日久气虚阴伤，出现胃阴不足之候，故常重用太子参滋养胃阴，改善症状。

医案9　温、清、通、补合法治疗慢性萎缩性胃炎胃痞案

赵某，女，35岁。2022年8月11日初诊。

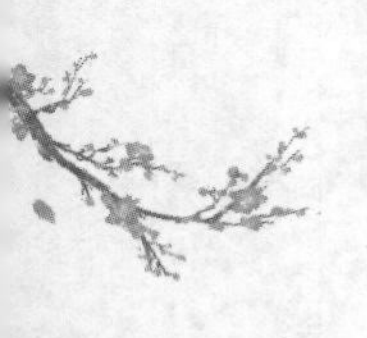

【主诉】胃脘胀满3年余。

【病史】患者餐后胃脘胀满不适，隐痛，胃寒，反酸烧心，嗳气，口干，晨起口苦，有痰，纳眠可，二便调，乏力，怕风，左小腿外侧自觉冒凉风，头沉，颈部不适。既往史：2型糖尿病。舌胖大暗红，苔白腻偏黄，舌下静脉暗紫，左脉弦细，右脉关尺弦细滑。

【诊断】西医诊断：慢性萎缩性胃炎。中医诊断：胃痞；辨证：肝脾不和，脾胃虚弱，运化不行，痰浊内滞。

【处方】太子参20g，茯苓15g，麸炒白术15g，醋莪术10g，藤梨根15g，浙贝母20g，姜半夏10g，陈皮12g，桂枝10g，干姜6g，旋覆花12g（包煎），黄连片10g，麦冬15g，白花蛇舌草15g，甘草片6g。

二诊（2022年9月1日） 胃脘胀满缓解，隐痛消失，反酸烧心偶作，口苦，口干不明显。有痰，色白质稀，易咳出。双下肢怕风，肩背酸胀，眠差，早醒，晨起头昏沉。舌暗红，苔白厚腻，左脉弦细，右脉弦缓沉无力。

【治法】健脾化痰湿，和胃通络安神。

【处方】麸炒苍术15g，姜厚朴15g，法半夏12g，陈皮12g，太子参20g，醋莪术10g，茯苓15g，白术15g，藤梨根15g，白花蛇舌草15g，黄连片10g，浙贝母20g，珍珠母30g，荷叶12g，甘草片6g。

三诊（2022年10月13日） 患者服药后胃胀胃痛消失，偶口酸口苦，下肢凉减轻，痰少，胃寒，纳可，早醒，尿频急，夜尿1~2次，大便调，肠鸣。舌暗红，苔白腻微黄，脉沉弦细尺弱。

【治法】健脾益肾化痰，加强气化。

【处方】太子参20g，茯苓15g，麸炒白术20g，浙贝母20g，藤梨根15g，盐益智仁15g，姜半夏12g，干姜6g，桂枝10g，木香10g，黄连片10g，白花蛇舌草15g，陈皮12g，甘草片6g。

【按语】胃痞为临床常见之证，虽有气滞、热郁、湿阻、寒凝、中虚等多端，或夹痰、夹食，但其基本病机总属胃气壅滞。从病理性质看，邪实可滞，正虚亦能为滞，治疗当以通降为基本原则，通则胃气和降，不致滞而为痞为胀为满。至于调气通降之法，临证之际须细细分之，临床常见寒热虚实并见者，宜以温、清、通、补合法，但应分清主次。本案患者有慢性萎缩性胃炎病史，胃脘胀满3年余，脉症合参，证属肝脾不和，脾胃虚弱，运化不行，痰浊内滞。治宜健脾调肝，降逆化痰，清热和胃。方以姚教授经验方健脾通络解毒方加减。太子参、麦冬、白术、茯苓益气健脾；莪术活血祛瘀通络；半夏、浙贝母、陈皮理气化痰消积；藤梨根、黄连、白花蛇舌草清热解毒；桂枝、干姜温中助阳；甘草调和诸药。二诊寒象已减，湿浊壅滞更显，治宜健脾化痰湿，和胃通络安神，上方去桂枝、干姜，加平胃散、荷叶燥湿运脾，行气和胃；加珍珠母平肝潜阳安神。三诊主症已解，拟健脾益肾化痰，加强气化。二诊方去平胃散、荷叶、珍珠母，加桂枝温通经脉；干姜温肺化饮；益智仁温脾暖肾，缩尿固精。

慢性非萎缩性胃炎

医案1　慢性胃炎合并胃食管反流案

刘某，女，63岁。2020年9月19日初诊。

【主诉】间断反酸烧心10年余，加重3个月。

【病史】患者10年前无明显诱因出现反酸烧心，无恶心呕吐，无胃脘部胀痛，未予重视及治疗，后反酸烧心间断出现。6年前于当地某医院行胃镜检查示：慢性非萎缩性胃炎，Hp（+）。当地医院予四联抗Hp治疗（具体不详），复查Hp（+），后反酸烧心症状间断发生，未予治疗。3个月前烧心反酸症状加重，再次于当地医院复查电子胃镜示：慢性非萎缩性胃炎伴糜烂，十二指肠球炎，Hp（+）。复行四联抗Hp治疗，^{14}C呼气试验示：Hp（+）。刻下症：胃脘嘈杂不舒，反酸烧心，口腔异味重，无胃胀胃痛，无恶心呕吐，乏力，消瘦，小便色黄，大便2～3日1行，质干，食纳一般，夜寐安。舌暗，苔白腻微黄，右关脉弦，左寸脉弦，左尺脉沉弱。

【诊断】西医诊断：慢性非萎缩性胃炎，胃食管反流病。中医诊断：嘈杂；辨证：脾失健运，湿热蕴结。

【治法】健脾和胃，清热利湿。

【处方】四君子汤合半夏泻心汤加减。

党参15g，茯苓15g，生白术20g，黄芩15g，黄连10g，法半夏12g，豆蔻（后下）10g，炒谷芽15g，炒麦芽15g，炒建曲15g，醋莪术10g，陈皮12g，麸

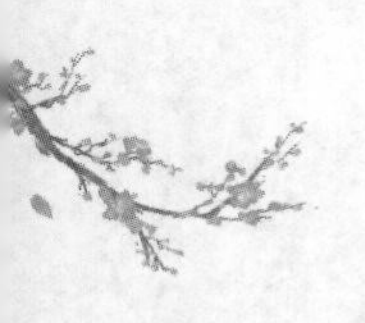

炒枳实15g，瓜蒌30g，浙贝母20g，甘草6g。14剂，水煎服，早晚分服。

二诊 服药后反酸烧心症状较前明显改善，食质硬食物或油腻肉食物后易反复，口腔异味较前改善，大便二日一行，便质软，纳眠可。舌暗，苔黄腻，脉弦细滑。

【处方】上方加煅瓦楞子15g，白术加至30g。14剂，水煎服，早晚分服。告知患者停药1月后复查^{14}C呼气试验。

三诊（2020年11月26日） 患者已停药1月余，无明显不适，复查^{14}C呼气试验示：Hp（–）。嘱患者注意饮食，勿食生冷坚硬；使用公筷，或分餐制就餐；避免负面情绪。

【按语】本案病程长，反复应用四联疗法抗菌治疗伤及中焦，脾胃虚弱则无力抵御外界邪气，故见Hp反复阳性；脾胃主司纳运，乃后天之本、水谷之海，气血生化乏源，故见乏力消瘦；湿热蕴结中焦，气机升降不畅，故反酸烧心，口腔异味重。结合病史、临床症状、舌脉及相关辅助检查，考虑患者以脾虚不运为本，湿热内蕴为标，故用四君子汤合半夏泻心汤加减，健脾和胃，苦辛合用，调节气机。党参甘温，益气健脾，可防湿热伤中；茯苓甘淡，健脾渗湿；白术苦温，健脾祛湿，益气助运；半夏降逆散结，开泄气机，黄连、黄芩清泄湿热，三药相合，辛开苦降，开泄气分湿热；豆蔻醒脾化湿，畅利中焦气机；炒谷芽、炒麦芽、炒建曲养胃气，益胃阴，消食化积。患者病程较长，郁热日久灼伤胃络，血瘀停滞，故用莪术破气行血，配伍健脾药，使补而不滞；陈皮、枳实理气和胃；瓜蒌润肠通便；浙贝母、煅瓦楞子抑酸和胃；甘草缓急止痛，调和诸药。诸药合用，在健运中焦、补中防变的同时辛开苦降，清泄湿热，行气畅中。

医案2 慢性胃炎伴糜烂案

张某，男，45岁。2018年6月12日初诊。

【主诉】间断性嗳气3年，加重1年。

【病史】患者3年前出现间断性嗳气症状，食后加重，未予重视。近1年来，自感嗳气加重，遂来我院就诊。胃镜检查示：慢性浅表性胃炎伴糜烂，Hp（+）。腹部超声检查示：左肾囊肿。刻下症：嗳气，呃逆，晨起自觉烧心，早餐后可略缓解。乏力、口干，手足自觉凉感。鼻周经常红肿，肛周瘙痒，食欲可，睡眠差，多梦。大便成形，每日1～2次，色黄，质黏，小便色黄。舌胖暗红，苔薄黄腻，左脉弦沉细，右脉弦滑沉。

【诊断】西医诊断：慢性非萎缩性胃炎。中医诊断：胃痞；辨证：脾胃亏虚，运化不利，湿热内滞。

【治法】健脾助运，清利湿热。

【处方】太子参10g，炒白术15g，茯苓20g，半夏9g，厚朴12g，黄连10g，豆蔻15g，莪术12g，甘草12g，瓦楞子15g，代赭石20g，浙贝母12g，龙骨20g。7剂，每日1剂，水煎取汁，分早晚2次温服。

嘱患者清淡饮食，减少外出就餐，实行分餐制，避免家庭内部成员之间传染。

二诊（2018年6月19日） 自诉服上方后嗳气较前缓解，晨起已无烧心症状。自觉体力渐增，手足渐温，余如前述。

【处方】太子参10g，炒白术15g，茯苓20g，半夏9g，黄连9g，豆蔻15g，莪术10g，甘草12g，鸡内金15g，浙贝母15g，沙参10g。

加减治疗3个月后，自诉消化道症状已基本消失。睡眠质量较前略好转，肛周瘙痒症状已消失。鼻周红肿较前大为减轻。

【按语】本例患者病程较长，湿热邪气长期内蕴于中焦脾胃，导致脾胃亏虚，运化无力，升降失常，更加重湿热邪气的产生，因而姚乃礼教授以四君子汤为基础方补益脾胃。湿热邪气不清，则脾胃不复，以半夏、黄连、厚朴辛开苦降，使湿热邪气排出体外。患者虽为浅表性胃炎，非胃癌前病变，但考虑到病程较久，久病多瘀的致病特点，以莪术一味活血祛瘀，未病防变。瓦楞子、浙贝母与代赭石起到抑酸、保护胃黏膜、降逆之效，用在此例，较为合拍。二诊药证相符，效不更方，仅略加改动而收功。

医案3　幽门螺杆菌相关性胃炎案

陈某，男，37岁。2020年11月5日初诊。

【主诉】胃脘不适12年余，加重半月。

【病史】患者12年前出现胃脘不适，于当地医院诊断为慢性非萎缩性胃炎，Hp（+），进行2次抗HP治疗，后未规律复查。自诉2019年8月—2020年6月期间因工作长期久坐，体重下降8kg。半月余前于劳累后出现低热，腹泻，对症治疗后好转。刻下症：嗳气，饱餐后出现恶心呕吐，头晕，脐两侧偶疼痛，纳眠可，大便日一行，成形，乏力，易急躁。舌暗红，苔根部厚腻微黄，

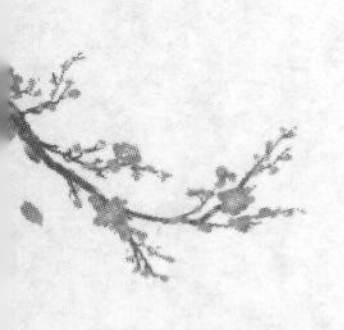

脉右关弦尺弱，左寸弦关尺弱。

【诊断】西医诊断：慢性非萎缩性胃炎。中医诊断：胃痞；辨证：脾胃虚弱，运化不行，气血失和，肝木乘之。

【治法】健脾和胃，化湿清肝。

【处方】柴胡12g，黄芩15g，党参20g，法半夏10g，醋莪术10g，炒谷芽15g，炒麦芽15g，旋覆花12g，酒黄精15g，焦栀子10g，竹茹12g，白芍20g，炙甘草6g，醋鸡内金15g，生龙骨30g，煅牡蛎30g。28剂，每日1剂，早晚2次温服。

二诊（2020年12月10日） 双胁隐痛好转，频率减少，2天前受凉后出现肚脐上疼痛，持续10分钟，自行缓解，腰痛，骶尾部明显，纳眠可，大便每日2～3次，不成形。舌淡红，苔白薄腻，左脉弦细缓，右脉弦缓。辨为脾肾两虚，督脉受寒，肝失条达。

【治法】调和肝脾，补益肾督。

【处方】当归15g，赤芍12g，白芍12g，川芎10g，肉桂10g，续断15g，牛膝15g，鹿衔草12g，盐小茴香12g，枸杞子15g，乌药12g，生地黄30g，炙甘草6g，麸炒白术15g，煅牡蛎30g（先煎）。14剂，每日1剂，分早晚2次温服。

三诊（2020年12月24日） 双胁隐痛好转。3天前饮食不慎受寒后出现腹泻，日行二三次，呈糊状，便前腹痛，便后缓解，平素喜热饮，晨起腰痛，劳后尤甚，纳眠可。舌淡暗，苔薄腻，脉弦细缓。

【处方】生地黄30g，当归15g，白芍15g，续断15g，广寄生30g，木香10g，黄连6g，鹿衔草12g，党参15g，茯苓15g，麸炒白术15g，醋莪术10g，法半夏10g，陈皮12g，炙甘草6g。14剂，每日1剂，早晚2次温服。

【按语】Hp相关性胃炎患者往往以胃脘胀满为主诉而求诊。针对此类患者，只要没有明显的湿热之象，姚乃礼教授均以补益脾胃为基本治疗大法，稍佐木香或豆蔻等行气之品，使补而不滞，避免“呆补”的弊端。《素问·阴阳应象大论》曰：“清气在下，则生飧泄。浊气在上，则生䐜胀。”胃脘胀满无不由脾胃升降失常导致，故姚乃礼教授喜用半夏辛开，以使脾胃升降之机复常，则胀满之症可愈。

医案4　健脾助运、清化湿热治疗慢性胃炎案

刘某，男，49岁。2020年11月12日初诊。

【主诉】胃脘痞闷伴食后消化不良2年。

【病史】患者2年前无明显诱因出现胃脘痞闷，伴有消化不良，未予重视，后症状加重，于当地医院行中药治疗，用药后症状缓解不明显。2019年12月7日肠镜检查示：直肠炎；2019年1月10日胃镜示：慢性非萎缩性胃炎；呼气试验：阳性。刻下症：饭后胃脘痞闷，伴反酸烧心，乏力，纳可，食少，身冷畏寒，眠差，小便可，大便2~3日一行，质干，费力，纳多后大便不成形，完谷不化，口中甜腻，2年内体重下降20kg。舌暗淡红体胖，有齿痕，苔腻微黄，脉弦细弱，左寸关细弱尺沉滑。

【诊断】西医诊断：慢性非萎缩性胃炎。中医诊断：胃痞；辨证：脾虚失运，湿热内蕴。

【治法】健脾助运，清化湿热。

【处方】太子参30g，茯苓20g，生白术40g，麸炒枳实15g，瓜蒌30g，黄连10g，法半夏10g，肉桂6g，葛根15g，焦槟榔10g，木香10g，炒莱菔子15g，当归15g，黄芩15g，炙甘草6g。28剂，每日1剂，早晚2次温服。

二诊（2020年12月10日）　服药后大便成形，日一行，质软，肛门下坠感略好转，食欲略好转，乏力减，反酸、烧心好转。眠差易醒，醒后难以入睡，身冷怕冷，饮食较前稍增加，舌胖大淡暗，有齿痕，苔根黄腻，脉左沉弦，右弦细。

【治法】健脾和胃，兼安心神。

【处方】太子参20g，茯苓15g，生白术30g，葛根12g，黄连6g，麸炒枳实15g，焦槟榔12g，酒黄精15g，黄芩12g，夜合花15g，桂枝10g，醋鸡内金15g，法半夏10g，陈皮12g，甘草6g，建曲15g，炙甘草6g。14剂，每日1剂，早晚2次温服。

服药结束后，患者自觉胃脘痞闷症状、乏力减轻，食欲明显好转，自行停药。

【按语】姚乃礼教授在治疗本病时常以四君子汤合半夏泻心汤加减为基础方，健运中焦，清化湿热。方用太子参、茯苓、白术、黄芩、黄连、法半夏、甘草。主方简约，力求其平，正如《温病条辨》所云："治中焦如衡，非平不

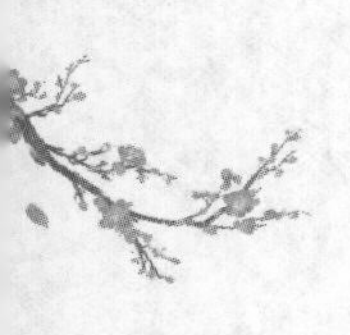

安。”姚乃礼教授指出，Hp相关性胃炎以湿热蕴结证为首发证型，治则多用辛开苦降，辛则疏利气机，苦则燥湿收敛，二者相辅相成，缺一不可。如若仅用芳香温燥之品宣展气机，湿虽化而热不除，可致燥热变生，灼伤胃津，徒生脾胃阴虚之变证；如若独进苦寒之品，致冰伏气机，热虽解，湿仍留。

医案5　健脾调肝，理气生津治疗慢性胃炎案

韩某，男，56岁。2020年11月19日初诊。

【主诉】胃胀1年余。

【病史】患者1年前无明显诱因出现胃胀，饭后有明显阻塞感，饮食不易消化，偶有胃脘疼痛，未规范治疗。2020年3月25日胃镜检查示：慢性非萎缩性胃炎伴糜烂，贲门病变性质待定；病理检查示：贲门慢性炎，糜烂。肠镜未见明显异常。刻下症：胃胀，无口干口苦，偶有反酸烧心，纳可，大便量少，排便顺畅，日一行，眠可，平素口唇部干燥，午饭及胃胀时口唇干燥思水，近1年体重减轻15kg，下肢酸软。舌暗红，苔中根白腻，脉左尺弦滑关沉细。

【诊断】西医诊断：慢性非萎缩性胃炎。中医诊断：胃痞；辨证：脾虚运化不行，升降失司，气机逆乱，脾虚气化不行，不能化生津液。

【治法】健脾调肝，理气生津，加强气化。

【处方】太子参20g，北沙参15g，茯苓20g，麸炒白术15g，法半夏12g，陈皮12g，旋覆花12g（包煎），煅代赭石20g，醋鸡内金15g，生谷芽15g，生麦芽15g，麦冬12g，生黄芪12g，桂枝6g，甘草6g。28剂，每日1剂，早晚2次温服。

二诊（2020年12月31日）　服药后胃胀缓解，唇干，午饭后明显，仍有饭后饱腹感，多食时明显，有堵塞感，近40天体重下降7.5kg。纳眠可，大便调，夜尿2～3次。舌淡红，苔微黄，右脉沉弦细弱，左脉沉弦细。辨为脾运不利，气化失职，浊邪内滞。

【治法】健脾和胃，疏肝理气，化浊生津。

【处方】太子参20g，茯苓20g，生白术15g，生黄芪12g，法半夏12g，陈皮12g，旋覆花12g（包煎），麸炒苍术10g，醋鸡内金15g，生谷芽15g，生麦芽15g，麦冬12g，葛根10g，豆蔻10g，厚朴花15g，酒黄精15g，黄连6g，桂枝6g，甘草6g。21剂，每日1剂，早晚2次温服。

三诊（2021年1月21日） 胃胀不明显，脉左沉细，右细弦，舌暗苔少。

【处方】太子参20g，茯苓20g，生白术15g，厚朴花15g，法半夏12g，陈皮12g，旋覆花12g（包煎），黄连6g，醋鸡内金15g，生谷芽15g，生麦芽15g，麦冬12g，酒黄精15g，牡丹皮12g，北沙参15g，甘草6g。21剂，每日1剂，早晚2次温服。

服药结束后，患者自觉胃胀明显减轻。

【按语】姚乃礼教授在治疗慢性非萎缩性胃炎时常选用花类药组方。花类药多有通调气机之效，且芳香化湿，可助脾健运，常用合欢花、厚朴花、佛手花、旋覆花等。在本医案中，选用厚朴花，平肝理气，开郁和胃，在宽中行气的同时芳香化湿，肝胃同治；选用旋覆花与代赭石、法半夏等同用，平肝降气。此外，姚乃礼教授常用合欢花理气解郁，治疗Hp相关胃病伴有睡眠障碍，证属肝脾不和，伤及心神者。

医案6 肝胃同调治疗慢性非萎缩性胃炎胃痞案

徐某，男，31岁。2023年7月20日初诊。

【主诉】胃脘痞满5年。

【病史】患者5年前暴饮暴食后出现胃脘痞满，时隐痛，于我院脾胃科口服中药治疗好转，后症状反复发作。刻下症：胃脘痞满，食后加重，时反酸烧心，无恶心呕吐。口干，心烦，头晕，急躁易怒，手心多汗，疲乏，右膝怕凉恶风。纳可，大便日一行，质黏，小便黄，多梦。舌淡暗胖大，苔剥脱。脉左弦滑，右弦滑，尺弱。

【诊断】西医诊断：慢性浅表性胃炎。中医诊断：胃痞；辨证：肝郁脾虚，湿热内蕴，肝胃不和。

【处方】太子参20g，茯苓15g，麸炒苍术12g，瓜蒌皮15g，法半夏10g，黄连片6g，黄芩片15g，百合30g，乌药12g，龙骨30g（先煎），牡蛎30g（先煎），荷叶15g，麸炒枳实15g，木香12g，甘草片6g。

二诊（2023年10月12日） 服药后胃胀烧心反酸好转，心烦头晕，急躁易怒，疲乏无力，手心多汗，口干，阴囊潮湿，食欲可，眠差易醒，晨起头蒙，大便干，日一次，矢气频，咽部异物感。舌淡胖白腻，剥脱，脉左寸关弦滑，右弦细滑。

【处方】太子参30g，茯苓20g，白术15g，豆蔻12g，北柴胡12g，黄芩片

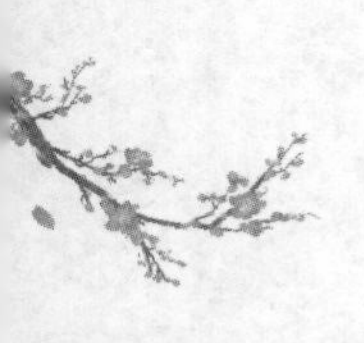

12g，浙贝母20g，石菖蒲15g，连翘15g，黄连片6g，法半夏10g，龙骨30g，当归15g，甘草片6g。

三诊（2023年12月14日） 服药后无明显胃胀烧心感，无头晕，精神好转，情绪好转，偶腹胀，时手足汗出，手心热，口干喜饮，咽部不适，略痒，大便日一次，有不尽感。梦多，晨起头蒙。脉弦细，舌淡暗，齿痕明显，舌前部白腻，中根剥脱无苔。

【处方】太子参20g，北沙参15g，麦冬15g，厚朴花15g，北柴胡12g，黄芩片12g，黄连片6g，木香10g，石菖蒲15g，龙骨30g（先煎），牡蛎30g（先煎），桔梗12g，甘草片6g，郁金12g，白芍15g。

【按语】本案患者胃脘痞满5年余，脉症合参，证属脾胃虚弱，肝气乘之，湿浊内生，火郁化热，寒热错杂，致升降失常，胃气上逆，肝胃不和。治宜健脾和胃，清肝化痰。拟方药量不多，但包含四君子汤、小陷胸汤、半夏泻心汤、香连丸、百合乌药汤五方。方以四君子健脾益气；小陷胸清热化痰，开痞散结；半夏泻心辛开苦降，散结消痞；香连清热化湿，行气止痛；百合乌药清心安神，和胃化痰。又以龙骨、牡蛎镇静安神；荷叶利湿，升发清阳。二诊主症已解，仍有肝郁之征，故加柴胡配黄芩、半夏，取小柴胡之义，加豆蔻、菖蒲化湿，浙贝母清热化痰散结，疏利肺气，有“佐金平木”之意；连翘清热解毒，当归养血活血；去瓜蒌防苦寒伤胃。三诊加沙参、麦冬养阴生津，厚朴花、木香行气消胀，牡蛎镇静安神，桔梗利咽，郁金、白芍行气柔肝解郁。

本案以“胃痞”论治，谨守病机，各司其属，理法方药环环相扣。健脾化湿、泻火降逆、疏肝解郁、和胃降逆、养阴生津诸药配伍得当，补而轻清不滞气，通而不伤阴。

胃食管反流

医案1 疏肝和胃法治疗反流性食管炎案

李某，男性，51岁。2016年3月24日初诊。

【主诉】嗳气反酸2年，加重2个月。

【病史】患者两年前饮酒后出现嗳气、反酸。胃镜检查示：反流性食管炎；慢性浅表性胃炎，Hp（–）；病理检查示：胃窦轻度肠化，食管鳞–柱状上皮黏膜慢性炎，鳞状上皮单纯性增生。于当地医院药物治疗后好转。2个月前饮酒后再次出现嗳气，反酸，口服泮托拉唑、莫沙必利、铝镁加混悬液等药物，症状缓解。现为求中医治疗就诊于我院。刻下症：嗳气，偶有反酸，烧心，反流至咽喉部，胸背部钝痛，晨起痰中见血丝，纳可，睡眠稍差，大便成形，日行1～3次。舌淡暗，苔略白腻，微黄，脉左弦滑，右沉细滑。

【诊断】西医诊断：反流性食管炎，慢性浅表性胃炎。中医诊断：食管瘅；辨证：脾胃不和，肝失条达，痰热互结。

【治法】疏肝和胃，健脾助运，清热化痰。

【处方】太子参20g，丹参20g，北沙参15g，茯苓20g，浙贝母20g，郁金12g，瓜蒌皮15g，黄连10g，法半夏12g，紫苏梗12g，厚朴花12g，金钱草30g，莪术10g，木蝴蝶6g，炙甘草6g。14剂，水煎服，每日1剂，分2次服。

嘱咐患者养成良好的生活习惯，忌饮酒。

二诊 痰中带血情况基本消失，反酸、烧心好转，嗳气，咽中异物感餐后明显，纳眠可，二便调。舌淡暗，苔薄黄腻，左脉弦滑，右弦细而滑。

【处方】上方去金钱草，太子参加至30g，瓜蒌皮加至20g，又加桔梗12g、代赭石20g（先煎）、合欢花15g。21剂。

偶有嗳气，反酸、烧心基本消失，余无不适。

【按语】本案患者曾因饮酒伤及脾胃，致脾胃功能受损。此次饮酒再次伤脾，致使脾虚失运，生湿生痰。加之酒乃湿热之品，痰热之邪滞留胃脘难以速去，影响脾胃气机升降，脾气不升，胃气不降，故症见嗳气、反酸、烧心、反流。观患者左脉弦滑，可知其情志不舒，肝失调达，日久肝木化火，木火刑金，灼伤肺阴，故见胸背钝痛、痰中带血。姚教授在健脾助运以治本的基础上，以启陷汤加清利湿热之金钱草、利咽润肺兼疏肝和胃之木蝴蝶，达到标本同治的效果。患者坚持服中药治疗1月余，诸症基本消失，余无不适。

医案2 疏肝化痰法治疗反流性食管炎案

张某，女，35岁。2018年4月19日初诊。

【主诉】呃逆半年余，脐周疼痛1周。

【病史】患者半年前因悲伤、情绪急躁，出现呃逆，无胃痛、胃胀，1周前出现肚脐周围疼痛，触之满硬。乙型肝炎病史10年。刻下症：呃逆、反酸，

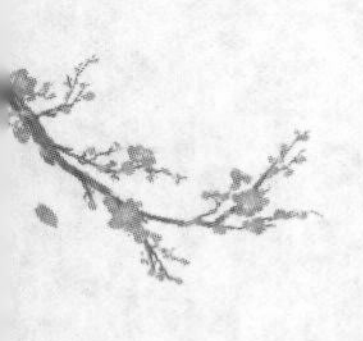

肚脐周围疼痛，咽喉烧灼感，口干、口苦、口黏，咽喉阻塞感，乏力，纳少，眠差，多梦，小便调，大便2～3日一行，便质干，呈羊粪状。舌瘦质暗，苔黄腻，脉左沉细，右细弦。

【诊断】西医诊断：胃食管反流病。中医诊断：呃逆；辨证：肝郁气滞，湿热交阻。

【治法】疏肝理气，清热化痰。

【处方】柴胡12g，枳实15g，赤芍12g，白芍12g，旋覆花12g（包煎），香附12g，木香10g，川芎10g，浙贝母20g，瓜蒌30g，黄连10g，法半夏12g，杏仁12g，生龙骨30g（先煎），生牡蛎30g（先煎），鸡内金15g，甘草6g。14剂，水煎服，每日1剂，分2次服。

嘱咐患者养成良好的生活习惯，忌饮酒。

二诊 咽喉烧灼感缓解，仍呃逆，反酸，胃胀，乏力，气短，小便调，大便不畅。舌淡暗，苔薄黄腻，左脉细弦，右脉弦滑数。辨为肝胃不和，痰气交阻。

【治法】理气和胃，降气化痰。

【处方】前方去柴胡、枳实、赤芍、白芍、香附、木香、川芎等疏肝理气药物，加用黄芩12g、煅代赭石20g、莪术10g、苏子10g、焦槟榔10g、郁金12g、莱菔子15g。14剂，煎服法同前。

【按语】本案患者主因情绪原因出现呃逆、反酸症状，情志不畅，肝气郁滞。肝在五行属木，木克土，胃土受损，胃气不降反升，发为呃逆、反酸。气机郁滞，不通则痛，故见肚脐周围疼痛；气郁化火，火邪上犯，故见咽喉烧灼感，口干、口苦；气滞无以运化水湿，兼有火邪炼液为痰，故见口黏。初诊用药以疏肝理气、清热化痰为主；复诊患者咽喉烧灼感减轻，减少理气药物用量，而加用化痰活血药物，根据病情变化调整用药。

医案3　清热化痰法治疗反流性食管炎案

张某，女，56岁。2021年1月14日初诊。

【主诉】反酸烧心半年余。

【病史】患者半年前无明显诱因出现反酸烧心，半月前外院就诊，查胃镜示：DU（S1），球后腔狭窄，CSG；病理检查示：胃窦轻度慢性炎，黏膜肌增生，HP（–）。口服泮托拉唑、莫沙必利治疗，反酸、烧心稍有好转。既往史：

乙型肝炎。目前服用恩替卡韦。刻下症：反酸、烧心，无胃痛，偶胃胀，咽喉异物感，口干、口苦，无嗳气，遇事紧张，大便干，日一行，排便畅，夜尿3～4次，眠欠佳，多梦，心悸。舌淡暗，苔黄腻，齿痕明显，脉弦细。

【诊断】西医诊断：胃食管反流病，十二指肠溃疡，慢性胃炎。中医诊断：食管痹；辨证：痰热互结，脾虚血瘀。

【治法】清热化痰，健脾活血。

【处方】太子参20g，茯苓15g，生白术15g，丹参15g，醋莪术10g，当归15g，赤芍12g，白芍12g，黄连6g，黄芩12g，生龙骨30g（先煎），法半夏10g，浙贝母20g，生黄芪15g，炙甘草6g，三七粉3g（冲服）。14剂，水煎服，每日1剂，分2次服。

嘱患者养成良好的生活习惯，忌饮酒。

二诊 诸症减，大便畅。刻下见乏力甚，下肢无力，咽部异物感，口干口苦，夜尿频。大便正常，偶反酸烧心，眠欠佳，梦多，偶腰酸、耳鸣。舌淡暗，苔黄腻，齿痕明显，脉弦细。

【处方】党参15g，茯苓20g，苍术12g，白术15g，豆蔻10g，陈皮12g，半夏10g，黄连6g，柴胡12g，黄芩12g，续断15g，夜合欢20g，生龙骨30g（先煎），生牡蛎30g（先煎），郁金12g。14剂，水煎服，每日1剂，分2次服。

嘱患者养成良好的生活习惯，忌饮酒。

【按语】本案患者脾胃虚弱，致脾不升清，胃不降浊，出现反酸、烧心；脾虚无力运化水液而生痰湿，阻于中焦，故见胃胀；痰湿日久化热，邪入血络，影响心神，故见紧张、眠差。治当健脾和胃，调肝化热安神，兼通血络。复诊患者诸症减轻，但仍脾运不行，湿浊内停，累及肝肾，故少用活血通络药物，以健脾补肾为主，以补本虚。

医案4 调和肝脾兼以宁心安神法治疗吐酸案

席某，男，58岁。2022年3月10日初诊。

【主诉】间断反酸烧心2年余。

【病史】患者2年前出现餐后反酸烧心，于某院行胃镜检查，诊断为慢性浅表性胃炎。病理检查示：慢性萎缩性胃炎伴肠化，轻度异型增生。24小时动态pH抗阻监测示：胃食管反流。予雷贝拉唑、莫沙必利治疗后症状反复。既往史：高血压，服倍他乐克；焦虑状态，服黛力新。家族史：其母患结肠

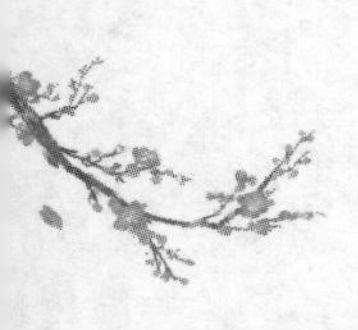

癌。腹部CT示：肝右叶钙化灶，肝脏小囊肿。刻下症：餐后反酸烧心，嗳气，口苦，偶胃脘隐痛，右胁发热，耳鸣，食欲一般，咽部不适，无痰，大便日一行，质黏，夜尿2～3次，眠浅易醒。舌紫暗苔白腻，左脉弦细滑尺弱，右弦滑。

【诊断】西医诊断：胃食管反流，慢性萎缩性胃炎。中医诊断：反酸；辨证：脾运不利，肝失柔达，伤及胃络而致升降失常，影响心神。

【治法】健脾助运，调肝安神。

【处方】太子参20g，茯苓20g，炒白术15g，莪术10g，法半夏12g，黄连6g，黄芩15g，旋覆花12g，炒苍术12g，浙贝母20g（先煎），藤梨根15g，豆蔻12g，龙骨30g，煅牡蛎30g，石菖蒲12g，炙甘草6g。

二诊（2022年4月7日） 烧心消失，反酸减轻后反复，剑突下胀痛，口苦减轻，胃脘隐痛缓解，右胁不适，耳鸣，纳呆，睡眠一般，服用奥沙西泮辅助，咽中不适感减轻，二便调。舌淡红紫暗，苔白腻，前部剥脱，脉弦细滑。

【处方】太子参30g，茯苓20g，炒白术15g，莪术12g，浙贝母20g，柴胡12g，白芍15g，黄芩12g，藤梨根15g，黄芪15g，黄连10g，石菖蒲15g，豆蔻12g，龙骨30g，牡蛎30g，炙甘草6g。

三诊（2022年4月21日） 反酸减少，右胁不适减轻，停药后无明显诱因剑突下隐痛，胸骨后无不适，口中酸水，嗳气不畅，咽部不适，耳鸣，纳可，大便略干，每日1次，小便黄，眠一般，继续服用奥沙西泮。舌暗，苔前少，中细裂纹，后薄白微腻，左脉弦细滑，右脉沉细。

【处方】太子参30g，茯苓20g，麸炒白术15g，莪术12g，法半夏10g，黄连片6g，黄芩片12g，旋覆花12g，藤梨根15g，龙骨30g，煅牡蛎30g，石菖蒲15g，北柴胡12g，黄芪20g，煅磁石30g，川芎10g，甘草片6g。

四诊（2022年5月17日） 反酸明显，胃脘胀满，胸部隐痛，咽部异物感，舌淡暗红，苔白腻，脉沉细右兼缓。

【处方】党参片20g，茯苓15g，白术20g，瓜蒌皮15g，法半夏12g，黄连片10g，藤梨根15g，桔梗12g，枳壳12g，莪术10g，北柴胡12g，旋覆花12g，黄芩片15g，合欢花15g，甘草片6g。

五诊（2022年6月23日） 反酸，胃脘胀满，胸部隐痛，咽部异物感，偶有口苦，易醒，二便调，舌暗淡，苔中根黄白腻薄，脉沉细而缓弱。辨为脾运不利，治以加强健脾解毒之力。

【处方】太子参30g，茯苓20g，麸炒白术15g，枳实15g，豆蔻12g，黄连片10g，木香10g，莪术10g，瓜蒌皮15g，浙贝母20g，黄芩片12g，百合30g，乌药15g，藤梨根20g，炙甘草6g。

六诊（2022年8月4日） 反酸、胃胀减轻，嗳气时作，口苦，咽中异物感，无痰，睡眠一般。舌淡，舌根苔黄腻，伴裂纹，脉沉细滑。辨为脾胃气阴两虚，痰浊内停。

【治法】健脾化痰利咽，兼养气阴。

【处方】太子参30g，茯苓20g，白术15g，浙贝母20g，法半夏10g，厚朴花15g，紫苏梗12g，藤梨根15g，丹参15g，瓜蒌皮12g，旋覆花12g，黄连片6g，莪术10g，枳实15g，百合30g，甘草片6g。

七诊（2022年9月8日） 反酸、胃胀、嗳气消失，咽中堵塞感减轻，进食不慎后胃脘略隐痛，早醒，情绪好转。舌淡暗，中裂纹，苔黄滑，脉左弦细滑，右沉细弦滑。

【处方】太子参30g，茯苓20g，白术15g，浙贝母30g，法半夏10g，姜厚朴15g，紫苏梗15g，藤梨根15g，丹参15g，瓜蒌皮12g，旋覆花12g，黄连片6g，莪术10g，甘草片6g，合欢花15g，白花蛇舌草15g。

【按语】反酸一症，昔者河间主热，东垣主寒，虽一言其因，一言其化，但仍责之于寒则阳气不舒，气不舒则郁而为热，热则为酸，所以酸者尽是木气郁甚，熏蒸湿土而成。由此可知，其病因正由胃失通降，胆随胃降的功能失权，遂出现胆汁反流。本案患者罹患胃食管反流、慢性萎缩性胃炎，间断反酸烧心2年余，脉症合参，证属脾运不利，肝失柔达，伤及胃络而致升降失常，影响心神。治宜健脾助运，调肝安神。方以健脾通络解毒方加减，太子参、苍术、白术、茯苓益气健脾；莪术活血祛瘀通络；法半夏、浙贝母化痰消积；藤梨根、黄连、黄芩清热解毒；豆蔻、菖蒲化湿行气和胃；旋覆花降逆和胃；龙骨、牡蛎镇静安神，镇逆和胃；甘草调和诸药；又有半夏泻心汤开痞辛开苦降，调整气机升降。二诊烧心消失，反酸减轻后反复，前方加柴胡、白芍，宗小柴胡意宣畅枢机，疏肝解郁；黄芪健脾益气。三诊服药时反酸减少，右胁不适减轻，上方加旋覆花降逆和胃；磁石平肝潜阳，安神镇静；川芎活血行气。四诊初起反酸明显，胃脘胀满，胸部隐痛，咽部异物感，后有改善，加小陷胸

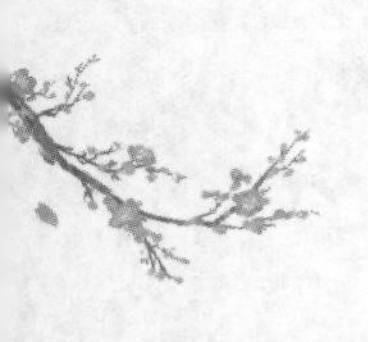

苦辛通降，行滞开结止痛；桔梗利咽；合欢花舒郁理气安神；去龙骨、牡蛎、磁石、菖蒲。五诊症状反复，前方改党参为太子参并加大剂量，藤梨根加大剂量，加百合汤（百合、乌药）养阴清心安神，行气止痛；豆蔻化湿行气；去柴胡、半夏、桔梗、旋覆花、合欢花。六诊反酸、胃胀减轻，前方加半夏厚朴汤行气解郁散结，降逆化痰；去黄芩、木香、乌药。七诊反酸、胃胀、嗳气消失，前方加减，以滋巩固。

本案反酸总有反复，以健脾通络解毒方合重镇降逆、辛开苦降之法却收效甚微，概因病久日延，肝阴受损，以重镇降逆、辛开苦降之法徒伤阴液。考虑患者有焦虑症状，咽中异物感，寐不安，七情郁结，痰气交阻。肝喜条达而恶抑郁；脾胃主运，化转输水津；肺司通调水道之职。若情志不遂，肝气郁结，肺胃宣降失常，津液输布失常，聚而成痰，痰气相搏阻于咽喉，则咽中“如有炙脔”；脾胃失于和降，久则脾胃气阴两虚，气机不畅，则反酸胃胀。治宜行气散结，化痰利咽，健脾养阴，药后旋安。谨守病机，治随机转，步步为营，加减有据，体现出辨证论治的重要性与灵活性，值得细细思量。

医案5　清热化痰，理气宽胸治疗吐酸案

韩某，女，50岁。2015年9月24日初诊。

【主诉】反酸烧心3周

【病史】患者于2015年9月3日出现反酸，烧心，恶心，无呕吐，未进行治疗。^{13}C呼气试验示：Hp（+）。刻下症：反酸，烧心，恶心，无呕吐，口苦，口干，自觉胃热，胸闷，纳后胃胀，二便调。舌色暗红，苔薄白腻，两脉弦细而滑。

【诊断】吐酸。辨证：痰浊阻胃，胸膈之气失于宣达，气郁化热。

【治法】理气宽胸，化痰和胃，清解郁热。

【处方】全瓜蒌30g，川连10g，法半夏12g，竹茹12g，云苓20g，苦杏仁10g，枳实15g，薤白12g，浙贝母15g，柴胡12g，黄芩10g，甘草6g，豆蔻10g（后下），苏梗12g。14剂，水煎服，日1剂，分2次服。

二诊（2015年10月15日） 病情好转，口苦减轻。仍反酸，烧心，自觉胃热，恶心，无呕吐，胸闷。舌色暗红，左边有瘀，苔白腻，舌稍左偏，两脉沉细弦。

【处方】前方去云苓、苦杏仁、枳实，入煅瓦楞子15g。14剂，水煎服，

日1剂，分2次服。

三诊（2015年10月29日） 病情明显好转。反酸、烧心均明显减轻，胸闷、口苦明显减轻。自觉胃脘灼热感，恶心，无呕吐，偶尔头晕，咽喉不适。舌色淡红，舌体稍偏左，苔白腻，两脉沉细弦。超声诊断示：脑动脉硬化；$L_{2/3}\sim L_{6/7}$椎间盘后突出，$L_{4/5}$椎间盘退变，$L_{5\sim6}$椎体水平后纵韧带肥厚。

【治法】化痰和胃，补血活血，清热行气散结。

【处方】赤芍15g，白芍15g，丹参20g，桃仁12g，瓜蒌皮15g，川连10g，法半夏12g，夏枯草15g，浙贝母20g，太子参20g，竹茹12g，云苓20g，白术20g，厚朴花15g，甘草6g，全当归20g。14剂，水煎服，日1剂，分2次服。

四诊（2015年11月12日） 偶自觉胃部灼热感，时有恶心，食欲差，纳可。舌色淡，苔薄黄，两脉沉细。治以调补脾胃，清化痰热。

【处方】太子参30g，云苓20g，白术15g，法半夏12g，陈皮10g，竹茹12g，川连10g，瓜蒌皮15g，鸡内金20g，生麦芽15g，生谷芽15g，厚朴花15g，丹参20g，葛根10g，甘草6g。14剂，水煎服，日1剂，分2次服。

五诊（2015年11月26日） 感冒后出现烧心，恶心，咽中有异物感，气短，时有潮热汗出，忽冷忽热。舌色暗，苔薄黄腻，脉细弦。

【治法】调和肝胃，清热解郁。

【处方】柴胡12g，黄芩10g，法半夏12g，竹茹12g，云苓20g，桔梗12g，枳实15g，太子参20g，生龙骨30g（先煎），生牡蛎30g（先煎），鸡内金15g，苦杏仁10g，甘草6g，苏梗12g，生姜12g，大枣10g。14剂，水煎服，日1剂，分2次服。

六诊（2015年12月24日） 病情明显好转，反酸、烧心基本痊愈。急躁时偶伴恶心，偶烧心，偶觉胃内有液体感。舌色淡暗，苔薄黄腻，左脉弦数，右脉沉细。

【治法】行气化瘀，健脾益胃。

【处方】全当归20g，赤芍12g，白芍12g，川芎10g，云苓30g，白术15g，法半夏12g，陈皮10g，太子参20g，生龙骨30g（先煎），生牡蛎30g（先煎），桃仁12g，怀牛膝15g，桔梗12g，甘草6g，竹茹12g，川连10g，苦参15g，桂枝6g。14剂，水煎服，日1剂，分2次服。

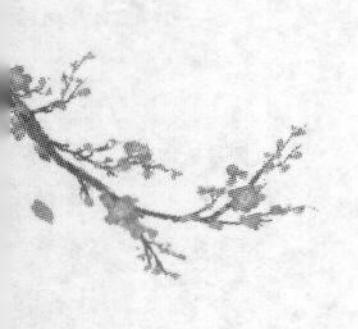

【按语】本案患者初诊症见反酸、烧心，舌色暗红，苔薄白腻，脉弦细滑为主，脉诊合参乃属痰浊内阻胸膈，气失于宣达，气郁化热之证，以黄连、瓜蒌、半夏配伍竹茹、杏仁等化痰之药，治疗病之根本。又因脾为生痰之源，加茯苓健脾祛湿，杜绝生痰之源。再加枳实、薤白、浙贝母等理气宽胸散结之药，佐以黄芩清肺胃郁热，加强清热化痰，理气宽胸之效。又根据患者病情变化在清热化痰、理气宽胸的基础上治以和胃降逆、调肝活血。就诊多次，患者症状大为好转。

医案6　疏肝理气、清热化痰治疗呃逆为主要表现的胃食管反流病

赵某，女，35岁。2018年4月19日初诊。

【主诉】呃逆半年余，脐周疼痛1周。

【病史】患者半年前因情绪悲伤、急躁出现呃逆，无胃痛、胃胀，1周前出现肚脐周围疼痛，触之满硬。既往乙型肝炎病史10年。刻下症：呃逆、反酸，肚脐周围疼痛，咽喉烧灼感，口干、口苦、口黏，咽喉阻塞感，乏力，纳少，眠差，多梦，小便调，大便2～3日一行，便质干，呈羊粪状。舌瘦质暗，苔黄腻，脉左沉细，右细弦。

【诊断】食管痹。辨证：肝郁气滞，湿热交阻。

【治法】疏肝理气，清热化痰。

【处方】柴胡12g，枳实15g，赤芍12g，白芍12g，旋覆花12g（包煎），香附12g，木香10g，川芎10g，浙贝母20g，瓜蒌30g，黄连10g，法半夏12g，杏仁12g，生龙骨30g（先煎），生牡蛎30g（先煎），鸡内金15g，甘草6g。14剂，水煎服，每日1剂，分2次服。

并嘱咐患者养成良好的生活习惯，忌饮酒。

二诊（2018年5月24日） 咽喉烧灼感缓解，仍呃逆，反酸，胃胀，乏力，气短，小便调，大便不畅。舌淡暗，苔薄黄腻，脉左细弦，右弦滑数。辨为肝胃不和，痰气交阻。

【治法】理气和胃，降气化痰。

【处方】前方去柴胡、枳实、赤芍、白芍、香附、木香、川芎等疏肝理气药物。加用黄芩12g，煅代赭石20g，莪术10g，苏子10g，焦槟榔10g，郁金12g，莱菔子15g，增强化痰活血之力。14剂，煎服法同前。

【按语】本案患者主因情绪原因出现呃逆、反酸症状，情志不畅，肝气郁

滞。肝在五行属木，木克土，胃土受损，胃气不降反升，发为呃逆，反酸；气机郁滞，不通则痛，故见肚脐周围疼痛；气郁化火，火邪上犯，故见咽喉烧灼感，口干、口苦；气滞无以运化水湿，兼有火邪炼液为痰，故见口黏。初诊用药以疏肝理气、清热化痰为主；复诊患者咽喉烧灼感减轻，减少理气药的用量，而加用化痰活血药物。

脂肪肝

医案1　疏肝健脾、化痰泄浊治疗脂肪肝案

王某，女，43岁。2019年7月25日初诊。

【主诉】右胁部胀满8月余。

【病史】患者8个月前因工作压力大出现右胁部胀满，诊断为脂肪肝，症状反复出现，遂来我院就诊。腹部B超检查示：中度脂肪肝；生化检查示：总胆固醇6.1mmol/L，甘油三酯1.6mmol/L，低密度脂蛋白胆固醇4.3mmol/L，高密度脂蛋白胆固醇1.2mmol/L，谷草转氨酶26U/L，谷丙转氨酶49U/L。刻下症：脘腹胀满，食后明显，乏力气短，偶口苦，汗多，纳可，大便1～2日一行，质黏排不尽感，睡眠浅易醒，平素易生气，少动，喜食辛辣油腻食物，食后不适。既往史：无糖尿病、病毒性肝炎、自身免疫性疾病等病史，无饮酒史。舌质暗红，边有齿痕，舌苔白腻，脉左弦滑，右缓。身高163cm，体重95kg，腰围115cm，形体肥胖，面色晦暗，精神倦怠，双下肢无水肿，近2个月体重增加2.5kg。

【诊断】肝癖。辨证：肝郁脾虚，痰浊内停。

【治法】疏肝健脾，化痰泄浊。

【处方】柴胡10g，白芍20g，炒白术20g，黄芪30g，茯苓20g，枳实10g，姜半夏10g，陈皮10g，当归10g，郁金10g，莪术10g，蒲公英10g，炙甘草6g。14剂，水煎服，日1剂，分2次服。

同时取荷叶10g，每日代茶饮。嘱患者清淡饮食，适量运动，畅情志。

二诊　右胁部胀满及全身乏力明显减轻，体重未见增加，仍睡眠欠佳。舌红，苔白腻，边有齿痕，脉滑。上方加合欢皮20g、龙齿30g（先煎）。继服

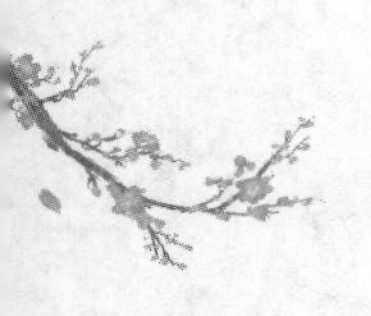

14剂，服法同上。

三诊 患者诉无右胁部胀满，无口苦，偶感全身乏力，二便调，睡眠可，近期体重减轻4kg，舌红，苔白稍腻，边有齿痕，脉滑。续服上方，后随证加减。嘱患者清淡饮食，适量运动，注意休息。

此后电话随访，患者诉无不适，体重较前减轻10.5kg。复查肝功能及腹部B超未见异常。

【按语】患者肥胖，B超提示中度脂肪肝，血脂异常。平素易生气，肝气郁结，横逆克脾土，加之喜食辛辣油腻食物，劳累，导致脾胃运化功能减弱，痰浊内停，影响气血运行，浊邪停留于体内，沉积于肝体，出现脂肪肝。辨证为肝郁脾虚，痰浊内停。治疗运用疏肝健脾、化痰泄浊之法。肝木克脾土，脾土伐伤，则不能行津液，津停为湿，湿聚生痰浊，痰浊留于肝，出现右胁部胀满。六腑以通为顺，痰浊停滞于胃腑，清者不升，浊者不降，胃气不通，则脘腹胀满，治疗当疏肝健脾，恢复肝脾的气化功能，同时祛痰浊以和胃气。方中以逍遥散加减疏肝健脾，柴胡、白芍、当归疏肝解郁，调达气机；炒白术、黄芪、茯苓益气健脾，恢复脾的运化功能；姜半夏、陈皮燥湿化痰；莪术、郁金疏肝逐瘀，其中莪术兼有消积功效，血、食、浊积均可消之；枳实通降胃气，荷叶升清降浊。肝郁、痰浊积滞，日久可化热，故以味苦性寒之蒲公英清泄郁热，并防辛温之药化热。诸药合用，肝气得疏，脾气健运，胃气通降，痰浊自化。

医案2 健脾化浊和肝汤治疗重度脂肪肝案

吴某，男性，69岁。2013年1月30日初诊。

【主诉】右胁肋部胀满不适1月余。

【病史】患者1个月前出现右胁肋部胀满，2013年1月23日查腹部超声示：重度脂肪肝，肝脏增大；生化检查示：丙氨酸氨基转移酶54U/L，天冬氨酸氨基转移酶38.2U/L，总胆固醇7.97mmol/L，尿酸539μmol/L，甘油三酯2.77mmol/L，低密度脂蛋白胆固醇6.05mmol/L。刻下症：胁痛，胃脘部堵闷，口干不欲饮，知饥能食，大便溏，日行1～2次，小便泡沫多。舌暗红，苔薄黄，脉弦细滑。

【诊断】肝癖。辨证：肝脾不调，痰浊瘀滞。

【治法】疏肝理脾，化痰活血。

【处方】当归20g，赤芍15g，白芍15g，茯苓20g，白术15g，丹参20g，莪术10g，太子参20g，鸡内金15g，郁金12g，厚朴花15g，荷叶10g，焦山楂30g，泽泻12g，茵陈15g，垂盆草20g，甘草6g。14剂，水煎服，日1剂，分2次服。

嘱患者注意调整饮食习惯。

二诊（2013年2月20日） 右胁肋胀满减轻，胃脘部堵闷感消失，纳眠可，夜间口干，小便中可见泡沫，大便基本成形，日行2次。舌淡暗，有齿痕，苔薄黄，脉左沉细弦右弦滑。

【处方】上方去郁金、荷叶，加太子参10g、茵陈5g、木香10g、黄连6g。28剂。

胁肋疼痛消失，丙氨酸氨基转移酶28U/L，天冬氨酸氨基转移酶22U/L，总胆固醇5.52mmol/L，甘油三酯1.73mmol/L，低密度脂蛋白胆固醇3.48mmol/L，尿酸430μmol/L。复查腹部超声提示轻度脂肪肝。

【按语】该患者为老年男性，既往有十二指肠溃疡、浅表性胃炎病史，脾胃素虚，脾胃运化功能失职，饮食中的水谷精微不能化生气血，反成湿浊之邪停滞。治疗上，姚教授以健脾化浊和肝汤为主方，健脾调肝、清化湿浊，加用太子参、鸡内金健脾运脾；郁金、厚朴花疏肝理气。姚教授还结合理化检查辨病用药，加山楂、荷叶调脂；加茵陈、垂盆草保肝降酶。辨病与辨证相结合，既彰显传统中医的优势，又可满足西医学对“病”进行本质改善的要求。

医案3 清利湿热、疏肝理脾治酒精性脂肪肝案

沈某，男性，69岁。2015年7月13日初诊。

【主诉】胁痛1月余。

【病史】患者近1个月来常出现右胁肋部隐痛，时有脘腹胀满、乏力、口苦、眠差、大便日行一或二次，溏结不调，小便黄。个人史：饮酒史约30年，白酒为主，日均饮酒量150～200ml。生化检查示：γ-GT 180U/L，TG 2.83mmol/L，尿酸452μmol/L，ALT 26.8U/L，AST 32.6U/L；乙型肝炎病毒指标均为阴性；透明质酸201.94μg/L。腹部B超检查示：脂肪肝。舌质偏红，舌体胖大，边有齿痕，苔黄腻，脉关弦滑。

【诊断】西医诊断：脂肪肝。中医诊断：胁痛；辨证：湿热蕴结，肝郁脾虚。

【治法】清利湿热，疏肝理脾。

【处方】茵陈30g，栀子10g，葛花15g，茯苓15g，法半夏12g，苍术15g，

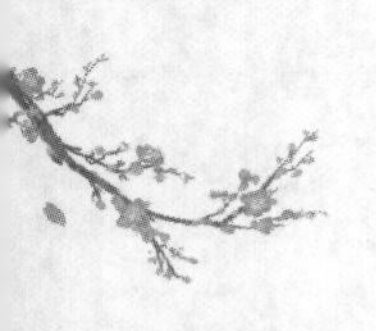

柴胡10g，枳壳12g，当归15g，白芍20g，赤芍12g，白花蛇舌草15g，半枝莲15g，虎杖15g，鸡内金15g，炙甘草6g。日1剂，水煎服。

嘱患者忌饮酒，加强运动。

二诊（2015年7月27日） 服上方14剂后，患者自诉胁肋疼痛、脘腹胀满减轻，口苦缓解，仍有乏力、大便偏稀、纳可、眠差。舌质偏红，舌体胖大，边有齿痕，苔薄腻微黄，脉关弦滑。

【处方】上方改苍术15g为白术15g，茯苓增至20g，加莪术10g，服药方法同前，继服14剂。

三诊（2015年8月10日） 服药后胁肋疼痛、脘腹胀满基本消失，口苦好转，乏力减轻，纳可，大便日行一或二次，基本成形，眠差。舌质偏红，舌体胖大，边有齿痕，苔薄腻，脉关弦。生化检查示：γ-GT 51U/L，γ-TG 0.79mmol/L，尿酸402μmol/L，ALT 16.2U/L，AST 20.8U/L。

【处方】上方去白花蛇舌草、半枝莲、虎杖，加黄芪12g、丹参15g、石菖蒲12g、远志15g以增强健脾、化瘀通络、安神之力。

继续调治2个月后，胁肋疼痛、脘腹胀满、口苦消失，乏力减轻，睡眠改善，复查肝纤维化指标正常。

【按语】酒为湿热之邪，患者长期嗜酒，湿热蕴结肝胆，故见右胁肋部隐痛、口苦；湿阻中焦，气机不畅，故见脘腹胀满；热扰心神，故见眠差；小便黄、舌质偏红、舌体胖大、边有齿痕、苔黄腻、脉关弦滑均为湿热蕴结之象。以茵陈蒿汤合逍遥散为基础方，茵陈清热燥湿、栀子苦寒泻火，两药同用，引湿热从小便而出，为君药。茯苓健脾祛湿，法半夏燥湿化痰，苍术清热燥湿，虎杖利水渗湿，加强茵陈祛湿之功。赤芍清热凉血，白花蛇舌草、半枝莲清热解毒，葛花解酒毒，助栀子清热之力，共为臣药。柴胡疏肝解郁，当归、白芍养血柔肝，茯苓培补脾土，鸡内金健胃消食，使肝郁得解，脾虚得补，为佐药。甘草调和诸药，兼以健脾，为使药。全方共筑清利湿热，疏肝理脾之效。此外，姚乃礼教授强调戒酒为治疗第一要务，应结合酒毒性质，根据痰、湿、热、瘀、水的偏重采用不同的解酒法。

医案4　脂肪肝伴肝功能异常案

禹某，男，58岁。2020年9月10日初诊。

【主诉】AST、ALT升高10年余。

【病史】患者平素无特殊不适，10年前体检发现AST、ALT升高，在80～160之间波动，查乙型肝炎病毒（–），无免疫性肝病。2019年外院行肝穿刺提示脂肪肝，口服双环醇、复方益肝灵片及中药汤剂治疗。刻下症：偶反酸，纳可，眠浅易醒。舌暗苔黄腻，脉沉细涩，面色赤。

【诊断】西医诊断：脂肪肝，肝功能异常。中医诊断：肝癖；辨证：肝脾不调，湿热内蕴，瘀血阻滞。

【治法】健脾调肝，清热利湿，益胃活血。

【处方】当归20g，赤芍15g，白芍15g，茯苓20g，炒白术15g，太子参30g，豆豉12g，黄连10g，黄芩15g，绵茵陈30g，丹参15g，醋莪术10g，垂盆草15g，浙贝母20g，生地黄30g，钩藤15g。28剂，日1剂，水煎服。

二诊（2020年11月12日） 生化检查示：ALT 117U/L，AST 175.4U/L，GT 190U/L。糖化血红蛋白8.2mmol/L，近2个月胃镜检查示慢性浅表性胃炎。生冷饮食后胃部不适，晨起恶心，偶反酸，口干多饮，眠浅易醒，纳可，头发斑块脱落，反复发作，二便可。舌胖暗淡，苔微黄腻，右脉沉细弱，左脉沉细弱涩。辨为肝脾不和，牵及于肾，气化不行，浊邪内停。

【治法】健脾调肝益肾，加强气化功能，兼化瘀滞。

【处方】当归20g，赤芍30g，茯苓15g，炒白术20g，肉桂10g，生黄芪15g，黄连10g，生石膏30g（先煎），知母12g，丹参15g，醋莪术12g，茵陈30g，垂盆草15g，法半夏10g，炙甘草6g。28剂，日1剂，水煎服。

三诊（2020年12月24日） 腹胀，饭后饱腹感较前缓解，上午有困意，无乏力，左臂肌肉酸痛，口干，口中异味，畏寒，手足凉，食凉后胃脘不适，纳可，大便稀，日一行，小便调。舌胖暗淡，有齿痕，苔黄腻，脉左弦细，右弦。

【处方】当归20g，赤芍12g，白芍12g，茯苓15g，麸炒苍术15g，麸炒白术12g，姜厚朴15g，生黄芪20g，陈皮12g，桂枝6g，黄连10g，茵陈30g，垂盆草15g，法半夏10g，甘草10g，木香10g。28剂，日1剂，水煎服。

【按语】姚教授强调，治疗首先应紧扣“肝脾不调”的病机，从运脾化痰、降浊活血立法，常用方剂有二陈汤、楂曲平胃散、柴胡温胆汤、柴胡陷胸汤、丹栀逍遥散等。同时，结合此病发展的不同阶段和证候特点，抓住痰、湿、热、瘀、虚的偏重，分阶段论治，还可酌情加入山楂、荷叶、绞股蓝、何

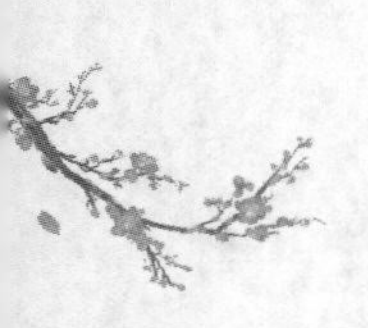

首乌、泽泻、虎杖、决明子、菊花、女贞子、丹参、三七、大黄等有降脂作用的中药。姚乃礼教授认为脂肪肝、慢性肝炎、肝纤维化和肝硬化是同一疾病的不同阶段，各阶段无明显界限。在脂肪肝治疗过程中，应遵循“未病先防，既病防变”原则，及时干预，控制病情发展。

功能性便秘

医案1　脾肾同治治疗人工流产后便秘案

刘某，女，34岁。2015年5月7日初诊。

【主诉】大便不畅4个月。

【病史】患者大便初稍干，后黏腻，排便费力，伴排便不尽感，肛门隐痛，有下坠感，夜间潮热，口干多饮，饮食可，眼干涩。既往史：2014年行卵巢囊肿切除术，人工终止妊娠5个月，2015年4月恢复月经。2015年3月行胃镜检查示：慢性萎缩性胃炎，Hp（+）；肠镜检查示：Hp（-）。舌暗红，两侧紫暗，苔薄黄腻，脉弦细而涩。

【诊断】便秘。辨证：脾肾虚弱，湿热内滞。

【治法】健脾益肾，清热化湿，润肠活血。

【处方】济川煎合木香槟榔丸加减。

当归30g，肉苁蓉15g，怀牛膝15g，升麻6g，枳壳15g，木香10g，黄柏12g，焦槟榔10g，莪术10g，决明子15g，熟大黄10g，甘草6g，桃仁10g，杏仁10g。14剂，日1剂，分2次服。

二诊（2015年5月12日）　服后大便每日3次，质偏稀，较通畅，排便不尽感较前缓解，夜间潮热缓解，口干减轻，纳食可。舌唇暗，两侧紫暗，苔根白微腻，脉寸弦细。

【处方】当归30g，肉苁蓉15g，怀牛膝15g，升麻6g，枳实15g，木香10g，焦槟榔10g，生白术30g，莪术10g，决明子15g，熟大黄6g，甘草6g，桃仁10g，杏仁10g，莱菔子15g。14剂，日1剂，分2次服。

三诊（2015年6月9日）　服药期间大便通畅，停药后排便稍费力，肛门灼热及下坠感消失，无潮热汗出，口干明显多饮，口苦，纳食可，易倦乏力，无胸闷恶心。舌淡暗，苔黄滑腻，脉沉细。辨为脾运失宜，湿热内滞。

【治法】健脾化湿，理气清热，润肠活血。

【处方】枳术汤、宣白承气汤合二妙丸加减。

当归30g，生白术45g，焦槟榔10g，全瓜蒌30g，制苍术10g，黄柏12g，苦杏仁12g，枳实15g，莪术10g，炒莱菔子15g，熟大黄6g，甘草6g，知母2g，天花粉15g。14剂，日1剂，分2次服。

四诊（2015年7月14日） 服药期间大便成形，每日1～2次，无肛门下坠感，时觉排便动力差，无腹部胀痛，口干，稍觉口苦，时有乏力。舌淡暗，苔薄白，脉左弦细而数，右弦而滑。月经色黑，经行腹痛。辨为肝脾不调，气滞血瘀。

【治法】调肝健脾，养血活血。

【处方】枳术汤、逍遥散合香连丸加减。

当归30g，赤芍15g，白芍15g，茯苓20g，生白术40g，怀牛膝15g，五灵脂10g，桃仁12g，木香10g，川连10g，枳实15g，丹参15g，焦栀子12g，豆蔻10g（后下），甘草6g。14剂，日1剂，分2次服。

【按语】魄门为五脏使，大便不畅，当辨虚实寒热，在脏在腑。本例患者前有手术金刃耗伤正气，后有堕胎之苦，气血耗伤，四诊合参，知病在脾肾，先后天俱疲。考其舌暗、脉涩，又有瘀血停着为患。故初诊、二诊以济川煎合木香槟榔丸加减，健脾益肾以扶正，清热通腑以祛邪，同时加熟大黄、桃仁寓桃核承气汤之意，以活血行瘀。三诊、四诊时，患者肝郁化热为主。女子以肝为先天，“有余于气，不足于血”，故以宣白承气汤、逍遥散合枳术丸为主方，三诊时伍以二妙丸清解下焦湿热；四诊时舌苔渐化，湿热减退，排便动力差，以香连丸代替二妙丸加减。姚教授治疗慢性便秘重用生白术，以健脾通便，一般起始用量30g。肺与大肠相表里，前三诊中，均加用杏仁，以开提肺气，润肠通便，类似的药物还常选用瓜蒌、紫菀等。

医案2　健脾调肝、化浊安神治顽固性便秘伴结肠黑变病案

谢某，女，70岁。2021年2月9日初诊。

【主诉】大便干结难出半月余。

【病史】患者大便干结如羊屎状，左上腹疼痛，下午、晚上较重，无胃胀，无反酸，口干欲饮，口苦，口腔反复脱皮溃疡，纳食可，眠差，入睡困

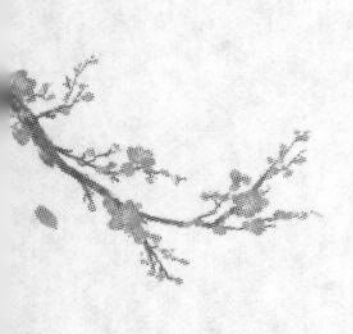

难，易醒，醒后难以入睡，服安眠药一日睡眠时间4～5小时。既往史：心脏支架术后2年，高脂血症10余年，结肠黑变病8余年。2017年查胃镜示：慢性非萎缩性胃炎。舌淡暗，苔白腻，微黄，脉沉细迟缓。

【诊断】便秘。辨证：脾虚木乘，影响心神。

【治法】健脾调肝，化浊安神。

【处方】当归20g，肉苁蓉20g，桃仁12g，生黄芪20g，川芎12g，丹参15g，赤芍15g，白芍15g，生白术45g，全瓜蒌30g，黄连10g，黄芩12g，莲子心6g，荷叶15g，炒莱菔子15g，牛膝15g。28剂，每日1剂，早晚分服。

二诊（2021年3月9日） 大便可，日1～3次，成形，通畅，口苦明显，晨起为主，食后饱滞，无饥饿感，夜寐差，药物助眠，口腔溃疡偶发，口干。舌紫暗，苔薄白，脉沉细迟缓。

【处方】太子参20g，茯苓15g，生白术30g，全瓜蒌30g，当归20g，丹参15g，厚朴15g，半夏9g，枳实15g，桃仁12g，生龙齿30g，黄连10g，炒枣仁30g，炒建曲15g，生甘草6g。14剂，每日1剂，早晚分服。

三诊（2021年3月23日） 口苦减轻，胃胀、胃痛好转，睡眠较前改善，现症见：胃胀、胃痛，晨起口苦，偶有反酸，食欲差，稍食即胀，呃逆，口干，饮水不解，有少量黏痰，舌淡暗，苔白腻，脉沉细缓尺弱。

【处方】太子参20g，茯苓15g，生白术20g，瓜蒌皮15g，当归20g，丹参15g，厚朴15g，半夏9g，生龙齿30g，黄连10g，赤芍12g，白芍12g，浙贝母15g，鸡内金15g，旋覆花12g，炒建曲15g，生甘草6g。28剂，每日1剂，早晚分服。

【按语】本案患者因顽固性便秘失治误治引起结肠黑变病，虽为良性可逆性病变，但研究表明该病可能是潜在的结肠癌癌前病变，故应及早缓解便秘，治愈结肠黑变病。姚乃礼教授认为，顽固性便秘合并结肠黑变病多因瘀血内结，损伤肠络，加之久服泻药致阴液亏虚，肠道失濡，导致血溢脉外。治疗应活用血药，桃仁、当归均有活血润肠之效；配伍川芎可使补中有行，补而不滞。

医案3 健脾调肝、缓急止痛治老年便秘案

李某，女，83岁。2021年1月14日初诊。

【主诉】排便困难2个月。

【病史】患者不能叙述病情，家属代诉。患者于2个月前出现排便困难，急诊排除肠梗阻，后住院治疗。在院期间7～8日无便意，给予开塞露辅助，伴腹痛剧烈，便后缓解。排便困难持续存在，遂来我院就诊。既往史：脑梗死、心肌梗死、高血压病史。体格检查：腹软，脐周及下腹有压痛。刻下症：多发腹痛，程度剧烈，偶有矢气，无嗳气，无口干苦。无便意，辅助排便，食欲一般，流食，小便不能自控，现留置导尿管。舌淡暗，苔白腻，脉沉细弦。

【诊断】便秘。辨证：脾运不行，肝木克伐。

【治法】健脾调肝，缓急止痛。

【处方】柴胡12g，黄芩15g，枳实15g，白芍20g，酒大黄10g，炙甘草10g，生白术30g，当归15g，党参15g，生黄芪20g，陈皮12g，瓜蒌30g，法半夏12g，延胡索15g。28剂，每日1剂，早晚分服。

二诊（2021年2月18日） 腹痛频率程度减轻，自主排便，半月前因排尿困难就诊于泌尿科，诊断为泌尿系感染，予泌淋清胶囊、盐酸坦索罗辛缓释胶囊治疗，后好转。现偶有腹痛，偶排尿疼痛，有便意，大便1～2日一行，成球状，质可，量可，食欲一般，进流食。辨为脾肾两虚。

【治法】健脾益肾。

【处方】党参20g，生黄芪30g，茯苓20g，生白术40g，车前子30g，瓜蒌30g，法半夏10g，黄连10g，炒枳实15g，酒大黄6g，当归15g，酒苁蓉15g，白芍15g，泽泻12g，肉桂6g。28剂，每日1剂，早晚分服。

【按语】姚乃礼教授认为老年便秘以元气不能斡旋全身为本，治时多用培调元气之法，不仅要培补元气之虚，还要疏导元气之滞，以调紊乱之气血，合偏颇之阴阳。故针对老年便秘不仅要对症以通便，泻下以后快，更须培调元气，瘥后防复，以防病进。

医案4　调和肝脾兼以顾肾法治疗顽固性便秘案

崔某，女，35岁。2022年1月27日初诊。

【主诉】便秘10余年。

【病史】患者10年前出现便秘，现大便3～4日一行，排便困难，质干，时有腹胀，矢气频，肠鸣，嗳气，纳眠可。既往史：IgA肾病8年，慢性肾衰竭。舌瘦淡红，苔白，左脉弦细滑，右脉沉细滑。

【诊断】便秘。辨证：肝血不足，脾失健运。

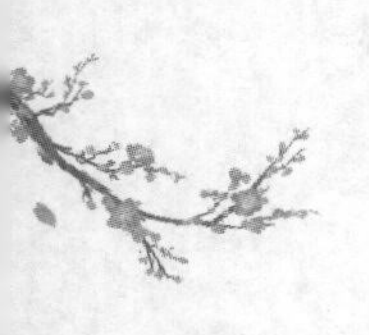

【治法】调和肝脾，兼以顾肾。

【处方】地黄30g，当归20g，酒苁蓉15g，桃仁12g，白术45g，姜厚朴15g，木香10g，旋覆花12g（包煎），代赭石15g（先下），火麻仁30g，炒莱菔子15g，熟大黄9g，黄芪15g。

二诊（2022年2月10日） 大便日一行，质可，排便困难，服中药后肠鸣甚，矢气频，偶嗳气，纳眠可，小便调。舌瘦淡红，苔白，左脉弦细滑，右脉沉细滑。

【处方】当归20g，酒苁蓉15g，桃仁12g，白术45g，木香12g，火麻仁30g，炒莱菔子15g，熟大黄6g，黄芪15g，赤芍12g，白芍12g，炒枳实15g，桔梗12g，代赭石20g。14剂，日1剂，分2次服。

三诊（2022年2月24日） 服药期间大便成形，不干，1～2日一行。舌瘦淡红，苔白，左脉弦细滑，右脉沉细滑。

【处方】当归20g，酒苁蓉15g，白术45g，炒枳实15g，桃仁12g，牛膝15g，炒酸枣仁30g，旋覆花12g（包煎），代赭石30g（先煎），炒莱菔子15g，厚朴15g，焦槟榔12g，熟大黄6g，木香12g，柏子仁30g。

四诊（2022年3月24日） 排便改善，大便不畅缓解，排气不多，腹胀缓解。舌淡胖，边齿痕，苔薄白。

【处方】当归20g，酒苁蓉15g，白术45g，麸炒枳实15g，桃仁12g，牛膝15g，代赭石30g（先煎），炒莱菔子15g，焦槟榔12g，熟大黄5g，木香12g，炙黄芪15g，茯苓15g。14剂，日1剂，分2次服。

【按语】本案患者为中年女性，便秘有10年之久，且既往有IgA肾病和慢性肾衰竭病史。脉症合参，证属肝血不足，木郁不达，克伐脾土，脾失健运，气滞不行，气血失调，兼肾气不足。故治宜调和肝脾，兼以顾肾。肝血亏虚则肠腑失于濡润，《血证论》云："失血家血虚便秘，尤其应得，四物汤加麻仁主之。"故以当归、生地、火麻仁养血滋阴通便，黄芪益气健脾，诸药合用，使气血津液充足，肠道濡润，腑气得降，粪便糟粕得以顺利排出。肉苁蓉甘咸而温，除补肾助阳之外，尚有养血润燥之功，补阳气而不燥，养阴血而不腻；重用生白术健脾化饮；桃仁活血化瘀，润肠通便；莱菔子消食除胀；厚朴、木香行气导滞；旋覆花与代赭石配伍，有降逆和胃，下气消痰之功；大黄导滞通便。二诊患者大便日一行，质可，但仍有排便困难，肠鸣，矢气频，偶嗳气。

病情已缓，稍作调整，减苦寒通下之大黄，以防伤正；加枳实行气导滞，枳实与白术合以为枳术丸，健脾化饮利湿，升举清阳；加白芍、赤芍以“利膀胱、大小肠”，活血利水通便。因生地有助湿之弊，遂去之。再进14剂。三诊、四诊时患者诸症平，多年秘结终得以缓解，大便通畅，便软成形，无腹胀嗳气等，故守前方以调理之。

医案5 从络病论治便血兼便秘案

董某，女，53岁。2022年2月10日初诊

【主诉】间断便血10余年。

【病史】患者10年前无明显诱因出现便血，服用云南白药等止血药物后好转，之后便血间断出现，未行肠镜检查。1周前便血，服云南白药后未改善。刻下症：便血，量多，色暗红，乏力，胸闷憋气，无喘息，头晕，胃痉挛，1周5～6次，偶胃胀，大便干结10余年，现服乳果糖口服液、通便灵胶囊等治疗。便秘时易便血，小便调，腰痛，纳可，入睡困难。既往史：低血压，(90～120)/(60～90)mmHg，高脂血症，甲减，Hp(+)。G7P1，人工流产6次。

【诊断】便血。辨证：脾运不利，肠胃积热，伤及血络。

【治法】健脾化浊，清心凉血。

【处方】太子参15g，茯苓15g，白术30g，黄连10g，黄芩15g，黄柏12g，赤芍15g，丹皮12g，炒白芍30g，地榆炭15g，槐角12g，地黄30g，炒酸枣仁30g，藕节炭15g，甘草10g。14剂，日1次，分2次服。

二诊(2022年2月24日) 肉眼血便消失，眠改善，入睡可，易醒，难再眠。低血压改善，近日110/70mmHg。

【处方】党参15g，地黄25g，当归15g，木香10g，黄连6g，焦栀子12g，丹皮15g，白芍20g，炒酸枣仁30g，珍珠母30g(先煎)，黄芪15g，煅牡蛎30g(先煎)，甘草6g。14剂，日1次，分2次服。

三诊(2022年3月10日) 大便成形，不干，1～2日一行，排出不畅，腹胀。舌瘦淡红，苔白，左脉弦细滑，右脉沉细滑。

【处方】当归20g，酒苁蓉15g，白术45g，炒枳实15g，桃仁12g，牛膝15g，炒酸枣仁30g，旋覆花(包煎)12g，代赭石(先煎)30g，炒莱菔子15g，厚朴15g，焦槟榔12g，熟大黄6g，木香12g，柏子仁30g。14剂，日1次，分2次服。

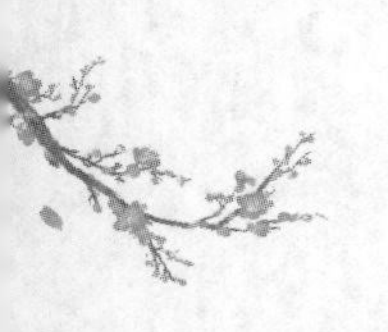

四诊（2022年3月24日） 排便改善，大便不畅缓解，排气不多，腹胀缓解。舌淡胖，边齿痕，苔薄白。

【处方】当归20g，酒苁蓉15g，白术45g，麸炒枳实15g，桃仁12g，牛膝15g，代赭石30g（先煎），炒莱菔子15g，焦槟榔12g，熟大黄5g，木香12g，炙黄芪15g，茯苓15g。14剂，日1次，分2次服。

【按语】血属阴，诸经赖以养育，脾气虚弱不能统血归经，毒火熏灼，则血随火动，迫而妄行，上则为衄血，下则为便血。本案患者便血量多，血色暗红，多为近血。且有乏力、胸闷憋气、头晕等，舌暗苔黄腻，脉左弦细，右沉弱。此脾虚不能摄血，脾运不利，肠胃积热，毒火炽甚，伤及血络，流注大肠，大便下血。治宜清补并施，涩通兼顾，健脾化浊，清心凉血。初诊以四君子汤、芩连四物汤合槐角地榆丸化裁为主。四君子汤健脾以摄血，其中白术量大，行软便润肠之效；四物汤加减以养血补血；黄芩、黄连、黄柏清利大肠经热；槐角、地榆炭、藕节炭止血，炭类能促进水分吸收，又可保护肠壁；酸枣仁宁心安神。二诊便血消失，睡眠和低血压均有所改善，故改参、芪健脾益气，地黄、当归、木香、黄连、焦栀子、丹皮、白芍清血络余热；酸枣仁、珍珠母、煅牡蛎宁心安神。三诊大便成形不干，排出不畅，腹胀，故以当归养血滋阴通便；肉苁蓉补肾助阳，养血润燥通便；枳实行气导滞，合白术健脾化饮利湿，升举清阳；桃仁活血化瘀，润肠通便；牛膝导滞下行；旋覆花、代赭石降逆和胃，下气消痰；莱菔子消食除胀；厚朴、木香、焦槟榔、熟大黄行气导滞；酸枣仁、柏子仁养心安神，润肠通便。四诊患者排便改善，大便不畅和腹胀缓解，原方加减更服2周，巩固治疗。饮食上要注意进食少渣的流质食物，避免食用辛辣刺激的食物、干硬食物，或动物骨头、鱼刺等，以免损伤消化道黏膜；禁酒，多饮水。便血一证，当从虚实寒热辨治，亦有虚实兼见、寒热并重者，本案之西医诊断还需进一步明确，方能收全功。

溃疡性结肠炎

医案1　健脾升阳、活血止痛法治溃疡性结肠炎下利案

苏某，男，35岁。2015年12月初诊。

【主诉】间断性黏液脓血便，排便增多3个月。

【病史】患者间断性黏液脓血便，近3个月排便次数增多，不成形，最多大便日5～6次，伴有黏液、脓血，小腹疼痛，以右侧为主，时肠鸣。曾就诊于当地医院，诊断为溃疡性结肠炎，给予美沙拉嗪、泼尼松龙等治疗，病情得到一定控制，而行院外治疗。舌淡暗胖，苔薄黄略腻，脉左沉细弦右缓，近3个月来体重下降3kg。大便日1～2次，成形，偶有黏液，小腹隐痛，以右侧为主，时肠鸣，怕冷。既往肠镜提示：横结肠至直肠糜烂；病理检查示：结肠黏膜慢性炎伴急性炎，固有膜淋巴增生。

【诊断】休息痢。辨证：中气不足，气化不利，湿热残留，瘀血阻滞。

【治法】健脾以助气化，辅以清利湿热，活血止痛。

【处方】白芍12g，当归10g，川芎15g，莪术12g，白术20g，茯苓15g，泽泻12g，薏苡仁12g，肉豆蔻10g，苍术15g，黄柏15g，木香12g，黄连15g，桂枝10g，甘草10g。7剂，日1剂，分2次服。

嘱患者清淡饮食，可适当增加营养，以易消化且富有营养的食物为主，避免辛辣刺激性的食物。

二诊 大便转为日1次，成形，无黏液脓血。下腹坠胀感，尤以站立时明显，略腹痛。纳眠可，舌暗红，苔黄腻，脉沉细。

【处方】太子参10g，黄芪15g，当归12g，木香12g，茯苓15g，白术15g，黄连10g，败酱草12g，薏苡仁12g，赤芍12g，白芍20g，山药15g，甘草6g，仙鹤草15g，莪术12g，丹参12g。7剂。

以上方前后加减半年，随访患者未见复发。

【按语】本案患者为溃疡性结肠炎，利下脓血便，归于中医学“久痢”“休息痢”范畴。姚教授认为本病多本虚标实，虚实夹杂，发作时治宜先标后本，清化肠道湿热，调气和血，病久伤及肠道络脉，故应配用健脾通络。本方首诊用白术、茯苓、薏苡仁补益脾胃，此三味药补而不腻，不会碍脾胃运化之功。配合桂枝、甘草、肉豆蔻甘温以温补脾阳。姚教授认为溃疡性结肠炎患者多有服用寒凉药物的病史，容易导致中焦脾胃运化失常，中阳不足，气化不行，湿浊留恋，因而临证之际常喜用木香、肉豆蔻、桂枝等辛热之品，辛以行气祛浊，热以温阳散寒。久病多瘀，患者长期间断性便血，又存在血虚的病机，因而用白芍、川芎、当归、莪术以补血祛瘀，使补而不滞，祛瘀而不伤

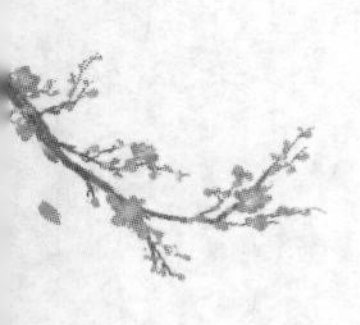

正。运用升发阳气药、活血化瘀药是本案治疗的特色，对久治不愈体虚的患者可参用本法。二诊时见药证对应，因而加大了补益脾胃之功，使正气逐渐恢复，减少了疾病复发的可能。

医案2 健脾和络、调和肝脾治溃疡性结肠炎久痢案

刘某，男，24岁。2020年9月6日初诊。

【主诉】大便不成形伴间断脓血便5年。

【病史】患者5年前无明显诱因出现大便不成形，次数增多，时有脓血便，伴腹痛、肠鸣、排便不尽感，饮食油腻则上述症状加重。2020年5月于当地医院行肠镜检查，诊断为溃疡性结肠炎，病理检查示：直肠、乙状结肠黏膜中度急慢性炎，可见隐窝炎。予西药（具体不详）对症治疗后效不显。刻下症：大便日行3～4次，不成形，无脓血，有排便不尽感，饮食后右下腹疼痛，偶有腹胀、肠鸣、乏力、自汗、足凉、眼干、咽部异物感，夜间有饥饿感，眠浅易醒。舌质淡暗，苔白，脉弦细。

【诊断】休息痢。辨证：脾虚络损，肝脾不调。

【治法】健脾和络，调和肝脾。

【处方】四君子汤合香连丸加减。

太子参30g，茯苓20g，炒白术15g，木香10g，黄连3g，桂枝10g，白芍15g，藿香10g，乌梅炭12g，醋莪术6g，当归12g，炙甘草6g，炒酸枣仁30g，合欢皮30g，醋五味子6g。14剂。

二诊 大便次数减少，日行2～3次，质稀，无脓血，伴腹痛、肠鸣，排便不尽感减轻，乏力、自汗稍缓解，仍足凉，眼干、咽部异物感、夜间饥饿感等无好转，睡眠较前改善。

【处方】在一诊方基础方上易太子参为党参20g，加生黄芪15g、干姜5g。14剂。

三诊 大便次数已明显减少，至日行1～2次，质软或不成形。无黏液脓血便，腹痛程度较前明显缓解，仍间断肠鸣。

【处方】在二诊方基础上加醋柴胡10g、炒枳壳10g，并将当归加至15g，白芍加至20g。14剂。

后电话随访患者，述大便维持在日行1～2次，较成形，无黏液脓血，余诸症缓解，于当地医院随诊。

【按语】本案患者首诊时以大便不成形及间断黏液脓血便为主要矛盾。考虑患者为年轻男性，脾胃为后天之本，先天精气亏虚影响后天脾胃之本，脾胃亏虚而见水湿运化不利，水走肠间，气过水声，故见肠鸣，水湿同糟粕下行肠道，故见大便不成形；脾胃亏虚，运化水谷精微失职，水湿日久化生热邪，蕴结热毒，湿热毒邪损伤肠络，血溢络外，肉腐成脓，故见腹痛、下利脓血；土虚木乘，肝气郁结，肝脾不调，气机升降失职，上扰心神，故见夜寐差。再结合舌脉，溃疡性结肠炎的诊断已然成立，证属脾虚络损，肝脾不调，治以健脾和胃，调和肝脾，方选四君子汤合香连丸加减。四君子汤为补益脾胃的基础方，首诊时易人参为太子参。白术、茯苓、甘草多为性味平和、质轻灵之品。单就补益脾胃而言，姚教授在临证之际注重补而不滞，尤其注重使脾胃自身的运化功能恢复正常，因而甚少使用人参、黄芪等纯补之品。在补益脾胃的同时，佐以木香行气之品，使补而不滞，同时在甘温补益、辛香行气的基础上少佐黄连，一则纠正用药偏性，防止温热之品助湿生热；二则祛体内湿热邪气（即使患者湿热之象不显，但湿热邪气作为“伏邪”留于体内，在一些诱因的作用下也会顺势透发）。二诊时可见患者正虚日益明显，故将太子参易为党参，使振动中气；外加患者仍自汗，考虑湿热则阳微，久泻亦耗损阳气，故加干姜以助升脾胃阳气。再服14剂，诸症均减缓，然腹痛、肠鸣、眼干及咽部异物感仍作，此时疏肝理气、滋补肝血、柔肝止痛，病情逐渐趋于平稳。

医案3　清热解毒、化湿通络法治疗溃疡性结肠炎案

李某，男，35岁。2021年3月15日初诊。

【主诉】腹泻4年余，见黏液脓血便半年，加重3天。

【病史】患者4年前无明显诱因出现腹泻，日行1～3次，伴里急后重，自行口服药物后仍间断发作。半年前无明显诱因出现黏液脓血便，伴左中下腹疼痛不适，就诊于当地医院。肠镜检查示：脾曲及其以下肠黏膜充血水肿、糜烂，散在溃疡灶，血管纹理显示不清；病理检查示：大肠黏膜急性炎症，固有层内可见较多炎性细胞浸润。诊断为溃疡性结肠炎，予美沙拉嗪治疗后症状稍有改善，但每遇情志不畅或饮食不节后易复发。3天前因食辛辣刺激、暴饮暴食复发，现大便中带少量黏液脓血，日行2～3次，不成形，伴里急后重，肛门灼热，左中下腹隐痛，腹胀，纳可，眠可，舌暗，苔薄黄腻，脉左弦细弱右弦滑。

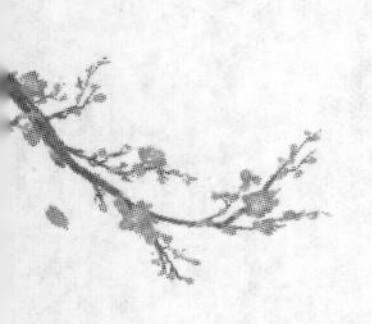

【诊断】痢疾。辨证：水湿内停。

【治法】清热解毒，健脾助运，化湿通络。

【处方】葛根15g，黄芩15g，黄连10g，白芍15g，陈皮12g，白头翁15g，秦皮12g，木香10g，姜厚朴15g，败酱草15g，炙甘草6g，苦参15g，炒白术20g。14剂。

二诊 黏液脓血便较前好转，肛门灼热感及腹胀感稍减轻，仍大便次数增多，左下腹隐痛，腹胀。

【处方】在初诊方基础上去白头翁、秦皮、苦参，加党参15g、茯苓20g、醋莪术6g。14剂。

后大便次数较就诊前明显减少，质成形，无黏液脓血便。

【按语】患者为青年男性，平素饮食不节，伤及脾胃，导致脾胃运化水谷精微失职，化生湿邪，水湿内停，湿邪下迫肠间，故见大便次数增多。湿邪日久化热，损及肠道，可见肠镜下肠黏膜水肿充血、糜烂、溃疡。姚教授认为治疗溃疡性结肠炎当分期而治，遵循急则治其标的原则，先以清热解毒、化湿通络为基本大法，待湿热毒邪衰其大半时，可健脾助运、化湿通络以清余邪。方选葛根芩连汤加减。葛根芩连汤出自《伤寒论》，善清胃肠湿热，亦可调和气血，原方由葛根、黄芩、黄连和炙甘草组成，是治疗溃疡性结肠炎的经典良方。其中葛根味甘、辛，性凉，可清肠热，解肌热，升举脾胃肠清阳之气；黄芩、黄连味苦性寒，可清热燥湿，涩肠止泻；炙甘草味甘性平，可以和中缓急，补脾益气，调和诸药。全方共奏解表清里之效。二诊时患者仍存在久泻之象，此为气血失调，络脉瘀阻，故以通为法，调和气血。活血药多选用莪术之品，以化瘀通络，其虽为破血之品，但药性平和而不伤正，可健脾助运、化瘀通络。姚教授临床甚少用桃仁等攻坚之品，因运用不当易耗损正气。尤其对反复腹泻的慢性溃疡性结肠炎患者，因其正气久损，活血药不可多用久用。

医案4　寒热平调法治疗溃疡性结肠炎便血案

吴某，男，36岁。2013年10月11日初诊。

【主诉】大便脓血伴腹痛4年余。

【病史】患者4年前无明显诱因出现大便脓血，质稀，伴腹痛，就诊于当地医院，行肠镜检查诊断为溃疡性结肠炎（全结肠），胃镜诊断为胃体多发线性溃疡、慢性浅表性胃炎。此前间断行西医治疗（柳氮磺吡啶局部灌肠），症状反复。刻下症：便脓血，多则日3～4次，少则日1～2次，如厕时排气多，进食、饮水后呃逆，声响，消化不良，纳差，眠可，小便调，时有口干，双下肢发凉。既往慢性咽炎、痔疮病史。舌暗红，点刺，苔黄腻，脉沉弱无力，左脉沉细而滑。

【诊断】休息痢。辨证：脾肾阳虚。

【治法】温脾肾，升清阳，降浊阴。

【处方】乌梅15g，太子参20g，茯苓20g，炒白术15g，莪术10g，当归20g，赤芍12g，炒白芍12g，黄柏15g，白头翁15g，黄连10g，木香10g，黄芪15g，地榆炭15g，旋覆花12g。

二诊 便脓血较前缓解，时大便干结如球状，时胃胀，排气较前增多，面部痤疮，遇冷后咳嗽，自觉气道憋闷，不能进凉食。舌淡暗，苔黄稍腻，左脉关沉弦弱，右脉浮弦细。四肢冰冷。

【处方】在首诊方基础上易太子参20g为党参15g，并加桂枝6g、儿茶6g。14剂。

嘱患者调畅情志，多注意饮食调养，后患者未再复诊。2024年1月4日患者因胃溃疡再次就诊，称服药后前症均有所好转，由于就诊不便，又自行续服原方14剂，至今大便日行2～3次，偏溏，每月偶有1次血便，无腹痛或肠鸣，纳眠可，精神较前倍增，此次就诊亦为巩固疗效而来。

【按语】患者处于溃疡性结肠炎发作期，其脾胃虚弱，脾肾阳虚，湿热瘀阻，气滞血瘀，且湿重于热，湿胜则阳微，黏滞痹阻经脉，故见双下肢发凉，根据初诊症状选择平调寒热经方乌梅丸加减。乌梅丸为厥阴方，治疗久痢最早可见于《伤寒论》。姚教授认为慢性复发性溃疡性结肠炎病位虽然在肠，但与脾、肾两脏关系密切，患者多先天禀赋不足，脾胃虚弱，且伴有外感时邪、饮食不节、劳逸失调、情志不调，最终导致脾气虚损，脾阳不振。湿热蕴于大肠，故见脓血便；伤及脾胃，见泄泻，纳差，消化不良；脾肾阳虚，阴火独灼，故见久病不愈，反复发作，并伴有畏寒、双下肢乏力。初诊辨为脾肾阳虚证，用乌梅丸温脾肾、升清阳、降浊阴，加白芍与当归共奏“行血则便脓自愈”之功。二诊诸症减轻，但久病伤及脾肾已久，仍有畏寒、四肢冰冷，加桂枝、儿茶制约黄连、黄柏之寒，补火助阳。姚教授在临床中发现慢性溃疡性结肠炎患者往往会兼有阳虚之证，因此注重温阳药物的应用。清代名医程知在批

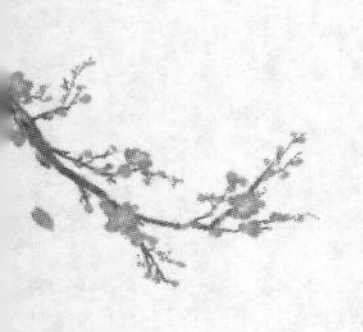

注《伤寒论》时曰："言太阴自利为寒，宜温者也。"泄泻日久，伤及脾肾阳气，出现肠腑虚寒之症，故治疗时注意用补阳升阳及散寒祛邪之品，如桂枝、附子、细辛、川乌等。在对患者交代病情时，姚师亦重视后期调养情志与合理饮食，正如《备急千金要方》所言："凡痢病患，忌生冷、猪鸡鱼油、乳酪酥干、脯酱粉咸等，所饮诸食，皆须大熟烂为佳，亦不得伤饱。此将息之大经也。若将息失所，圣人不救也。"

医案5　从络病论治溃疡性结肠炎便血案

董某，男，10岁。2023年9月9日初诊。

【主诉】间断便血近2年。

【病史】患者于2021年10月户外运动受凉后大便日行3次，后出现鲜血便，便前腹痛，里急后重。2022年2月于某医院查结肠镜示：结肠炎伴溃疡（注意溃疡性结肠炎），回肠末端炎。降结肠及部分乙状结肠黏膜充血水肿，表面可见散在浅溃疡，未进一步治疗。后间断服中药，症状有所缓解，便血间断发作。2022年8月于某医院复查结肠镜示：正常肠黏膜。遂减中药。2022年11月剧烈运动和进食生冷后症状反复发作。刻下症：鲜血便，量2～5ml，时有黏液，里急后重，每日大便1次，时肠鸣腹胀，腹痛不明显，食欲一般，自觉怕热不怕冷，近1年来身高体重均无增加。舌暗，苔黄腻，脉左弦细右沉弱。

【诊断】痢疾。辨证：脾常不足，饮食不节，脾运不利，湿浊内停，化热伤及血络。

【治法】健脾扶正，涩肠止血，燥湿止痢，清热解毒。

【处方】青黛3g（冲服），太子参15g，茯苓15g，麸炒白术15g，木香6g，黄连片6g，黄柏12g，白头翁12g，牡丹皮10g，仙鹤草15g，地榆炭9g，槐花炭9g，炙甘草6g。14剂。

二诊（2023年3月30日）　便中带血明显减轻，大便偶不成形，无黏液或里急后重，无腹痛。口唇燥，肛门灼热，纳眠可，脉左弦细滑右稍弱，舌胖、淡暗，苔白腻微黄，中有裂纹。

【处方】青黛3g（冲服），太子参20g，茯苓15g，白术15g，木香6g，黄连片6g，关黄柏12g，白头翁10g，牡丹皮10g，仙鹤草15g，地榆炭10g，醋莪术3g，白芍12g，炒谷芽12g，炒麦芽12g，炙甘草6g。21剂。

三诊（2023年5月4日） 大便日1次，无黏液脓血，无腹痛，体力正常，可进行正常体育活动，食欲一般，偶有腹胀，服药后排气多，眠可，3月至5月体重增加1kg。脉左弦细滑右稍弱，舌胖淡暗，苔白腻微黄，中有裂纹。

【处方】太子参20g，茯苓15g，白术15g，木香6g，黄连5g，关黄柏10g，白头翁30g，牡丹皮10g，仙鹤草15g，醋莪术3g，白芍12g，炒谷芽12g，炒麦芽12g，炙甘草6g，醋鸡内金15g，炒槐花6g。21剂。

四诊（2023年7月13日） 停药后大便规律，每日1次，无黏液脓血，纳可，体重增加1kg，身高亦长。某日进食火锅后诱发腹痛腹泻，但无黏液、脓血及里急后重，大便稀薄，日2~3次，3日后症状缓解。近日外感风寒，咳嗽，痰少。脉弦细，舌胖质淡，苔白微腻。

【处方】太子参20g，茯苓12g，白术15g，法半夏9g，黄连6g，木香9g，炒杏仁9g，豆蔻10g，薏苡仁15g，蜜百部10g，姜厚朴12g，关黄柏10g，醋鸡内金15g，炒麦芽12g，炒谷芽12g，甘草5g。

【按语】本案患者为溃疡性结肠炎，利下脓血便，里急后重，中医归于“久痢”“休息痢”范畴。主要症状有大便带血，夹有黏液，里急后重。姚教授认为本病多本虚标实，虚实夹杂，发作时宜先标后本。患儿脾常不足，饮食不节，而致脾运不利，湿浊内停化热，伤及血络，先从清化肠道湿热、凉血止血论治，后再调补脾胃。

方用青黛清热解毒凉血以止血；黄连、黄柏、白头翁苦寒，苦以燥湿，寒能制热，清肠腑湿热；四君子健脾益气，从本图之，党参改为太子参，以免温燥动血；木香调气导滞下行；丹皮凉血活血止血；仙鹤草、地榆炭、槐花炭涩肠止血止痢，促进水分吸收，又可保护肠壁。全方集清热解毒、燥湿止痢、涩肠止血、健脾扶正于一体，照顾全面。二诊便血明显好转，仍宗前方之义健脾清热利湿，清利血络余热。去槐花炭，加少量莪术活血化瘀消积；白芍和营；炒谷芽、炒麦芽消滞健脾养胃。三诊大便正常，可进行正常体育活动，体重亦有所增加。食欲一般，偶腹胀。肠腑湿热气滞等病理因素已渐缓解，乃减青黛、地榆炭，改用炒槐花，更偏重凉血解毒；加鸡内金消食助运。四诊患儿停药后大便调，纳可，体重增加。其间饮食不节出现1次腹泻，但无黏液、脓血及里急后重，又外感风寒，咳嗽，痰少，故去白头翁、丹皮、仙鹤草、槐花、莪术、白芍，加半夏、豆蔻、杏仁、薏苡仁、厚朴，取三仁汤之义，宣

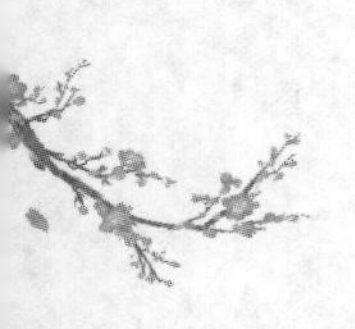

畅气机，清利湿热；炙百部润肺下气止咳。继续调理脾胃，巩固疗效，防止复发。

患儿体弱，病已1年余，饮食水谷精微不能充养肌肤，故体重、身高未有生长，经治后不仅病愈，生长发育亦恢复正常，可见脾胃健运功能之重要性。

本案用药特点有三：一是在病程发展中肠络受影响出现气血不畅的局面，可少量运用活血化瘀药，常用莪术5～6g，消除肠道局部之水肿及血络瘀滞、组织变性，久治不愈的患者可参用本法；二是大便脓血说明胃肠湿热已经化燥入血分，因此清热解毒药物为必用之品，常选用青黛、白头翁等；三是在大量清热解毒燥湿之品中加入少量涩肠止痢之品如仙鹤草、秦皮等，便脓血症状缓解较明显。

功能性消化不良

医案1　健脾和胃、平肝息风法治疗胃痞案

吴某，女，75岁。2017年6月初诊。

【主诉】胃脘堵闷30余年，伴胃痛半月余。

【病史】患者30余年前无明显诱因出现胃脘堵闷，无胃痛，无反酸烧心，无口干口苦，就诊于当地医院。胃镜检查示：慢性浅表性胃炎；钡餐检查示：慢性胃炎。此后每因情绪不节或饮食不当发作。2017年4月于当地医院行胃镜检查示：慢性浅表性胃炎，胃息肉；^{13}C呼吸试验（+）；病理检查示：胃窦中度肠化，黏膜慢性活动性炎、胃角轻度萎缩，慢性炎症改变。予根除幽门螺杆菌四联疗法后出现大便次数增多，当地医院诊断为肠道菌群失调，予整肠生等药物对症治疗后症状好转。半月余前患者因饮食过量再次出现胃脘堵闷，伴胃部隐痛，现为求进一步中医诊治，特来就诊。既往高血压病。刻下症：间断胃脘堵闷，胃部隐痛，食后加重，大便质软，不成形，纳可，眠差，易醒，需安眠药物辅助。头部胀痛，午间明显，傍晚可自行缓解。舌红，苔剥脱，有齿痕，右脉沉细而涩，左脉沉弦细。

【诊断】胃痞。辨证：脾之气阴两虚，兼有肝木乘之。

【治法】健脾和胃，平肝息风，兼顾气阴论治。

【处方】太子参20g，北沙参15g，茯苓20g，炒白术15g，莪术6g，白芍30g，川芎10g，当归15g，蝉蜕10g，炒蒺藜12g，全蝎6g，炙甘草10g，木香10g，鸡内金15g，炒麦芽15g，炒稻芽15g。

二诊 胃脘痞满减轻，有饥饿感，食欲增，午后、傍晚下肢浮肿，咽痛，头痛消失，入睡难减轻，时需药物辅助入眠，小便少，大便可，腰酸。舌暗淡，部分剥脱无苔，部分苔略黄腻。右脉沉关濡，左脉弦细。部分皮肤红痒，既往湿疹。

【处方】茯苓20g，生白术15g，白芍15g，麦冬12g，豆蔻6g，黄连3g，茵陈15g。

后电话随访，患者病情平稳，未再见复发之势，嘱其清淡规律饮食。

【按语】患者胃脘堵闷30余年，近半月出现胃痛，胃中气滞不畅，恙久气郁化火，耗伤胃津及胃阴，故治以健脾和胃，兼以补益气阴为法。本案患者为老年女性，兼有高血压之疾，素体阴虚，脾阴亦虚，运化不利，故初诊时以养阴清化为主。在治疗脾胃病时，姚教授认为滋阴药物大多滋腻，易碍脾运，故选用养阴药物时应注重使用甘凉濡润之品以养胃阴，如石斛、麦冬、白芍、炙甘草等。本案用方中太子参、北沙参、白芍滋养胃阴而缓急止痛，又兼病程日久，复生瘀血之邪，故加川芎、当归、莪术以行气活血。主方虽对主症，但仍有一些兼夹证候不除。思高血压、头疼之病机为风，风性清扬上行，易侵袭头部。患者病在胃部，病损在胃之黏膜，虽不是在清阳上窍，但其病机有相似之处。土虚肝乘，肝风上扰，故见头部不适，蝉蜕、炒蒺藜、全蝎能平肝息风，服后果然得效。说明临证此病，选方用药思路要广，触类旁通。

医案2 健脾益气法治疗胃痞案

李某，男，50岁。2015年6月初诊。

【主诉】脘腹胀满1年余。

【病史】患者1年余前无明显诱因出现脘腹胀满，食后加重，无腹痛，无反酸烧心，无口干口苦，就诊于当地医院，行胃镜检查未见明显异常，诊断为功能性消化不良，先后予莫沙必利、复方消化酶胶囊治疗，症状未见缓解。现为进一步寻求中医诊治，特来就诊。刻下症：脘腹胀满，双侧中下腹明显，连及两胁，空腹及餐后均出现，纳可，嗳气频，矢气少，双侧耳鸣，二便调，近1年体重下降5kg。舌暗红，苔薄白，脉沉细弦。

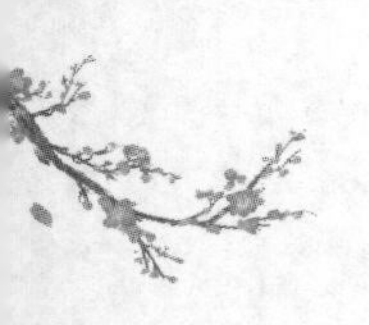

【诊断】胃痞。辨证：脾虚气滞证。

【治法】健脾理气。

【处方】当归20g，赤芍12g，白芍12g，枳实10g，厚朴15g，法半夏12g，茯苓20g，炒白术15g，旋覆花10g，石菖蒲12g，磁石30g，豆蔻10g，木香10g，远志12g，土茯苓30g，车前子30g，炙甘草6g。

二诊 患者自述服药后未见明显好转，现晨起右腹部胀满，夜间左腹胀满，无饥饿感，嗳气频，排气少，耳鸣，双下肢酸软，纳可，眠可，大便日行1次，质可，小便调。舌质暗红，苔左厚腻右薄，脉左细弦，右沉细涩，右寸弦。辨为脾虚湿滞证。

【处方】炒苍术15g，姜厚朴12g，法半夏12g，豆蔻10g，石菖蒲12g，土茯苓30g，泽泻12g，生薏仁30g，金银花30g，黄柏12g，车前子30g，甘草10g，牛膝15g。

三诊 服前方后腹胀缓解，排气正常。双下肢酸软缓解，嗳气减轻。时有左侧腹胀，双下肢酸软，阴囊潮湿，眼干涩，视物模糊。辨为脾胃不和证。

【处方】桂枝10g，赤芍15g，白芍15g，香附12g，干姜6g，黄连6g，白芷10g，茯苓20g，炒白术15g，木香10g，狗脊15g，木瓜15g，甘草6g，当归20g，细辛3g。

此后规律随诊，腹胀基本消失。

【按语】患者为中老年男性，素有饮食不节病史，脾胃受损，已出现脾胃虚弱之证。西药治疗未见明显缓解，因饮食不节、情志不畅又出现了病情反复、加重。中焦脾胃虚弱，运化不利，则气机阻滞，出现脘腹胀满，结合舌脉，辨为脾胃虚弱，气机阻滞，运化不利。初诊以健脾理气为主，同时考虑肝胃不和，故佐以平抑肝阳之品，如磁石、石菖蒲等。后患者仍有脘腹胀满感，效不明显。考虑患者脾胃虚弱，不能运化痰浊，导致湿热内结，故调整处方思路，以清化湿邪为主，治疗过程中根据病症变化适当加减，对症治疗，把握基本病机，辨病与辨证相结合，最后以小建中汤调和脾胃，巩固疗效，缓调收功。诸药合用，中焦调和，气机升降功能正常，运化得利，病症自除。

医案3 培土平木法治疗反胃案

王某，女，40岁。2016年5月初诊。

【主诉】间断恶心1年余，加重1周。

【现病史】1年余前患者因与家人生气后出现间断恶心，进食后明显，未予重视，未行系统诊治。1周余前再次因情绪不畅出现恶心，伴呕吐，呕吐物为胃内容物，就诊于当地医院，行胃镜检查示反流性食管炎（LA-B）、慢性浅表性胃炎，予奥美拉唑肠溶片治疗后症状未见明显缓解。刻下症：恶心，默默不欲饮食，头晕目眩，胸口闷，时左胸痛，心烦，心下痛，时牵涉后背，反酸烧心，口干不欲饮，口苦，腹胀，嗳气，眠浅，双下肢凹陷性水肿。舌暗红，苔薄黄腻，脉左沉弦右沉细。

【诊断】反胃。辨证：脾胃不和，肝失调达。

【治法】健脾和胃，宽胸降逆。

【处方】青蒿10g，黄芩12g，青皮10g，清半夏12g，竹茹12g，柴胡10g，太子参20g，茯苓20g，炒枳实15g，厚朴花15g，焦槟榔10g，合欢花15g，夏枯草15g，醋鸡内金15g，甘草6g。

二诊 恶心症状稍缓解，仍时有反复，严重时伴呕吐，偶有胃脘部隐痛，无胀满，无反酸烧心，大便稍干，排便不尽感，口干，眠差。舌暗红，苔薄黄腻，少津，脉弦细。辨为脾胃两虚，郁热上扰证。

【治法】从清郁热，调和肝胃，再治根本。

【处方】法半夏12g，竹茹12g，黄芩10g，黄连10g，柴胡12g，炒枳壳12g，茯苓20g，厚朴花15g，浙贝母20g，车前子30g，生黄芪15g，焦栀子10g，煅牡蛎30g，甘草6g，陈皮10g。

服上方后恶心症状较前明显减轻，嘱患者平时移情易性，多参加户外活动，避免过喜过怒。

【按语】功能性消化不良虽以脾虚为本，然中医认为七情内伤皆可致病。五脏之中，肝与情志关系最为密切。脾胃升降功能有赖于肝气的疏泄维持，肝气郁滞，不得宣泄，则横逆犯胃土，以致胃气不降，气机郁滞，不通则痛，出现痞满、恶心、纳差、反酸等症。从姚教授诊治经验来看，功能性消化不良与患者的情绪息息相关，临床多见肝脾同病之象。叶天士言“培土必先制木”。以本案患者为例，有情绪不节的发病诱因，故在脾胃不和的基础上见其肝经枢机不利，出现默默不欲饮食、口干不欲饮、口苦等少阳证表现，初诊时选用柴芩温胆汤加减。柴芩温胆汤是在温胆汤基础上加用小柴胡汤之柴胡、黄芩而成，其中柴胡味苦性寒，轻清升散，善于疏散少阳表邪，又能疏肝解郁，开气

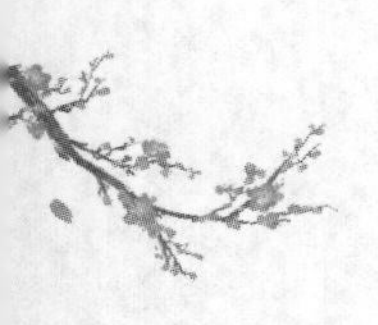

分之结，解表而和里，且善升举阳气。黄芩味苦性寒，善清肝胆气分之热，使半里之邪内撤，又可燥湿泻火解毒。二药配对，疏透中有清泄，相辅相成，又能调肝胆之枢机，理肝胆之阴阳，升阳达表，广泛用于肝气郁滞、胆胃不和之证。二诊时患者症状稍减，但仍见恶心之感，故在原方基础上加大化湿止呕之力，并佐加清利湿热之品，诸药配伍，以清为主，以利为辅，共奏调和肝胃、内清郁热之功，临床用治慢性胃炎及肠功能紊乱等符合本方证病机者，疗效确切。

医案4　健脾化湿、清热和胃法治疗纳差案

徐某，男，50岁。2017年8月初诊。

【主诉】消化不良伴纳差8月余。

【病史】8月余前患者无明显诱因出现消化不良伴纳差，主要表现为进食后胃脘堵闷感。就诊于我院门诊，查幽门螺杆菌（-），予中药及复方消化酶制剂治疗后未见明显缓解，现求进一步诊治。刻下症：胃脘堵闷伴纳差，口淡无味，口腔大量白色泡沫样分泌物，夜间尤甚，多汗，自觉口腔异味，眠可，大便日1行，质干，小便频，夜尿2～3次。舌淡暗，苔黄腻，右脉沉弦细，左脉沉细滑，皮肤湿冷。

【诊断】痞证。辨证：脾胃虚弱，运化不利，郁火化热，滋生湿热。

【治法】健脾化湿，清热和胃。

【处方】炒杏仁12g，生薏苡仁30g，豆蔻10g，茯苓20g，生白术30g，黄连6g，黄芩12g，法半夏10g，淡竹叶12g，姜厚朴12g，小通草6g，党参15g，煅牡蛎30g，浮小麦30g，炙甘草6g。

二诊　大便成形，规律，自觉舌苔退，食欲好转，现仍有吐涎，汗多，影响睡眠，进食后胃痛，偶反酸，困乏明显，夜尿3～5次。舌暗红苔白腻，中有少量裂纹，右脉沉细滑，左脉沉细。湿热渐退，脾胃气虚引起汗出、肢冷，重在健脾补气兼止汗化浊，加强气化功能。

【处方】党参20g，黄芪30g，桂枝10g，白芍20g，浮小麦30g，煅牡蛎30g，浙贝母20g，法半夏12g，醋五味子6g，制吴茱萸10g，大枣15g，干姜6g，生龙骨30g，炙甘草6g。

【按语】功能性消化不良是胃肠结构无器质性病变的消化系统性疾病，早饱、餐后不适、上腹烧灼感等不适症状均是其主要表现。本病还与胃食管反流

病等重叠发生，属于“痞证”“嘈杂”等范畴。姚教授在临床上常选用半夏泻心汤类方加减，理气和胃。以本案患者为例，首诊时姚教授认为其核心病机是脾胃为本，湿热为标，故采用三仁汤及半夏泻心汤加减配合治疗。三仁汤出自《温病条辨》，以杏仁、薏苡仁、豆蔻为君药，三仁合用，能宣上、畅中、渗下而具清利湿热、宣畅三焦气机之功。本案是在三仁汤原方的基础上去掉滑石，加用茯苓、白术、党参健脾养胃，黄连清热燥湿，加强半夏、厚朴辛开苦降之功，诸药合用，宣上、畅中、渗下，共行健脾行气祛湿之效。半夏泻心汤类方具有寒热平调、攻补兼施的功效，其中黄芩、黄连苦降泄热，干姜、半夏辛开散结，甘草补益脾胃，调和诸药，在脾胃气虚、寒热互存、中焦壅滞的患者就诊时，姚教授会选择此方加减。二诊时患者湿热之邪减退，而正虚之象渐显，姚教授重新调整处方思路，加强补益之功，以提高气化功能。脾胃病亦属于“气化病”，脾主升清，胃主降浊，脾与胃的气化功能相反相成，若脾气不升，阻滞于中，则会脘腹胀满，纳呆食少。以小建中汤为主方，并佐以收敛固涩阴液的药物。此外患者眠差，考虑肝脾失调，心神受扰，心主神，肝藏魂，进而影响睡眠，故肝、心、脾同调，用桂枝甘草龙骨牡蛎汤加减治疗。除此方外，姚教授在临证中亦会选择柴胡龙骨牡蛎汤、百合地黄汤等。

慢性胆囊炎及胆石症

医案1　疏肝利胆、健脾和胃法治疗慢性胆囊炎及胆石症腹痛案

张某，男，60岁。2015年6月18日初诊。

【主诉】腹痛反复半年。

【病史】患者半年前无明显诱因出现腹痛，未予重视。后就诊于我院，超声示：胆囊炎，胆囊结石，胃胀气。尿常规、心电图无异常。上腹部近剑突下反复疼痛，伴后背疼痛，发作时伴恶心呕吐，无发热，纳可，反酸烧心，软困乏力，眠差，大便稀，每日3～5次，小便时难，时有遗尿，右手臂麻木，双足背浮肿，皮肤痒。4年前行膀胱癌手术，有高血压病。舌淡暗，苔黄白腻，脉弦滑。

【诊断】胆胀病，胁痛。辨证：脾胃两虚，运化不行，肝失疏泄，脾胃升

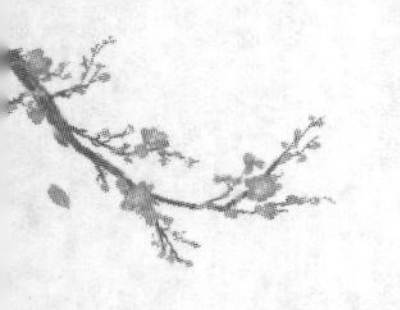

降失司。

【治法】疏肝利胆，健脾和胃，调补脾肾。

【处方】四君子汤合小建中汤及香连丸加减。

乌梅12g，党参15g，茯苓20g，麸炒白术20g，苍术12g，姜厚朴15g，木香10g，黄连10g，白芍20g，桂枝10g，合欢花15g，醋莪术6g，郁金12g，金钱草15g，炙甘草10g，豆蔻12g。14剂。

二诊 腹痛明显改善，睡眠较前改善。效不更方，继服14剂。

后电话随访，患者自诉诸症缓解，于当地医院随诊。

【按语】慢性胆囊炎的临床表现为右上腹和肩背部疼痛，厌油腻，食后加重，腹胀，嗳气等。B超检查可见胆囊形态大致正常或缩小，胆囊壁增厚等。该病属中医学“胁痛”“胆胀”范畴。《杂病源流犀烛·胁肋痛》云：“肝经病也，盖肝与胆二经之脉，布胁，肝火盛，木气实，故流于胁肋间而作痛。”《医方考·胁痛门》云：“胁者，肝胆之区也，肝为尽阴，胆无别窍，怒之则气无所泄，郁之则火无所越，故病证恒多。”《诸病源候论·胁痛候》言：“胁客于足少阳之络，令人痛，咳，汗出，阴气击于肝，寒气客于脉中，则血泣脉急，引胁与小腹。”胁痛病变主要在肝胆，同时与脾、胃、肾有关，辨证时要分清气、血、虚、实。《景岳全书·胁痛》云：“但察其有形无形，可知之矣。盖血积有形而不移，或坚硬而拒按，气痛流行而无迹，或倏聚倏散。”实证以气滞、血瘀、湿热为主，而又以气滞为先。《杂病源流犀烛·胁肋痛》云：“今胁肋痛，由于肝胁之实，而所谓肝邪者，不越气、血、食、痰、风寒五端，试先言五者之由，而详症之所属……此五者，皆足致痛，而惟怒气瘀血居多也。”虚证则多以阴血亏损而致肝阴不足为主。临床上常虚实并见者为多，多因实证日久，化热伤阴，脾胃虚弱，肝肾不足所致。《症因脉治·胁痛论》：“内伤胁痛之因或死血停滞胁肋，或恼怒郁结，肝火攻冲，或肾水不足。皆成胁肋之痛矣。”胆为六腑之一，以通降下行为顺，故治疗上多以“通”为主。“胁痛者，厥阴肝经所为也，其病自两胁下，痛引小腹，亦当视内外所感之邪而治之。治之当以散结、顺气、化痰、和血为主，平肝而导其滞，则无不愈矣”。《证治汇补》云：“胁者，肝胆之区，肝为尽阴，喜条达而恶凝滞；胆无别窍，喜升发而恶抑郁，故凡木郁不舒，而气无所泄，火无所越，胀甚惧安者，又当疏散升发以达之。不可过用降气，致木愈郁而痛愈甚也。”姚乃礼教授认为本案患者应以“通”为主，但仍要兼顾脾胃，以防肝木太盛，“侮而乘之”；用药时不可一味疏肝理气，行气散郁，还要酌加健脾益气之剂，即疏肝实脾。实脾即治本，一使“脾旺不受邪”；二可养肝体，复肝用。李济仁云“治法上要着眼于通，而兼顾于和……治胆切勿忘肝胃，通利宜兼顾阴血，使补血不滞，利而不伤，刚柔并举”，观点甚合姚教授之意。

本案方用四君子配合疏肝利胆之品加减。方中党参、茯苓、白术、甘草健脾和胃，助脾运化，为补益脾胃的基础方。配以木香、郁金使肝气调达，阳郁得伸。加白芍敛阴养血，缓急止痛。《本草备要》言白芍“补血”“敛肝阴”，养肝体，助肝用。佐以厚朴、木香、白芍、郁金以行气止痛。患者苔黄白腻，脉弦滑，有湿热之象，配以苍术、黄连、豆蔻清热燥湿，疏利肝胆之湿热。加金钱草、厚朴以通淋排石，行气导滞。患者舌暗，兼有瘀滞，故加郁金、醋莪术行气活血止痛，且郁金“尤能开郁通滞气”，使气行则血自畅。甘草调和诸药，健脾和中，并缓急助白芍止痛。综观本方，一散一收，一疏一养，一升一降，亦肝亦脾，亦气亦血，合用散而不过，疏而无伤，肝脾同治，气血兼顾。四君子汤益气健脾，扶土抑木，于土中泄木，使肝气平、脾土健，则痛消。综上，治疗胆胀，在疏肝利胆的同时要兼顾脾肾，遣方用药要刚柔并济，润燥相伍，时时顾护阴血，防止肝阴亏耗使病情加重。

医案2　化瘀泄热，调理肝脾治疗胆石症腹痛案

马某，男，54岁。2016年12月1日初诊。

【主诉】阵发性腹痛1月余。

【病史】患者1个月前无明显诱因出现右上腹部隐痛，就诊于当地医院，超声示：胆囊结石。现右上腹部连及胁肋部隐痛，口干口苦，纳可，困倦乏力，睡眠欠安，自觉身体怕冷，而外有热，心惕不安，小便冷感，大便偏干，排便不尽感。晨起咽干，咽中有痰。舌暗红，胖大，苔黄白厚腻，脉沉细弱。

【诊断】胆胀病，腹痛。辨证：肝郁不舒，痰浊内滞。

【治法】调理肝脾，化瘀泄热。

【处方】升降散合当归芍药散加减。

姜黄12g，麸炒僵蚕12g，蝉蜕10g，熟大黄6g，当归15g，赤芍12g，白芍12g，生黄芪15g，夜合花15g，柴胡10g，郁金12g，黄芩10g，黄连6g，甘草6g，生龙骨30g，生牡蛎30g。14剂。

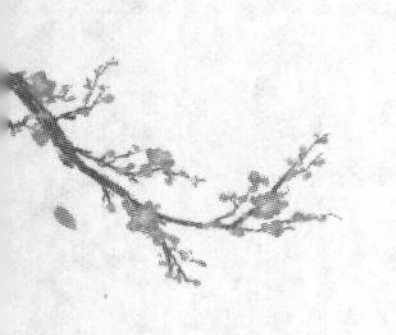

二诊 上腹疼痛减轻，痰中带血丝，夜寐6~7h，多梦，小腹胀。

【处方】上方加槟榔、苍术、厚朴、半夏、桔梗。14剂。

诸症缓解，佐以健脾和胃之品巩固疗效。

【按语】升降散是一首治疗温病的经典名方，组方僵蚕、蝉蜕、姜黄、大黄，共奏升清降浊，散风清热之效。升降散最早见于明代《万病回春》，龚廷贤称其为“内府仙方”。清代杨栗山进行传承并发扬该方，改名为“升降散”，且改原方丸剂为散剂。升降散为治疗温病总方，主治表里三焦大热。姚乃礼教授认为，胆石症为怫郁在里，由里而达外，内之郁热为重，气郁化火而导致内生湿热为胆石症的关键因素。升降散四药相配，升清降浊，寒温并用，一升一降，通里达表，行气解郁，宣泄三焦，使升降复常。方中僵蚕为君，蝉蜕为臣，姜黄为佐，大黄为使。僵蚕清热解郁，散风除湿，化痰散结，既能宣郁，又能透湿于火热之外。姚教授认为，僵蚕色白，表明其禀受金气，兼有金木二性，木柔金硬，可以破结，同时疏散邪气。蝉蜕宣肺开窍以清郁热，杜文燮《药鉴》认为蝉蜕“同荆芥能除风热，入僵蚕又却风痰。用于发散药中，能清肌表之热；用于解毒药中，能除脏腑之火”。姜黄行气散结，破瘀逐血，消肿止痛；大黄攻下热结，泻火解毒，推陈致新，安和五脏。僵蚕、蝉蜕升阳中之清阳，姜黄、大黄降阴中之浊阴，一升一降，内外通和，使气机得通，肝胆得以疏利，调理胆石症患者表里三焦气机，使郁热得解，湿热得利。

当归芍药散载于《金匮要略·妇人妊娠病脉证并治》“妇人怀妊，腹中疞痛，当归芍药散主之”；《金匮要略·妇人杂病脉证并治》“妇人腹中诸疾痛，当归芍药散主之”。全方组成为当归三两、芍药一斤、川芎半斤、白术四两、茯苓四两、泽泻半斤，具有活血化瘀、养血柔肝、健脾益气、利湿化浊、调和肝脾等功效，为治疗妇科的经典名方，古今医家多喜用之。当归芍药散作为经方，其配伍经典、疗效肯定、功用颇多，除妇科疾病外也被广泛应用于其他多种疾病。现代药理研究表明，当归芍药散及方中多种有效成分具有抗炎、调节免疫、保护神经等作用。本案中，患者腹痛，以当归芍药汤疏肝健脾止痛。方中白芍敛养肝血，平肝止痛；当归配芍药补养肝血，又能活血，肝得调达，脾得健运，肝脾两和，气机调顺。并且药味平和，当归、赤芍活血而不峻猛，补血而不滞血。患者夜寐欠安，配以生龙骨、生牡蛎潜阳安神；再佐以柴胡、郁金增强疏肝行气止痛之功；加黄芩、黄连清热燥湿，疏利肝胆湿热。

医案3 疏肝理气法治疗胆石症合并慢性胆囊炎案

王某，男，45岁。2018年1月18日初诊。

【主诉】右侧胁肋部疼痛3月余。

【病史】患者半年前无明显诱因出现右侧胁肋部疼痛，未予重视。后就诊于我院，超声示胆囊炎、胆囊结石。胁痛阵发性，情绪波动后症状加重，胸部痞闷，口不渴，腹胀便溏。纳一般，眠可，小便可。舌淡苔白腻，脉右缓，左细而涩。

【诊断】胆胀，胁肋痛。辨证：肝郁气滞，痰湿内阻。

【治法】疏肝解郁，理气和胃。

【处方】小柴胡汤合平胃散加减。

麸炒苍术15g，姜厚朴15g，法半夏12g，陈皮12g，豆蔻10g，木香10g，炒草果15g，金钱草30g，黄连10g，黄芩12g，生薏苡仁20g，甘草6g，柴胡12g，赤芍12g，白芍12g。14剂。

二诊 诸症缓解，无口干口苦。诊随症加减，加太子参、黄芪、炒白术以顾护脾胃。

【按语】平胃散出自《太平惠民和剂局方》，主要的药物组成有陈皮、苍术、厚朴、甘草，其功用燥湿运脾，行气和胃。方中以苍术为君药，其性辛香苦温，为燥湿运脾之要药，可使湿去而脾运有权，脾健则湿邪得化。厚朴辛温而散，长于行气除满，且其味苦性燥而能燥湿，与苍术相须为用，为臣药。陈皮味辛而温通，具有理气和胃，燥湿醒脾之功效，协苍术、厚朴燥湿行气之功更得益彰，为佐药。甘草性甘平而入脾经，既可以益气补中而实脾，令"脾强则有制湿之能"；又可以调和诸药，为此方之佐使药。此方主要用于脘腹部痞满，口淡不渴，恶心欲呕，胸膈满闷，头晕目眩，身体困倦，纳差，小便不利，舌苔白厚腻，脉沉滑之症。姚教授认为，该患者有胸部痞闷，腹胀便溏等痰湿内阻之象，痰湿内阻中焦，导致肝气升发不利，气机升降功能失调，须先化痰抑湿，恢复中焦气机升降枢纽的功能，肝气才可舒发，胆石则可排。若痰湿等病理产物堵塞胆道，疏肝理气亦无济于事，必先除痰利湿，使胆道得通。

小柴胡汤出自《伤寒论》，方药组成为柴胡、黄芩、半夏、生姜、人参、炙甘草、大枣。功能和解少阳，治少阳证往来寒热，胸胁苦满，默默不欲饮食，心烦喜呕，口苦，咽干，目眩，妇人热入血室，疟疾等。胆为六腑之一，

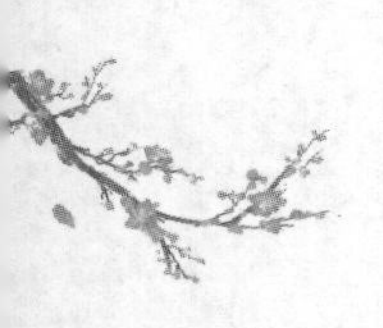

治当以通降为顺，且肝与胆经络相关、功能相互为用，常肝胆并治。“见肝之病，知肝传脾，当先实脾”，姚教授治疗胆石症在疏利肝胆基础上常配以健脾以标本兼顾。而小柴胡汤与平胃散接轨，古人亦有先例，叫作“柴平汤”。小柴胡汤善治肝胆气火之郁，而平胃散以利气消满、苦温燥湿为长，两方接轨，则疏肝和胃，使肝胃两顾。方中以柴胡、木香理气疏肝止痛。现代药理研究证实，柴胡中的有效成分柴胡皂苷能够降低血清中的甘油三酯、胆固醇、胆汁酸等与成石有关的指标。黄芩清利湿热，防止郁滞气机郁而化热之势；白芍柔肝止痛，与柴胡合用符合肝“体阴而用阳”的特性，有利于舒畅肝胆之气。金钱草利胆排石之功毋庸置疑，药理研究证实其具有松弛胆囊平滑肌、加速胆囊排空的作用。有研究证实，小柴胡汤能够对血清中的总胆汁酸及血清FGF19的含量进行有效调节，还可以明显调节胆红素的代谢、细胞因子的网络平衡，减少机体炎症反应，从而抑制胆石的形成。

胆石症多由于七情郁结，饮食不节等因素导致，发病机制与肝、胆、脾、胃等脏腑关系密切。任何因素使木气郁结都会影响脾胃，导致两胁疼痛等症状出现。黄伯雄说：“肝为刚脏，有郁结，气火俱升，上犯胃经，痛连两胁。”说明木气不舒一则横逆克土，以致肝脾不和，食欲减退；二则胸胁为肝之分野，胁肋胀满疼痛。脾为湿困也能影响肝木疏泄之机，如饮食不节，则积为滞，或为忧思所伤，更易使肝木克土。木与火同气，肝郁则生火，于是湿热熏蒸，气血阻滞，影响胆道通降，则胆汁留滞，一时不能排出，日久胆汁浓度升高，形成结石之症。相关研究显示，胆石症患者术后使用小柴胡汤可调节血清总胆汁酸浓度，从而抑制胆石形成，对预防胆石症、降低复发率有积极的临床意义。

医案4　疏肝利胆、清热活血法治疗慢性胆囊炎腹痛案

刘某，男，58岁。2018年7月19日初诊。

【主诉】右胁肋部疼痛1月余。

【病史】患者1月余前外出就餐后出现右胁肋疼痛，自觉胀满不适，疼痛可放射至中上腹部，自行口服雷贝拉唑钠肠溶片后症状未见缓解，后出现间断低热，Tmax 37.6℃。就诊于社区医院，予口服抗生素及胆宁片治疗后热势退，但仍遗留右胁肋部隐痛感。现为进一步寻求中医诊治，特来就诊。刻下症：右胁肋隐痛，进食后明显，胃脘部堵闷，无胃痛，无反酸烧心，偶口干口苦，纳差厌油腻，眠一般。既往胆囊泥沙结石病史。舌淡暗，苔黄厚腻，脉弦滑。

【诊断】胁痛。辨证：胆腑气机郁滞，化生瘀血。

【治法】通降肝胆之气机，活血化瘀。

【处方】柴胡剂配合行气活血之法。

党参15g，生黄芪20g，当归20g，丹参15g，茯苓20g，炒白芍20g，木香10g，柴胡12g，黄芩15g，法半夏10g，金钱草15g，白花蛇舌草15g，醋莪术10g，煅牡蛎30g，浙贝母20g，甘草6g。

【按语】慢性胆囊炎多由急性胆囊炎反复发作迁延引起，炎症多由胆囊内理化改变和机械刺激所导致，常见症状为餐后腹胀、嗳气、饱胀不适感，右上腹及心窝处隐痛。姚教授常采用柴胡类剂治疗本病，根据“通则不痛”的理论，以疏肝利胆、清热化湿、通腑降浊为基本治法，以达到通利六腑的目的。本案患者发病诱因为高脂饮食刺激，虽在抗生素的作用下遏制了疾病发展，但亦留下了急性胆囊炎的后遗症。采用小柴胡汤加减治疗，方中白芍、木香配伍，可提高胆囊的收缩功能；金钱草、黄芩清肝胆湿热，可提高胆汁流量，促进胆汁分泌；莪术、丹参、当归活血行气通络；法半夏、茯苓燥湿化痰；党参、黄芪补气扶正；炙甘草调和诸药。全方配伍得当，使郁热清透宣泄，肝胆得以疏泄条达，共奏疏肝利胆、理气活血、通络止痛之效。

参考文献

［1］李徐恩，陈烨娜，袁杰，等．柴胡疏肝利胆汤治疗慢性胆囊炎的疗效观察［J］．中国中医药科技，2023，30（3）：609-611.

消化性溃疡

医案1　化瘀通络法治胃溃疡案

马某，男性，63岁。2020年5月13日初诊。

【主诉】胃脘部疼痛1月余。

【病史】患者1月余前无明显诱因出现胃脘部胀满疼痛，并伴有进食后胃部疼痛剧烈、呕吐，呕吐物为咖啡色。于某医院行胃镜检查后确诊为胃溃疡、慢性浅表性胃炎。呼气试验（+），提示Hp感染，经过标准四联疗法及胃黏膜

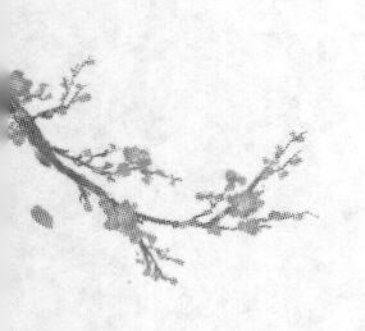

保护剂类药物治疗后转阴。呕吐症状缓解，但胃脘部胀满、疼痛症状未见明显好转。近半个月来，胃部胀满感加剧，遂求诊于我院。刻下症：胃脘部胀满，偶疼痛，乏力，心烦，胸闷气短，纳少，入睡困难，多梦易醒，小便可，大便排便困难，2～3日一行。舌紫暗，苔薄白，舌下脉络增粗，脉左沉弦涩，右弦细。

【诊断】西医诊断：胃溃疡、慢性浅表性胃炎。中医诊断：胃痛；辨证：络脉瘀阻证。

【治法】化瘀通络，和胃止痛。

【处方】太子参20g，茯苓20g，白术15g，丹参14g，红花12g，莪术10g，旋覆花12g，藤梨根15g，瓜蒌皮15g，法半夏10g，黄芪15g，龙骨30g，牡蛎30g，延胡索9g，炙甘草6g，三七粉3g。14剂，水煎服，每日1剂。

二诊　胃脘部疼痛缓解，但仍有胃胀、乏力、口苦、胸闷、纳少、入睡困难、多梦易醒，二便调，舌紫暗，苔薄白，舌下脉络增粗，脉左沉弦涩，右弦细。脉证合参，辨为脾胃病久，伤及阴血，疏泄不及，血不养心。

【治法】健脾和胃，养阴和血，活血通络。

【处方】太子参30g，茯苓20g，白术15g，丹参14g，红花12g，莪术12g，黄芪15g，白芍15g，黄连6g，柴胡12g，当归12g，龙骨30g，牡蛎30g，黄精20g，甘草6g。

三诊　胃脘部胀满较前好转，食量仍较小，胸闷较前减轻，入睡困难，需药物辅助睡眠，排便困难较前明显缓解，舌暗红，苔薄白，舌下脉络增粗，脉弦细。辨为脾气不足，运化不利，脾胃运化功能不足，兼见肝木不静。

【治法】健脾消食，养血安神，活血通络。

【处方】党参20g，黄芪20g，茯苓15g，白术15，丹参20g，红花12g，莪术12g，浙贝母20g，黄连6g，焦栀子6g，炒建曲15g，炒山楂15g，柴胡12g，川芎10g，香附12g，酸枣仁30g，合欢花15g，甘草6g，石菖蒲12g，远志12g。

四诊　胃胀缓解，食后仍有胃胀（胃胀持续时间较前缩短），夜寐难眠，头昏头痛，大便通畅，舌暗红，苔薄白，舌下络脉增粗，脉弦细。

【治法】健脾益气，消食和胃，兼养血活血安神。

【处方】党参20g，茯苓15g，白术20g，丹参14g，红花12g，莪术12g，浙贝母20g，法半夏10g，黄连6g，厚朴15g，枳壳12g，红景天15g，木香10g，炒建曲15g，炒山楂15g，路路通15g，甘草6g。

随后患者每个月定期复诊调整处方，2021年5月15日查胃镜示：慢性浅表性胃炎。2020年5月—2021年5月，患者服用数百剂中药，后胃镜检查提示胃溃疡已痊愈，仍有慢性浅表性胃炎。

【按语】在中医理论中，胃溃疡的发病机制与肝郁脾虚、络阻毒损等内在因素密切相关。姚乃礼教授强调中医药在调节胃泌素分泌、增强机体免疫功能、改善局部血液循环、抑菌消炎等方面的潜在优势。根据姚教授的治疗理念，对血瘀阻络型胃溃疡治疗有以下几点认识：①莪术、红景天、三七、川芎等活血化瘀药物能够改善微循环，增加血流量，改善胃黏膜的缺血缺氧状态，有利于炎症吸收和溃疡创面的恢复。②使用如太子参、茯苓、白术、黄芪等健脾益气药物，可以调节胃泌素分泌功能和胃蛋白酶活力，有助于提高机体免疫功能，改善整体状态，促进局部血液循环，对胃溃疡的愈合有积极作用。③通过使用柴胡、木香、香附等药物疏肝理气，可以改善胃黏膜的缺血缺氧状态，促进气血流通，有助于胃溃疡的愈合和改善胃痛、胃胀等主要症状。④半枝莲、藤梨根、黄芩、黄连等清热解毒药物可以有效消除幽门螺杆菌，抑制肠上皮化生和异型增生，减少胃溃疡恶变的风险。

医案2　虚、湿、毒、瘀论治胃溃疡伴难治性幽门螺杆菌感染案

刘某，女，44岁。2015年12月14日初诊。

【主诉】胃脘部疼痛半月余，加重3天。

【病史】患者半月余前无明显诱因出现胃脘部胀满疼痛，并伴有进食后胃部胀满剧烈、口中异味，时有胃中嘈杂感。于某医院行胃镜检查后确诊为胃溃疡，胃镜检查中行活检提示幽门螺杆菌感染阳性。患者此前已经过3次标准的四联疗法治疗，幽门螺杆菌感染仍反复发作。近半个月胃部胀满疼痛感加剧，遂至我院就诊。刻下症：胃脘部胀满疼痛，口中异味明显，时有胃中嘈杂感，纳可，两胁下时胀，大便日一行，成形，小便正常。睡眠差，易焦虑。舌红苔黄腻，脉弦滑。

【诊断】胃脘痛。辨证：肝脾不和，湿热瘀毒。

【治法】健脾疏肝，清热祛湿，活血解毒。

【处方】太子参20g，茯苓20g，白术15g，丹参20g，莪术10g，黄连6g，

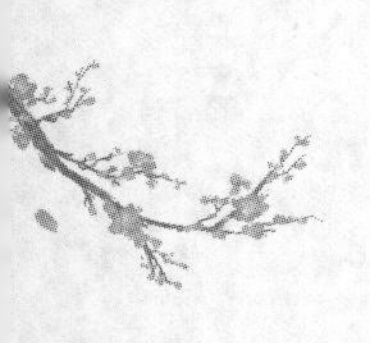

苏梗12g，法半夏12g，五灵脂10g，白花蛇舌草12g，蒲公英15g，白芍15g，藿香15g，柴胡10g，枳实15g，合欢花15g，合欢皮30g，浙贝母20g，藤梨根20g，甘草6g。14剂，日1剂，水煎服。

二诊 胃部胀痛缓解，口中异味较前减轻，胃中嘈杂感较前缓解，夜寐难眠，头昏头痛，大便通畅，舌红苔薄白，脉弦滑。仍从健脾疏肝、清热祛湿、活血通络论治。

【处方】太子参20g，茯苓20g，白术15g，丹参20g，莪术10g，黄连6g，苏梗12g，法半夏12g，五灵脂10g，白花蛇舌草12g，蒲公英15g，白芍15g，柴胡10g，藿香15g，枳实15g，合欢花15g，合欢皮30g，浙贝母20g，藤梨根20g，酸枣仁15g，甘草6g。14剂，日1剂，水煎服。

随后患者每个月定期复诊调整处方，2016年6月15日复查胃镜示：慢性浅表性胃炎。定期调整处方以巩固治疗。

【按语】姚乃礼教授认为，中医理论中胃溃疡伴难治性幽门螺杆菌感染可以从虚、湿、毒、瘀4个角度进行分析和治疗。对虚、湿、毒、瘀为病因病机的胃溃疡伴难治性幽门螺杆菌感染治疗有以下几点认识：①患者素体脾胃虚弱，气血生化不足，胃失濡养，易致溃疡。治疗当以健脾益气为本，增强机体正气，选用党参、黄芪、白术等药物，以提升脾胃功能，促进溃疡愈合。②湿邪困脾，影响脾胃运化，导致水湿内停，痰湿阻滞，加重胃部炎症。需用芳香化湿之品，如藿香、佩兰、苍术等，以祛除中焦湿邪，恢复脾胃升降功能。③幽门螺杆菌为“毒邪”，直接损伤胃黏膜，形成病灶。针对此点，宜采用清热解毒之法，选药如黄连、黄芩、连翘等，配合具有抗菌作用的中药，如蒲公英、地丁草，以清除病原微生物，减轻炎症反应。④久病入络，胃溃疡可致局部血行不畅，瘀血停滞。治疗宜活血化瘀，可用丹参、赤芍、桃仁、红花等药物，促进血液循环，加速溃疡面修复。综合以上四方面，制订个性化治疗方案，旨在调整整体内环境，提高机体抵抗力，同时针对性地处理幽门螺杆菌感染。

此外，中医治疗可与西医四联疗法相结合，尤其是在面对难治性幽门螺杆菌感染时，中西医结合治疗往往能取得更佳疗效。所有治疗均应在医生指导下进行，确保安全有效。

医案3　调和肝脾法治十二指肠溃疡案

赵某，男，48岁。2020年6月6日初诊。

【主诉】上腹部疼痛伴黑便2周。

【病史】患者2周前大量饮酒后开始出现上腹部疼痛，夜晚疼痛明显，排便次数增多，大便不成形，呈柏油样，色黑，伴腹痛、肠鸣。2020年6月于当地医院行胃肠镜检查后诊断为糜烂性胃炎、十二指肠球部溃疡。为求进一步中西医结合系统治疗，赴我院门诊诊治。刻下症：上腹部疼痛，夜间加重，大便日行3～4次，不成形，呈柏油样，色黑，偶有腹胀、肠鸣，矢气频，乏力，自汗，眼干，胁肋部胀满，咽部异物感，眠浅易醒，多梦。舌质淡暗，苔白，边有齿痕，脉弦紧。

【诊断】腹痛，便血。辨证：肝脾不调，气不摄血。

【治法】调和肝脾，益气止血。

【处方】太子参30g，茯苓20g，麸炒白术15g，黄芪20g，木香10g，炒枳壳15g，紫苏梗12g，延胡索10g，白芍15g，乌梅炭12g，醋莪术6g，白及20g，当归12g，炙甘草6g，炒酸枣仁30g，合欢皮30g，醋五味子6g。14剂。

二诊　上腹部疼痛明显缓解，大便次数减少，日行2～3次，不成形，呈棕褐色，腹痛、肠鸣稍有缓解，乏力、自汗稍缓解，胁肋部胀满消失，仍眼干、咽部异物感，睡眠较前改善。

【处方】在初诊方基础方上易太子参30g为党参20g，加芡实15g，山药20g。14剂。

三诊　大便次数已明显减少，日行1～2次，质软或不成形，无腹痛，仍间断肠鸣，仍眼干、咽部异物感。

【处方】在二诊方基础上加醋柴胡10g、香附10g、姜半夏9g、厚朴12g，当归加至15g，白芍加至20g。14剂。

后电话随访患者，半年后复查胃镜提示慢性浅表性胃炎、十二指肠球部溃疡已痊愈。

【按语】调和肝脾法是中医治疗十二指肠溃疡的一种方法，强调通过调和肝脾的功能达到治疗疾病的目的。姚乃礼教授根据多年的经验，认为疏肝与健脾有调节神经与肠胃功能的作用。姚乃礼教授自拟治疗胃、十二指肠溃疡的基本方，以四君子汤为基础方，其中包括太子参、炒白术、茯苓、柴胡等药物。

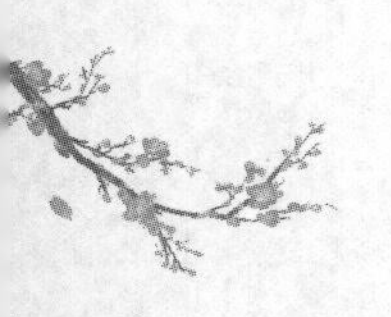

临床在治疗慢性胃炎、胃及十二指肠溃疡病时，广泛应用疏肝理脾法。本案患者的症状包括上腹部疼痛、脘腹胀满、矢气频、胁肋部胀满等，疏肝理脾可以缓解这些症状。调和肝脾属和法，立足于调和关系，针对邪在少阳、脏腑关系失和、寒热互结、虚实并见、升降失常等病证，予以和解少阳、调和肝脾、疏肝和胃、平调寒热、调和虚实、升清降浊等治疗方法。应根据患者具体情况，选择最佳治法。同时，患者还有大便次数增多、不成形、呈柏油样、色黑，乏力，自汗等症状，此为十二指肠溃疡黏膜破损出血所致，气随血脱，故兼夹气虚症状。此时应益气止血，通过补益气血和止血治疗因出血引起的气血不足、气不摄血症状。姚乃礼教授多选用归脾汤加减，方中包括黄芪、党参、木香、地榆炭、仙鹤草、白术、茯苓、白及、炙甘草等药物，共奏益气摄血、健脾安神之功。

医案4　清热祛湿法治胃溃疡伴反流案

患者，女，56岁。2021年8月14日初诊。

【主诉】胃脘部疼痛伴反酸烧心2周。

【病史】患者2周前熬夜、频繁加班后出现胃脘部疼痛伴反酸、烧心，遂至某院就诊，查胃镜示胃溃疡（A1期）、胃食管反流。病理检查示：慢性炎症伴活动、Hp（-）。给予泮托拉唑、莫沙必利口服治疗，胃痛及反酸症状稍有好转，为求进一步治疗，至我院门诊就诊。既往史：乙型肝炎，目前服用恩替卡韦。刻下症：胃脘部疼痛，反酸、烧心，偶有胃胀，咽喉异物感，口干、口苦，无嗳气，精神紧张，焦虑，进食时额头冒汗多，大便不成形，日行2～3次，臭味大，排便畅，夜尿3～4次，眠欠佳，多梦，心悸。舌红，苔黄腻，齿痕明显，脉弦滑微数。

【诊断】西医诊断：胃溃疡，胃食管反流。中医诊断：胃痛；辨证：湿热内蕴证。

【治法】清热祛湿，和胃止痛。

【处方】太子参20g，茯苓15g，生白术15g，旋覆花15g，代赭石20g，黄连6g，黄芩12g，丹参15g，醋莪术10g，当归15g，赤芍12g，白芍12g，生龙骨30g（先煎），法半夏10g，浙贝母20g，炙甘草6g。14剂，水煎服，每日1剂，分2次服。并嘱咐患者注意调整生活习惯，忌饮酒。

二诊　乏力感明显，下肢无力，咽部异物感，夜尿频，服药后大便正常，偶反酸烧心，眠欠佳，梦多，偶腰酸、耳鸣。舌红苔黄腻，齿痕较前减轻，脉滑。

【处方】生黄芪20g，太子参20g，茯苓15g，生白术15g，旋覆花15g，代赭石20g，黄连6g，黄芩12g，当归15g，杜仲12g，菟丝子15g，山药20g，白芍12g，生龙骨30g（先煎），法半夏10g，浙贝母20g，炙甘草6g。14剂，水煎服，每日1剂，分2次服。

嘱患者注意调整生活习惯，忌饮酒。

【按语】本案患者长期熬夜加班，作息不规律，导致脾胃运化失司，伴焦虑，导致心肝火旺，湿热内蕴于中焦，脾不升清，胃不降浊，出现胃痛、反酸、烧心；脾虚无力运化水液而生痰湿，阻于中焦，故见胃胀；痰湿日久化热，邪入血络，扰乱心神，加重精神紧张焦虑。治当清热祛湿，和胃止痛，兼以降逆抑酸。复诊患者诸症减轻，但仍脾运不行，脾气虚弱，累及肝肾，故以补气升阳、温补脾肾之品为主，以补本虚。

第六章
医论医话

浅谈和法在脾胃病中的应用

中医和法的渊源可以追溯到中国古代的医学经典和哲学思想。和法的思想源于《黄帝内经》。作为中医理论的奠基之作，《黄帝内经》最早提出了阴阳平衡、五行协调等核心理念，为和法奠定了理论基础。张仲景在《黄帝内经》的基础上进一步发展和拓展了“和”的理念，创建小柴胡汤以和解少阳。直到宋金元时期，成无己才正式提出“和解表里”概念，并将小柴胡汤列为和解少阳之代表方。清代程国彭在《医学心悟》中将和法列为八法之一。戴天章将“和”的概念进一步具象和扩展，提出寒热并用、补泻合用、表里双解等也是和法的一部分。

近现代医家在古人的基础上完善和发展了和法的应用，认为和法的关键在于缓和、调和。机体存在虚实寒热表里错杂证候时，单一治疗手段难以纠正人体气血阴阳之偏，和法可多方面、多维度实现对失和状态的精细微调，使人体气血趋于平复，达到一种新的阴阳平衡状态。具体而言，可分为调和脏腑功能、调和气血、调和气机升降出入及调和阴阳寒热等多个方面，在临床应用时注重升降并用、寒热兼施、敛散相伍、补泻相伴，达到阴阳相应、相互制约、双向调整的目的。

脾胃位居中焦，为人体气机升降之枢纽、气血生化之源、津液输布之所，脏腑气机的交通均通过脾胃中轴实现。当脾胃出现病变，人体的气血津液的运行和输布都会受到影响，极易导致正邪夹杂、虚实寒热错杂和气机升降紊乱的局面出现。同时，肝胆系统与脾胃密切相关，在五行层面，肝胆与脾胃存在相克的关系，肝胆借疏通之性以调节中焦气机升降，保证消化吸收功能的正常发挥。当木土失调时，脾胃受纳运化失常，升降失调，则表现为腹胀腹痛、纳呆恶心、胁肋胀满等症。脾胃为病往往存在脏腑兼病、寒热交杂、升降失衡的病理状态，调和脏腑、顺理升降、平调寒热虚实等和中之法在脾胃病的治疗中必不可少。

一、脾胃失衡，中土倾乱

1.脾胃和合是中焦健运的关键

《素问》曰："脾与胃以膜相连耳……足太阴者，里也，其脉贯胃，属脾，络嗌，故太阴为之行气于三阴。"脾和胃互为表里，在经脉上相互络属。胃为阳明之腑，上承食管，下接肠道，以通为用，以降为顺，将食糜下传；脾为太阴之脏，与脾胃互为表里，以升为健，将胃中水谷精华升清荣养全身。升清是降浊的前提，降浊是升清的基础，两者相辅相成，相互制约。脾胃同为中土，为三焦气机升降之枢纽。正如《四圣心源·中气》云："脾为己土，以太阴而主升；胃为戊土，以阳明而主降。升降之权，则在阴阳之交，是谓中气……中气者，和济水火之机，升降金木之轴。"中焦乃上下二焦气机交通之所，脏腑之气流转皆需通过中焦，肾水的蒸腾、肝木的生发、肺金的肃降、心火的下传均依赖脾胃升降有序。

在水谷运化方面，胃主饮食物之受纳腐熟，脾主运化吸收水谷津液，胃受纳功能正常发挥是脾吸收转运水谷精微的前提，脾主运转精微之气为胃功能正常运转提供条件。脾胃同为仓廪之官，互相为用，实现对饮食水谷的代谢和转运，化生气血以荣养脏腑、经络、四肢百骸及筋肉皮毛。

胃为阳明燥金，本腑属阳，以阴液为用；脾为太阴湿土，本脏为阴，以阳气为使。胃喜润恶燥，脾喜燥恶湿，胃体借由脾湿润之而受纳，脾脏须由胃阳资助而运转，二者燥湿相济，实现对饮食物的消化、吸收、转运。

2.升降失调、寒热互存、虚实夹杂是脾胃病的特点

《临证指南医案》云："脾宜升则健，胃宜降则和。"脾以太阴之脏而主升，胃以阳明之腑而主降，脾升胃降相反相成，互为前提，以维持正常的消化功能和胃肠的虚实交替。由于脾胃在生理上存在紧密的联系，当发生病理变化，两者往往也互相影响。外邪侵袭或饮食不当扰及中焦气机，则导致气机升降失常。若脾失健运，水谷难以运化，气血生化无源，清气不升，走于下，则腹胀飧泻；清阳不升，影响胃腑顺降，导致浊气上逆，出现恶心呕吐、反酸嗳

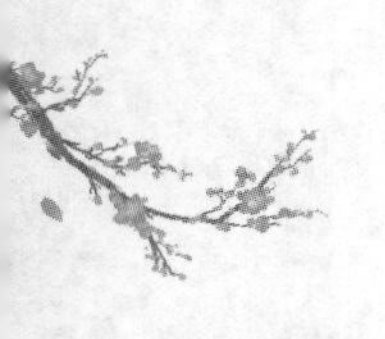

气等症。

脾为阴土，以阳气为用，体阴而用阳。脾病多见阳气不足，阳气不足则难以运化水湿，致使水湿内阻，故脾病多虚、多寒、多湿。胃为阳腑，赖阴液滋养，体阳而用阴。胃病多见阴津亏虚，津液不足则易于生燥化火。又因阳明多气多血，故胃的病理特点以“多实、多热、多燥”为主。故慢性脾胃病多表现为虚实夹杂、寒热互结的特点。

二、木土失调，气失冲和

肝位于下焦，应少阳初生之气，主疏泄，主调达，畅达三焦气机，对中焦气机升降调畅尤为重要。肝在五行中属木，中焦脾胃为土，五行之理，木能疏土，肝木顺达则中土之气不至于壅滞，脾升胃降，升降有序，维系中焦正常的消化吸收功能。同时胆汁为肝之余气所化，肝正常疏泄，胆汁才能排入肠道，帮助脾胃消化吸收。脾胃同为后天之本，可运化转输水谷精微，化生气血以濡养五脏六腑。若脾胃运化正常，气血生化有源，肝木得以荣养，则疏泄之职能正常发挥。肝木和中焦脾胃相互为用，肝木升达疏泄是脾胃运化的基础，脾胃功能健壮是肝木条达的前提，二者功能协调是中焦气机升降平衡的关键。

清代唐容川《血证论》言：“木之性主于疏泄，食气入胃，全赖肝木之气以疏泄之，而水谷乃化，设肝之清阳不升，则不能疏泄水谷，渗泄中满之证，在所难免。”在病理方面，肝胆和脾胃可相互影响，肝木疏泄太过或不及均可直接影响中焦脾胃气机，导致中焦气机紊乱。肝木为五脏之贼，百病生焉，肝木之性最喜克土，倘若肝木升发疏泄太过，戕害脾胃，导致脾胃亏虚，形成土虚木乘之证，表现为急躁易怒、头晕头痛、纳呆便溏等症。若情志郁滞，肝木怫郁，导致疏泄不及，脾胃之气壅滞，升降反作，表现为两胁胀满，情志抑郁，同时伴有脘腹胀满，纳差食少，大便不调等脾胃不和的征象。同时脾胃运化失司，饮食、津液停滞而产生食积、痰浊、水饮等诸邪，壅堵中焦，形成虚实夹杂之候。

《临证指南医案》曰：“肝为风木之脏，因有相火内寄，体阴用阳，其性刚，主动，主升。”肝为阴脏，内寄雷火，肝体易虚，雷火善动，情志不遂，气机怫郁或嗜食燥烈之品引动雷火，则火逆四窜，横行无忌。胃为阳土，属阳明燥金，性喜凉润，为水谷之市，赖肝木舒达。肝木一滞则胃腑清浊相混，加之雷火相激，胃气无以顺降逆冲而上，其辨证要点是郁热之症突出。肝胃郁热不解，日久伤及阴液，导致肝胃阴虚。

三、和调阴阳，燮理气机，归于权衡

1.斡旋升降，平调寒热，调衡燥湿，兼顾虚实

胃为阳明之腑，其气以通降为顺，其为病多表现为胃气不降，导致气机郁滞于上，胃气一旦壅滞，水谷无以化生精微，生浊化热，气滞、湿浊、食积、痰浊、郁热相因为害，又因阳明多气多血，气分郁滞不解，久则病及血分，导致血分郁滞，故胃的病理特点以“多实多滞”为主，治疗总以通降泻逆为主，可选用竹茹、枳壳、旋覆花等泻降胃气之品，同时伍以紫苏叶、桔梗等轻宣升浮之药，降中有升。脾气不升，清气下陷，在选用方药益气健脾升清的同时，可适当配以和降胃气之品，如治疗慢性萎缩性胃炎选用补中益气汤健脾升清的同时，用半夏、厚朴和降胃气。在治疗脾胃病时，当顺应脾胃气机升降规律，注重脾胃气机同调，升中有降、降中有升、升降配伍才能斡旋中焦气机，流转枢机，使得中焦气机通达，升降协调，出入有序。

脾为湿土之脏，运化水液。调节体内水液的代谢平衡是脾的重要功能之一。脾的运化功能正常，水液得以正常输布和排泄，则可避免湿邪生成。若遇饮食不节、情志失调、劳倦过度等因素导致脾失健运，水液的运化就会受阻，水湿停聚，形成湿邪。此时当以燥湿健脾为要，选用豆蔻、砂仁、苍术、草豆蔻等芳香醒脾燥湿之品。湿邪搏结日久，渐积化热，可酌用黄连、黄芩等清利湿热药物。胃喜润恶燥，易为燥热之邪所感，胃津不足宜甘润滋养，可选用北沙参、麦冬、石斛等药。临床运用时，需注意脾胃的特性，在滋养胃阴时可少佐芳香燥湿之品，防止滋腻碍胃；在祛除中焦湿邪时，可伍以甘润之药，防止刚燥伤阴。润燥共施，刚柔相济，达到和调脾胃的目的。

脾胃病病情复杂，有虚有实，有寒有热，单纯的热证或寒证临床上较为少见，往往以虚实寒热相兼的形式出现。在用药方面，苦寒太过易伤脾阳，辛温太过又恐助火伤阴，故治疗用药不可纯寒纯热。治疗宜分辨寒热虚实，权衡寒热主次，以苦寒药和辛温药相配伍来平调寒热，温清并施，常选用半夏泻心

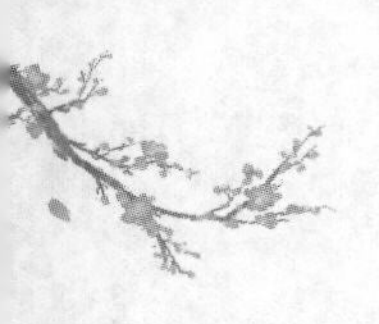

汤、乌梅丸、黄连汤、左金丸、连理汤等方剂。

2.平肝达郁，健脾和胃，泄热养阴，调和木土

脾胃居于中位，与各脏腑关系密切。《脾胃论·脾胃虚实传变论》曰："元气之充足，皆由脾胃之气无所伤，而后能滋养元气……脾胃之气既伤，而元气亦不能充，而诸病之所由生也。"土者以生万物，为化生元真的根本，孤脏以灌四旁。脾胃虚损，元气化生不足。元气为诸脏腑活动之本，元气虚衰可引起其他脏腑病变。同理，其他脏腑病变也可影响脾胃的运化功能。因此，治疗脾胃病时调和脏腑尤为重要，临床治疗应着重于调和肝脾及调和肝胃。

《临证指南医案》云："肝为起病之源，胃为传病之所。"临床上肝胃失调主要分为肝胃不和、肝胃郁热及肝胃阴虚3种情况。若情志不遂，气机郁滞，肝木失于条达，无以疏通胃腑气机，肝气横逆，势必克脾犯胃，致胃失和降，临床可见胃脘胀满不舒或疼痛，连及两胁，痛无定处，嗳气恶心，与情绪关系密切，舌苔薄白，脉弦。用逍遥散加减治疗，药用北柴胡、枳壳、白芍、茯苓、当归、甘草等。嗳气严重者可加代赭石、旋覆花、竹茹等，腹胀甚者可加青皮、延胡索。气机郁滞日久，气病及血，血行瘀阻，疼痛突出者，可酌用红花、桃仁、丹皮等活血祛瘀药，也可合入金铃子散、失笑散等验方。

肝胃郁滞日久，气机有化火之势，肝火横逆，乘犯胃土，表现为胃脘灼热疼痛，烧心反酸，胸中懊闷或有窒息感，口干口苦，心烦难忍，失眠，便秘，脉弦数。治疗宜平肝泻火，和胃降逆，方用化肝煎。方中青皮、陈皮疏肝理气，透达郁热；栀子、丹皮气血两清，可解血分之瘀热；白芍柔肝缓急；泽泻给郁热出路；贝母泄肝经瘀热。此方肝胃兼顾，气血同调，火郁两清。反酸明显者加煅瓦楞子、乌贼骨，心烦不寐者加生龙骨、生牡蛎、合欢花、炒枣仁，肝火炽盛者可酌加菊花、夏枯草。

肝胃郁热日久，煎熬脏腑真阴，阴虚无以制火，形成肝胃阴虚火旺之证，症见胃脘隐痛不舒，饥不欲食，口燥咽干，五心烦热，大便干结，舌红少苔，脉弦细数，方用一贯煎合益胃汤，大便干结者合入火麻仁、杏仁、郁李仁；口干明显者加知母、天花粉；阴损及气，气化不足而出现气阴两虚者可加党参、山药、五味子等。

《难经》载"见肝之病，则知肝当传之与脾，故先实其脾气，无令得受化之邪，故曰治未病焉"；《金匮要略》亦云"见肝之病，知肝传脾，当先实脾”。肝脾失调在临床上主要表现为肝气乘脾及肝郁脾虚。当肝气过亢，乘伐脾土，导致脾气亏虚，无以升发清阳于上，表现为腹胀腹痛，腹痛欲泻，泻后痛减，性情急躁，胁肋胀满，舌苔白，脉弦，方用痛泻要方，柔肝制肝，扶助脾土。肝郁日久，木不疏土，脾气虚损，或平素脾胃虚弱，一遇情志怫郁易致肝脾不和，临床多见胃脘或胁肋胀满，纳呆便溏，倦怠乏力，善叹息，治疗常以疏肝健脾之主方逍遥散加减治疗。

肝体阴用阳，以阴血为体，以气为用，脾主运化水湿，脾虚易导致水湿泛溢，两脏同病，可涉及气、水、血等方面的病变，故临床上肝脾不和之兼证较多。气病日久可累及血分，因此调气的同时应注重调血。肝郁日久，又可化火、伤阴、生风、入血。脾虚不运，气血生化无源，水液运行受阻，可形成水湿、痰浊。湿浊化热又可转为湿热，湿热酝酿日久生为热毒，因此肝脾不调证还应从不同层面、不同兼夹进行分析。

四、结语

“和”是中医重要的治法之一，指的是通过调和、和解的治疗手段祛除停留在半表半里的邪气，也可以用于调和脏腑、阴阳、气血等失和之证，使机体达到阴阳自和的状态，即《黄帝内经》所谓的“因而和之，是谓圣度。故……阴平阳秘，精神乃治”。和法不同于汗、吐、下等专事于攻邪的手段，也与专事于扶正的补法相异，是针对不同病位、不同病性的相兼证候兼顾治理的方法。

脾胃有独特的生理和病理特性，脾胃失和在临床上多表现为脏腑失调、升降失司、寒热错杂和虚实夹杂等特点，单一病位或单纯虚实之证较为少见，故单一使用补法、泻法、温法、清法较难奏效，因此和法在脾胃病的治疗中应用广泛。临证时当权衡其虚实、寒热、正邪，疏调气机以复其升降，补泻兼施以调其虚实，温清并用以调其寒热，使得脏腑气血阴阳相和，达到阴平阳秘的状态。同时，基于肝与脾胃的密切关系，在脾胃病的治疗过程中，调肝之法必不可少，临床可根据不同的情况酌情运用疏肝、平肝、泻肝、养肝之法，忌刚用柔，慎用峻猛之剂，顾护肝体。

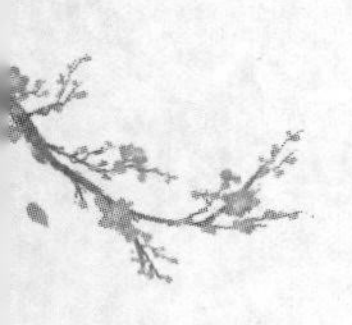

参考文献

[1] 王少丽，张润顺，白宇宁，等.姚乃礼应用调和肝脾法经验[J].中医杂志，2008(7)：596-597.

[2] 殷振瑾，闫远杰，靳蕊，等.姚乃礼教授从脏腑气化理论辨治脾胃病经验[J].天津中医药，2017，34(11)：721-723.

[3] 马卫国.姚乃礼运用调和肝脾法治验[J].中国中医药信息杂志，2015，22(1)：104-106.

[4] 刘慧敏，刘绍能，刘震，等.姚乃礼基于气机升降理论治疗胃食管反流病经验[J].北京中医药，2020，39(4)：335-336.

[5] 燕东.姚乃礼教授治疗脾胃病学术思想及慢性胃炎辨治经验的临床研究[D].北京：中国中医科学院，2017.

基于络病理论探析消化系统疾病的诊治思路

经脉是人体经络的主干，其所分出的枝节为络脉。络脉是人体经络系统的重要组成部分，遍布全身，通彻表里内外。人体的气血由经脉分出，渗灌于络脉，从而布达于全身，沟通内外表里。络脉不仅输布营血，还承担着连接经脉、调节血气、反映病理变化等多重功能。近年来，随着络病学说的不断发展，脏腑络脉理论受到中医界学者的关注，在临床中得到广泛应用，并取得了一定的成效。目前，络病理论在循环系统、泌尿系统疾病的治疗中得到广泛应用。消化系统慢性疾病，如慢性萎缩性胃炎、肝纤维化、溃疡性结肠炎等，均存在着络脉受累的情况，符合络病的发病特点，临床从络病论治屡获奇效。

一、络病理论渊源

《黄帝内经》中有关于络脉的详细记载，包括络脉的循行、生理功能及病理变化等。如《素问·调经论》载“先客于皮肤，传之于孙脉，孙脉满则传之于络脉”；《灵枢·经脉》曰“诸脉之浮而常见者，皆络脉也”；《灵枢·本脏》云“经脉者，所以行血气而营阴阳，濡筋骨，利关节者也”。这些内容为络病理论的形成奠定了基础，是络病理论的雏形。

汉代张仲景《伤寒杂病论》在《黄帝内经》理论的基础上发展和奠定了络病证治。《金匮要略》云“一者，经络受邪，入脏腑，为内所因也；二者，四肢九窍，血脉相传，壅塞不通，为外皮肤所中也”，说明经络是邪气传递的重要途径。《金匮要略》强调经络在疾病发展过程中的重要作用，论述了瘀血阻络、痰浊阻络、外邪入络等相关的络病病机，并提出了肝着、黄疸、水气病、疟母、胸痹、积聚、虚劳等疾病与络脉疾病相关。张仲景首次将活血通络化瘀法和虫蚁搜剔通络法运用于络病的治疗，创立了辛润通络之旋覆花汤、辛温通络之大黄䗪虫丸、祛瘀通络之鳖甲煎丸等经典名方，推动了络病治疗学的发展。

清代叶天士是络病学说的集大成者，在继承《黄帝内经》络病学说和张仲景诊治经验的基础上，提出了“久病入络”“久痛入络”理论，如“初病在经在气，其久入络入血”“初病在经，久痛入络，以经主气，络主血”“初为气结在经，久则血伤入络，病久痛久则入血络”，认为久病者病变已深入更细微的络脉系统，邪气结聚更深入，导致疾病迁延不愈。叶氏在其代表作《临证指南医案》中论及中风、积聚、胸痹、痹、胃脘痛等多个病证，并指明相关的络病病机和临床治法用药，创立了辛味通络、络虚通补等治法，为络病学说的发展做出巨大的贡献。吴鞠通在继承叶天士学术思想的基础上，创造性地提出了清络、宣络、活络、温络、补络、搜络、透络等一系列通络之法，善用旋覆花汤畅通肝之络脉。王清任进一步明确了瘀血和络病的联系，阐述了气虚血瘀的病机，善用引经之药以入血络，创立补气通络之名方补阳还五汤，同时创立多首逐瘀通络方，在后世临床获得广泛应用。

近现代学者在整理、汇总和研究古代关于络病理论典籍的基础上，运用解剖学、生物学、生物医学等尖端技术和方法，对络脉的解剖结构、血流动力学、神经生理学进行了深入研究，对络脉本体的认识和临床病机的内涵进行阐发，揭示了络脉与人体器官、系统的关系，进一步明确了络脉在人体生理活动及病理状态中的地位。王永炎院士对“病络”和“络病”的概念进行区分和研究，认为病络是络脉在病理条件下的一种表现，是疾病产生的根源。络病是络脉结构和功能失常所致的一类疾病，病络是络病的基础和前提。吴以岭院士将络病理论和西医学相结合，系统开展了络病证治的研究，提出“三维立体

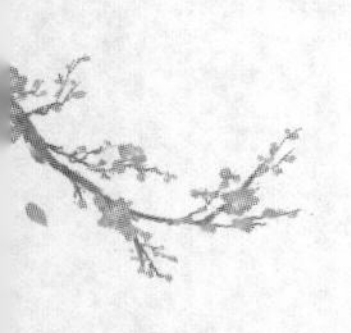

网络系统”的络病学的理论框架，系统阐释络脉的生理功能、病理状态、病机特点、临床表现，确立了“络以通为用”的治疗总则，提出虫类通络、藤类通络、活血通络、络虚通补等方法，极大地丰富和发展了络病理论。

二、络病理论的内涵

《黄帝内经》载：“经脉为里，支而横者为络。”经络分为经脉和络脉，络脉是经脉系统支横旁出的细小分支。络脉根据循行部位和功能的不同又可分为别络、浮络、孙络等。别络是指从经脉分出的络脉的主干线，为任督二脉、十二经脉所别出，加上脾之大络，共为十五别络；孙络是络脉最细小的分支，在人体内起着“溢奇邪”“通营卫”的作用；浮络是络脉浮于体表、浮而常见的络脉分支。这些分支系统共同组成人体络脉系统，分布于人体的细枝末节，内灌脏腑，外濡肌肤，可将气血输送至机体各处，起着沟通表里的作用。络脉依据分布空间位置不同而有阴阳属性之分。在脏腑中循行环绕者属阴，为阴络，根据分布脏腑的不同，又有胃络、肾络、肝络之别。其余走行于体表肌腠者为阳络。络脉弥散广布于全身，在人体上下内外无所不至，纵横交错，是沟通协调脏腑和体表的桥梁，故也是病邪入侵和传变的通路，可反映相应部位或脏腑的虚实寒热变化。

络脉从经脉别出后走行迂曲，逐渐细分，脉体渐趋狭窄，气血流速缓慢，极易受到外邪、情志、饮食的影响，产生病变。《灵枢》曰：“稽留而不去，息而成积，或着孙络，或着络脉。”叶天士指出“久病入络”“久痛入络”的病机演变规律，阐明络脉病变的产生往往是疾病经久不愈，病邪由表入里，由气及血，由经入络。络脉管道狭小，遭遇病邪侵扰极易发生堵塞，易致气血阻滞不通。《景岳全书·胁痛》载：“凡人之气血犹源泉也，盛则流畅，少则壅滞。”气血津液在经络中运行，气血充沛是经络运行流畅的前提，气血充足则四肢百骸、五脏六腑皆得其养。若病情迁延，缠绵难愈，经络气血亏耗，血行无力。络脉因其独特的生理结构和气血循行特点首当其害，从而出现络虚不荣的病理改变。“邪之所凑，其气必虚”，疾病日久，耗伤气血阴阳，络脉空虚，气血不足，邪气乘虚侵入。气为津血之动力，络气不足，无法推动脉中津液、血液循行，津血迟滞不行，停滞于脉内。津液难以布散，化为痰浊；血液难以运行，凝为血瘀。痰瘀交结，蕴久成积，积聚不散，日久酿毒。

《类经》云“深而在内者是为阴络”；叶天士曰“阴络乃脏腑隶下之络”。经脉向深部延伸，网布于脏腑周身，与脏腑生理病理密切相关的为阴络，亦为脏腑络。脏腑络脉病是脏腑病的重要病理基础。脏腑之络位置较深，呈网状分布，细微曲折，当外邪侵袭、饮食不节、情志失调或劳伤过度损耗脏腑真气，形成脏腑虚弱之候，内外之邪窜入脏腑络脉，损伤脏腑而导致脏腑病。正气虚弱，邪气易入难出，病程较长，邪气蕴久成毒，损伤阴络，痰瘀毒交结络中则化为有形之积。

三、消化系统与络脉的联系

《灵枢》云“五脏六腑，皆禀气于胃”“胃之所出气血者，经隧也。经隧者，五脏六腑之大络也”。脾胃为气血生化之源，胃络从足阳明胃经分出，在胃腑分布广泛，纵横交错，通过络脉与其他脏腑相连，实现气血津液的输送，是气血津液渗灌流通之所。解剖上而言，胃是胃肠道中血供最丰富的器官，胃黏膜下分布着致密的毛细血管丛，在结构上与络脉别行分出、逐渐细化、网状分布的特点相似。胃为传化之腑，主受纳腐熟，与饮食物关系密切，倘若饮食不节，过食辛辣、生冷、刺激食物，极易损伤络脉，导致络脉阻滞不通，形成胃络疾病。

大肠经属于阳明经，阳明为多气多血之经，肠络由大肠经别出，经过不断分化和延伸，纵横交贯于肠腑，发挥着沟通和布达气血的作用，保证阳明肠腑传化吸收功能的正常运转。现代研究亦显示，肠黏膜下血管呈现多层次和立体的结构，肠黏膜血管是实现营养吸收、物质和能量代谢的基本功能单位，这和肠络的功能类同。溃疡性结肠炎患者存在黏膜下血管模糊、紊乱甚至消失的情况，血液呈现高凝的状态，符合络脉病理的基本特点。

肝为藏血之脏，主疏泄条达全身气血，为气血调节的枢纽。肝络作为肝脏和肝经的重要组成部分，不仅是肝脏生理结构和功能发挥的基础，而且也是肝脏联通其他脏腑，贯通气血津液循行的要道。肝络作为气血运转的纽带和桥梁，也是邪气侵袭肝脏，损害肝脏功能的路径。肝络细小众多，分布表浅，气血运行迟缓，疫毒邪气侵袭，循经入络，由气及血，会导致肝脏的慢性损伤性

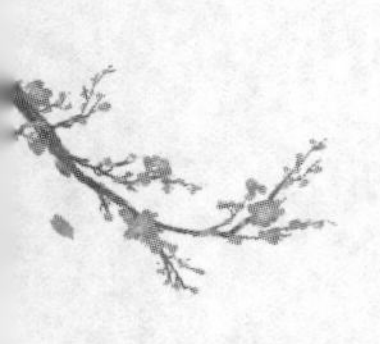

病变。研究表明，慢性肝脏病变存在较为广泛的肝血管病变，肝窦是肝之络脉的重要组成部分，肝窦的病理改变是肝脏病变最重要的阶段。

四、从毒损胃络论治慢性萎缩性胃炎

慢性萎缩性胃炎是我国高发的慢性消化系统疾病，是肠型胃癌进展过程中的重要阶段。胃黏膜反复损伤后腺体萎缩，数目减少，黏膜变薄，基层变厚，伴或不伴有肠上皮化生或异型增生，属于胃癌前状态。慢性胃炎存在“炎—癌转化”模式，即“慢性浅表性胃炎—慢性萎缩性胃炎—肠上皮化生—异型增生—胃癌”模式，病程较长，病机错综复杂，属于本虚标实、虚实夹杂之候。中医学并无慢性萎缩性胃炎的概念，根据临床表现可将其归于“胃痞”“胃痛”“痞满”“嘈杂”等范畴。慢性萎缩性胃炎的发生发展与多种因素密切相关，多由外感邪气、情志失调、劳倦过度、饮食失宜及素体脾胃虚弱等引起。

在慢性萎缩性胃炎的长期发展过程中，多种病因损伤脾胃，导致脾胃气机升降失常，脾胃虚弱。脾胃为人体气血生化之源，脾胃之气既伤，气血失充，胃体失养，血络亏虚，黏膜失荣，此时黏膜损伤尚不严重，胃镜下多见胃黏膜轻度萎缩，苍白粗糙，变薄，血管显露，固有腺体减少等表现。根据脾胃虚弱主要可分为脾气亏虚、胃阴不足的证候。脾虚无以运化，气机阻滞，则见胃脘胀满或隐隐作痛，纳呆食少，胃阴亏虚则见饥不欲食，口干等症，此时疾病尚且停留于气分，未累及络脉血分。治疗当健脾益气和胃，疏调气机，常选用黄芪、太子参、白术、山药益气健脾，百合、石斛、麦冬、乌梅补养胃阴，郁金、白芍、当归柔养肝木，条达气机。在补养脾胃的同时当注意理气和降，避免壅滞气机。治疗当以通补为主，用药以轻灵为宜，可适当配伍砂仁、厚朴花、紫苏梗、鸡内金等行气消滞之品。

《临证指南医案》云：“盖胃者汇也，乃冲繁要道，为患最易，虚邪、贼邪之乘机窃发……初病在经，久痛入络，以经主气，络主血……凡气既久阻，血亦应病，循行之脉络自痹。”胃为水谷之市，受纳腐熟之所，精微化生之处。胃中诸气交杂，气血充沛，极易发生壅堵。脾胃正气虚损日久，水液、谷物运化失常，气机阻滞中焦，食积、水湿、痰浊等诸邪内生，阻滞于胃腑血络，络中血气亏虚，无以疏调凝滞之气机，久则疾病由气入血，导致血分瘀阻，胃络受损，黏膜下出现有形之积。当血瘀较轻时，胃黏膜呈现暗红色变化，粗糙不平，有结节状增生。当血瘀逐渐加重，血络瘀阻较甚，胃黏膜出现灰白色变化，黏膜病变范围进一步扩大，萎缩，出现中重度病变，或伴有肠上皮化生，此时治疗在补虚扶正的基础上辅以活血通络之法，可根据血瘀轻重合理选用活血破血之品，如丹参、莪术、三棱、蒲黄、五灵脂等。活血通络化瘀药可有效改善胃黏膜血液循环，改善局部缺氧表现，延缓黏膜萎缩进程，促进固有黏膜的修复和再生。

《临证指南医案》云："病久入络，不易根除。"胃络是人体络脉系统的重要组成部分，细小曲张的生理结构导致邪气易入难出。当疾病进展到血分阶段，病位累及络脉，邪毒内蕴是慢性萎缩性胃炎发展的必然阶段。《说文解字》云："毒者，厚也。"《金匮要略心典》曰："毒，邪气蕴结不解之谓。"由此可知，邪气盛极为毒，毒邪具有致病力强、变化剧烈、顽固难解的特点。邪毒可分为外来之毒和内生之毒，外来之毒包括六淫暴烈之邪，同时还包括酒食之毒、药物之毒及幽门螺杆菌感染；内生之毒多为人体内痰浊、湿邪、瘀血所化之毒。人体正气虚弱，不能及时祛邪，邪气稽留，积聚酿毒。慢性萎缩性胃炎后期，脾胃受损，气阴不足，痰、湿、瘀互结于胃络，蕴热酿毒，毒邪戕害胃黏膜结构组织，引起胃黏膜不可逆的损伤，是导致异型增生及癌变的重要条件。毒邪的具体表现根据兼夹邪气而有不同的差异，毒有湿毒、痰毒、热毒、瘀毒之分，相对应的治疗方法亦不同。解毒当以扶正为先，以健运中土脾胃为首要，正盛方能祛邪解毒，常以党参、白术、茯苓、山药等补益脾气。湿毒明显者可选用豆蔻、苍术、厚朴、半夏等燥湿行气，热毒炽盛者可加用连翘、蒲公英等清热解毒，瘀毒为著者合用丹参、莪术、三棱、夏枯草等化瘀通络，病理见肠上皮化生或异型增生者酌用半枝莲、藤梨根、刺猬皮抗癌消癥，合并幽门螺杆菌感染者合入黄连、黄芩、白花蛇舌草等抗炎杀菌。总以健脾通络解毒为治疗法则，围绕脾虚、络阻与毒损的关键病机进行辨治。

五、从毒损肝络论治慢性乙型病毒性肝炎及肝硬化

慢性乙型病毒性肝炎是一种由乙型肝炎病毒感染引起的慢性传染病。乙型肝炎病毒可致使肝脏持续受到慢性感染和炎症反应的破坏，病程较长，导

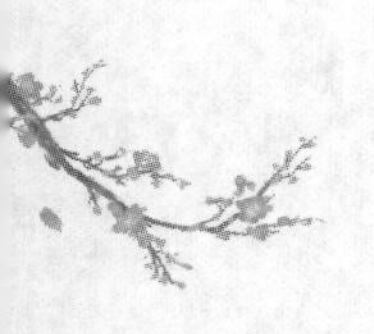

致肝细胞损伤、肝纤维化产生。肝纤维化进一步发展，胶原纤维和再生结节增生，破坏正常的肝小叶结构，血液供应减少，肝脏出现广泛纤维化，结节形成，从而导致肝硬化的发生。《素问》道："五疫之至，皆相染易，无问大小，病状相似。"乙型肝炎为乙型肝炎病毒感染所致，其病程漫长，迁延难愈，具有强烈的传染性。当疾病进展到重型肝炎、肝硬化阶段，病情发展迅速，因此乙型肝炎符合疫毒致病的特点。乙型肝炎病毒感染人体后，往往会在人体潜伏一段时间后发病，与伏邪伏而后发的起病特征相似。伏邪属于温疫范畴，因此乙型肝炎属于毒邪之疫毒的范畴。

乙型肝炎病毒属于湿热疫毒之邪的范畴，邪之所凑，其气必虚，素体正气不足是慢性乙型病毒性肝炎的根本病因。湿热疫毒侵袭人体，正气难以祛邪，导致湿热毒邪留滞，初起病邪扰及气分，久则病邪侵扰血分，损及络脉。毒损肝络是乙型病毒性肝炎的重要病理机制。肝为藏血之脏，主疏泄条达，为气血调节的枢纽。肝络密布肝体内外，微细如丝，为连接肝脏内外表里、运行气血津液的桥梁，具有分布表浅、气血运行迟缓的特点。慢性肝脏疾病中存在较为广泛的肝内血管病变，肝络的生理特点使得湿热疫毒邪气容易入血入络，导致血行瘀滞，变证丛生，引起肝脏纤维化、癌变等一系列病理变化。

疫毒之邪自血脉侵犯人体，正气强盛尚能战胜邪气，祛邪外出，此时多表现为一过性感染。若正邪皆盛，双方力量相当，毒邪循经深入血络，与络中气血相搏，肝络气血不通，则出现黄疸、胁痛等症状。若治疗不当或邪气盛极，邪气化火生毒，炼液为痰，毒火灼伤血络，迫血妄行，内闭神明之脏，出现神昏、吐血、便血等危急之症。所谓"最虚之处，便是容邪之处"，若正气不足，邪气亦不亢盛，正气无以祛邪，正虚络脉失养，毒邪阻于络脉，深伏肝脏，日久暗耗气血津液，肝络益虚，毒邪深伏。此时若复遇外邪，饮食失宜，情志内伤，劳倦过度，引动伏藏于肝络的邪气，打破正气与邪气相持的局面，正邪二气此消彼长，疾病反复发作，缠绵难愈，肝络渐损。病程日久，络中毒邪不解，肝气升发条达受阻，气机郁滞，津液疏布运行失常，血行失畅，气滞、痰浊、血瘀内生，与湿热毒邪相合，影响肝脏气血津液代谢，肝体失于濡养，硬化生变，积聚内生，则疾病向肝纤维化、肝硬化方向发展，肝体败坏。

慢性乙型病毒性肝炎向肝纤维化、肝硬化的转换是一个动态的演变过程，毒损肝络是疾病主要的病变机制，毒、瘀、痰、虚是疾病的病理基础。疾病初期，湿热疫邪内侵肝络，导致肝络失和，络脉气机不畅，肝失疏泄，出现胁肋胀满，脘腹痞满，嗳气，脉弦，可予以疏肝通络之法，以条达气血为主，予以旋覆花、柴胡、当归、木香、白芍、郁金疏调郁气，柔肝通络，湿热较盛者可合入垂盆草、白花蛇舌草、茵陈、虎杖以清热解毒，清化湿热。肝络气病不解，日久病至血络，气血双病，可见局部刺痛不移，舌质紫暗，脉涩等表现，可选用辛味通络之品，如桂枝、小茴香、独活、羌活等，引诸药直达病所，又可借其辛味窜通之性助气血运行，消除局部瘀阻。肝络瘀血不化，瘀、毒、痰、湿胶结络脉，形成结节、癥瘕、积块，予以化瘀消癥散结之法，药用丹参、莪术、浙贝母、牡蛎、山慈菇、鸡内金等，若瘀阻较重，可酌情使用虫类走窜药，搜邪剔络，祛除络中宿邪，可用全蝎、蜈蚣、地龙、僵蚕等。虫类搜剔，佐以补剂，使祛邪而不伤正。慢性乙型病毒性肝炎、肝硬化络病日久，气血不足，络脉失充，可见神疲乏力，少气懒言，唇舌色淡等络虚不荣表现。大凡络虚，通补最宜。根据气血阴阳亏虚不同，扶正通络，以血肉有情之品填补气血，培补络道，如鹿茸、龟甲、紫河车、猪脊髓、阿胶之类。

六、从毒损肠络论治溃疡性结肠炎

溃疡性结肠炎是一种慢性非特异性炎症性疾病，主要侵犯直肠和结肠的黏膜层和黏膜下层，主要临床表现有腹痛、腹泻和脓血便等。溃疡性结肠炎的发病机制还不完全明确，可能与遗传、肠道微生物失调、环境因素等有关。西医学治疗溃疡性结肠炎的主要方法包括抗感染、糖皮质激素治疗及免疫抑制剂应用。溃疡性结肠炎主要表现为腹痛、下利脓血、里急后重，急性发作和缓解期交替出现，病程迁延难愈，根据症状和特点，可将其归于中医学“肠辟”“痢疾”“腹泻”的范畴。

《卫生宝鉴》载脾土损“轻则飧泄，身热脉洪，谷不能化：重则下痢，脓血稠黏，里急后重”;《诸病源候论》云“凡痢皆由荣卫不足，肠胃虚弱，冷热之气，乘虚入客于肠间，肠虚则泄，故为痢也”。脾胃为后天之本、气血生化之源，素体脾胃亏虚，失于运化，气血失源，则肠道黏膜失于气血涵养，屏障薄弱。又因起居不当，感受外邪，或饮食不慎，使得邪毒直中胃肠。正气存内则邪不可干，若已有素体虚弱，则邪毒留滞难去，更耗伤脾胃之气。毒邪可分为外来毒邪和内生毒邪，外来之毒自外而来，可直接损伤脏腑组织，导致脏

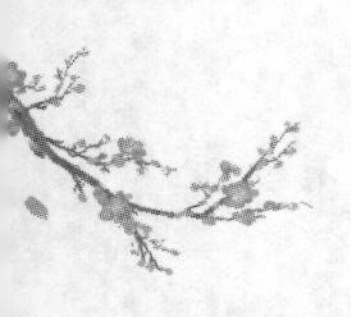

腑功能失调，包括酒毒、食毒、六淫毒邪等具有强烈致病力、能够引发严重病证的病邪。毒邪多具有顽固难愈、损脏伤形、秽浊的特点。溃疡性结肠炎反复发作，缠绵难愈，内镜下可见黏膜充血、糜烂、表面附有污秽苔等表现。《杂病源流犀烛》曰："湿盛则飧泄，乃独由于湿耳。不知风寒热虚，虽皆能为病，苟脾强无湿，四者均不得而干之，何自成泄？是泄虽有风寒热虚之不同，要未有不原于湿也。"溃疡性结肠炎的主要病理因素为湿，其发病基础是脾气亏虚，失于健运，土不克水，津液难以输布，停滞肠间，化为湿浊之邪，或因外感湿热疫毒，损伤脾胃，湿阻气机，气郁化热，湿热相合，蕴蒸生毒，湿毒与肠络气血相搏，肠络受损，血溢络外，肉腐成脓，内溃成疡，湿毒贯穿疾病发生发展全过程。湿热毒邪蕴结络脉日久，影响血液运行而导致瘀血的产生，湿、热、瘀、虚互结，符合络病理论久病入络入血的传变规律。

本病虽在脾胃和肠，但须重视脏腑间的生克制化，强调从五脏论治，从阴治阳。《医学入门》有"肝与大肠相通"的论述，后世医家据此提出"脏腑别通"理论，认为肝和大肠在脏腑气化中存在密切联系，在生理上息息相关，在发病上互相影响。肝木主肠络气血条畅，情志失调影响肝木之能，进而影响肠络气血运行，加重络脉瘀阻。肝气久郁不宣，导致肠道气机化火化热，其热传于血络，血热与肠道湿热相兼为害，从而加重黏膜溃疡。

治疗当以健脾通络解毒为法则，重视调畅络脉气血，消除局部瘀滞，通补结合。溃疡性结肠炎在发作期往往以湿热毒邪为主，此期湿热积滞留于肠内，日久化毒，气血壅滞，毒热灼伤络脉，黏膜脱落，当以清热燥湿、解毒止痢为主，常用黄芩、黄连以清利中焦湿热，白头翁、秦皮、马齿苋清热解毒、凉血止血，败酱草解毒化瘀消痈。缓解期络脉瘀阻未解，湿浊余邪未净，络脉空虚，脾虚之象渐显，运化失常，水湿之邪不化，清浊不分，倾泻而下，可见腹泻，偶有少量黏液便，治疗首当顾护脾胃正气。但溃疡性结肠炎缓解期往往存在邪实的一面，以虚实夹杂之候多见，单纯补益容易壅滞气机，有闭门留寇之患，故可选用太子参、党参、炒白术、茯苓等性味较平和之品，平补不滋腻，扶正不碍邪。同时可佐以芳香醒脾之品，如陈皮、木香、砂仁，一方面可芳香振脾以助湿邪之运化；另一方面可行气助脾胃运转，防止虚不受补。针对络脉瘀阻、络脉空虚，以通补为法，行气活血，复络脉之形体。行气药常可用木香、枳壳、青皮、陈皮、槟榔、香附等，活血药多选用桃仁、丹参、赤芍、

三七、莪术等。同时注意调和肝脾两脏，可用厚朴花、扁豆花、合欢花等药醒脾疏肝，调通气血。

参考文献

[1] 黄昊，刘绍能，姚乃礼. 姚乃礼辨治溃疡性结肠炎之经验［J］. 江苏中医药，2023，55（4）：26-28.

[2] 陈静，徐蕾，曹正民，等. 姚乃礼教授从“肝郁脾虚，络阻毒损”论治慢性萎缩性胃炎经验［J］. 天津中医药大学学报，2022，41（3）：295-299.

[3] 张若宣，吕文良，曹正民，等. 姚乃礼以“肝络”理论辨治慢性乙型病毒性肝炎肝纤维化［J］. 中医学报，2020，35（2）：304-307.

[4] 朱丹，姚乃礼. 姚乃礼应用“络病”理论治消化系统疾病［J］. 中华中医药杂志，2018，33（2）：577-579.

[5] 殷振瑾，闫远杰，姚乃礼. 姚乃礼主任医师从邪毒理论辨治慢性萎缩性胃炎经验［J］. 时珍国医国药，2017，28（8）：2007-2008.

[6] 燕东，白宇宁，张润顺，等. 姚乃礼基于络病理论治疗慢性萎缩性胃炎经验［J］. 中华中医药杂志，2015，30（11）：3946-3949.

[7] 刘震，刘绍能. 姚乃礼治疗慢性乙型肝炎及肝硬化经验介绍［J］. 中国中医药信息杂志，2012，19（7）：89.

基于“胃不和则卧不安”理论探析失眠临证思路

“胃不和则卧不安”理论源自《黄帝内经》，提出脾胃功能与睡眠关系密切的重要观点。脾胃居于中焦，为上下气交之门户，主司气机之升降，脾胃调和则清气升，浊气降，气血生化有源，营卫循其常度，阴阳相交，神有所安养而寐安。临床上胃肠疾病往往伴有睡眠障碍的情况，因此对失眠的证治可从脾胃入手，运用健脾养胃、调养气血、和胃降浊、调肝理气等方法治疗。

一、“胃不和则卧不安”理论溯源

“胃不和则卧不安”首见于《黄帝内经》。《素问·逆调论》云：“阳明

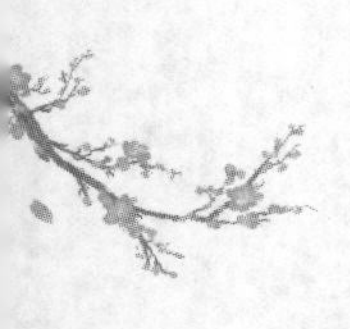

者，胃脉也，胃者六腑之海，其气亦下行。阳明逆，不得从其道，故不得卧也。《下经》曰：胃不和则卧不安，此之谓也。”文中的“胃”并非单独指足阳明胃腑，《内经》中的“胃”往往是一种广义的概念，正如《灵枢·本输》云“大肠小肠，皆属于胃，是足阳明也”，大肠、小肠和胃在结构上相关联，同时在功能协作上密不可分，共同参与受纳腐熟饮食物，因此古代将胃肠系统同归属于胃。《素问·六节藏象论》曰：“脾胃大肠小肠……此至阴之类通于土气。”脾和胃肠在五行属性上皆属于土，大小肠功能的实现依赖于脾土的转运。所谓“胃不和”指的是中焦脾胃功能失调；“卧不安”即不寐，睡眠不安稳，《黄帝内经》称之为“目不瞑”“不得眠”“不得卧”等。

失眠属于中医学“不寐”“卧不安”“目不瞑”等范畴，指个体在适当的时间和睡眠环境下无法顺利入睡或无法保持足够的睡眠时间，主要表现为入睡困难、睡眠维持障碍、早醒、睡眠质量下降或总睡眠时间减少，最终导致白天出现疲劳、注意力减退、情绪变化等一系列生理和心理问题。《灵枢·大惑论》曰“夫卫气者，昼日常行于阳，夜行于阴，故阳气尽则卧，阴气尽则寤”；《灵枢·营卫生会》载“营卫之行，不失其常，故昼精而夜瞑”。营卫之气正常运行和交感是寤寐的基础，卫气潜藏入阴分则眠安，卫气出于阴分则苏醒。《灵枢·大惑论》曰：“卫气不得入于阴，常留于阳。留于阳则阳气满，阳气满则阳跷盛，不得入于阴则阴气盛，故目不瞑矣。”卫气属阳，阴不制阳，阳浮于外，导致阳不入阴而见失眠。因此后世将失眠的核心机制归为阳不入阴。营卫之气化源自中焦，脾胃是营卫之气正常运行的基础，同时脾胃为阴阳交通的中枢、气机升降的枢纽，脾胃之升降如序是阴阳实现交通的关键。因此脾胃功能失调、升降枢机不利是失眠发生的核心病机所在。

二、“胃不和则卧不安”的病机认识

1. 中虚不运，心神不安

《景岳全书·不寐》载：“寐本乎阴，神其主也，神安则寐，神不安则不寐。”从中医角度来看，血是神的物质基础，睡眠与心神的关系密切。心神需要得到充足的阴血濡养才能保持安寐，保证良好的睡眠。《灵枢·营卫生会》载：“中焦亦并胃中，出上焦之后，此所受气者，泌糟粕，蒸津液，化其精微，上注于肺脉乃化而为血。”脾与胃以膜相连，同为后天之本，气血生化之源，其功能的正常与否直接影响阴血的生成。胃为阳明之腑，上承食管，下接肠道，以通为用，以降为顺，将食糜下传；脾为太阴之脏，与脾胃互为表里，以升为健，将胃中水谷精华升清上输心肺，化生气血以濡养五脏六腑、四肢百骸。脾胃运化正常，气血来源充足，神魂安守其舍，则夜寐安和。若思虑过度，劳伤脾胃，脾胃虚弱或运化失职，气血化生不足，或血失所统，则导致气血无以上奉于心，心无所主，心神不安而不寐。正如《类证治裁》所谓“思虑伤脾，脾血亏损，经年不寐”。

2.中焦壅滞，心肾失交

心位于上焦，五行属火，在卦为离；肾居于下焦，五行属水，在卦为坎。心为阳中之太阳，肾为阴中之少阴，在上之火须下潜以温寒水，在下之水须上济以制心火，坎离互济则上下气机互通，心肾相交则机体阴阳、水火平衡协调运行，人能安然入寐。《四圣心源》云“脾升肾肝亦升，胃降心肺亦降”，心肾之交通互济不仅和心肾本脏的阴阳相关，同时还依赖于脾胃斡旋之功。脾胃居于中焦，为人体中轴。一方面，脾以升为健，脾气升健可助肾水上承于心；胃以降为和，胃气通降引心火下温肾水。另一方面，水火二脏通过中焦实现交通，这就要求中焦保持通畅的状态，中焦空灵而无痞塞是心肾相交的重要前提。正如清代张聿青《医案》所云：“胃为中枢，升降阴阳，于此交通，心火府宅坎中，肾水上注离内，此坎离之既济也。水火不济，不能成寐，人尽知之。不知水火不济，非水火不欲济也，有阻我水火相交之道者，中枢是也”。

若脾胃虚弱，脾胃运化失司，则难以运化水谷，致使水湿停滞体内。水湿可随气机流转，全身上下无处不至，其停滞中焦，阻滞心肾交通的道路，则导致心肾不交。《诸病源候论·食伤饱候》提出“夫食过于饱，则脾不能磨消，令气急烦闷，睡卧不安”，若饮食不节，食积不化，壅滞胃肠，可阻隔上下互通，导致阳不入阴，进而引起失眠。中焦气机阻滞不通，久则由气入血，引起血分瘀堵，瘀血留滞中焦，也可阻挡水火交通之道。

3.浊邪上犯，神不守舍

胃是六腑之一，具有受纳和通降的生理功能。胃的受纳指的是胃能够容纳水谷，并进行初步消化；胃的通降则是指胃气必须保持畅通下降的趋势，以保证食物能够顺利进入小肠进行进一步消化吸收。胃腑通降有序，则胃肠浊气可随之下行。若脾胃运化不利，脾不升清，津液不化，胃气失和，聚而生

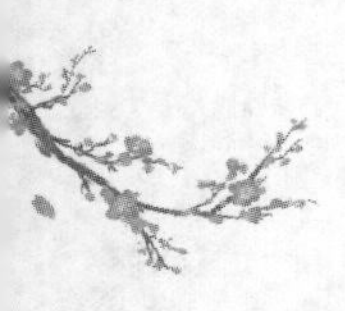

痰湿。“百病多因痰作祟”，痰浊是水液代谢障碍所形成的病理产物，《名医杂著》言“痰乃津液之变，如天之露也，故云痰遍身上下，无处不到”。痰为阴邪，其性重浊黏滞，可影响脏腑气机，蒙蔽清窍，阻断阴阳交通道路，扰乱神明。痰浊一旦生成，可随胃气上扰于心，致使心神不宁。痰浊蕴久化热，或嗜食辛辣，胃火炽盛，痰火互结，胃气不得顺降，扰动心神而致心烦不寐，噩梦纷纭，如《类证治裁》提出“胃不和则卧不安，盖胃气主降，若痰火阻痹，则烦扰不寐也”。

4.木土失和，升降失司

肝为厥阴之脏，其位在下焦，主阴尽阳生之气，其气主升主动。肝属木主疏泄，喜条达而恶抑郁，具有疏通、条达周身气机的作用，与情志活动密切相关。《血证论》云：“木之性主于疏泄，食气入胃，全赖肝木以疏泄之，而水谷乃化。”脾胃生万物而属土，其体淖泽，其性壅滞，滞则易郁，必须借由肝木之条达活泼升散疏泄之性，才不致气机壅滞，而使水谷得以正常运化，维持升降之机正常。肝之疏泄功能失常，气机紊乱，则脾胃升降运化功能失常。现代生活方式改变，生活节奏变快，人们的压力与日俱增。巨大的心理负担使得人们经常处于焦虑、抑郁、紧张等不良情绪中，这些负面情绪直接影响肝木的正常生理功能，诱发和加重胃肠疾病及失眠症状。肝木生发不遂，横逆侵犯脾胃，脾气不升，清阳不荣神明，胃气不降，上逆扰及心神，神魂难安而难寐。肝胃郁滞，日久不解，气机化火化热，肝胃之邪热上冲，则心烦不安，彻夜难寐，如《丹溪心法》言“肝郁日久，气有余便是火，火性主动，动则乱于神明，致惊悸不安，起卧不安”。

三、临床辨治思路

1.补土固本，和调气血

《灵枢·平人绝谷》云：“神者，水谷之精气也。”神舍于心，其产生需要气血津液的濡养。脾胃健运，气血生化有源，血充而神有所养，心神安居其位则寐安，反之则不寐。脾胃失健，饮食精微不能转化为气血、津液，心脑失于濡养，致神失所居，夜不能寐。临床可辅以饮食情况评估患者的脾胃功能状况，饮食无饥饿感，伴有气短乏力、大便溏薄、头晕懒言，大多属于脾虚，可用四君子汤酌加砂仁、木香等醒脾之品；饥不欲食多为胃阴虚，表现为入寐困难，烦躁，胃灼痛，手脚心热，常用益胃汤以养阴和胃；若脾胃虚弱日久，影响气血化生，导致气血两虚，神魂失养，临床表现为入睡困难，甚至整夜不能入睡，健忘，心悸心慌，头晕目眩，乏力，食欲不振，面色萎黄，唇舌淡白等，可用归脾汤健脾养胃，和调气血，使气血充沛，神明得养。

2.通畅中焦，交互阴阳

脾胃乃腐熟消化水谷之所，又主运转精微物质以灌四旁。现代人生活条件大为改善，物质生活极为丰富，饮食结构也发生了改变，加上过食肥甘厚味，暴饮暴食，以及饮食无规律，极易内损脾胃功能，阻碍脾胃消化转运之功，致中气壅堵，气化失畅，日久形成湿热、痰浊、食积、瘀血等内生之邪。邪气阻滞于心肾交通之路，进而引起心肾不交，阴阳失和。治之当祛除实邪，通畅中焦，恢复阴阳交合。《医学心悟》曰"有胃不和则卧不安者，胃中胀闷疼痛，此食积也，保和汤主之。"食积不化所致的失眠多表现为脘腹痞满，嗳气酸腐，大便臭秽，舌苔厚腻，脉滑，可用保和丸消食化积，清化积热；若湿热之候突出，兼有大便秘结者，可选用枳实导滞丸行滞通腑；若痰饮中阻，可伍以半夏秫米汤；若为久病致瘀，瘀血致病，可用血府逐瘀汤祛除瘀阻，气道通畅，阴阳自能相交。

3.降逆泄浊，清热安神

中土失运，积湿生痰，或情志郁结，气郁生痰，痰浊扰胃，随气机上逆，上蒙神窍，扰乱心神，临床表现为反应迟钝，精神不振，头沉，肢体困倦，胸闷太息，或呕吐呃逆，口不多饮，口中黏腻或吐痰涎，大便黏腻不爽等，常用四君子汤合用半夏、厚朴之类健脾化湿，降逆化痰。《景岳全书·不寐》载："痰火扰乱，心神不宁，思虑过伤，火炽痰郁而致不眠者多矣。"痰邪重浊黏滞，极易困遏气机，有化热化火之势，痰热内扰心神，证见入睡困难，心烦心悸，胸闷痰多，脘闷纳呆，口干口苦，大便不爽，小便色黄，舌红，苔黄腻等，多用黄连温胆汤加味以理气化痰，清热安神。

4.调肝和中，斡旋升降

《素问·刺禁论》云："肝生于左，肺藏于右，心部于表，肾治于里，脾为之使，胃为之市。"脾胃为一身气机升降之机枢，脾升胃降，则人身之气出入升降运转如常。脾胃升降亦依赖于其他脏腑之气的配合方能维持正常的运作状态。肝木生于东方，与中土位置相邻，在气机运转上相互依存，息息相关，

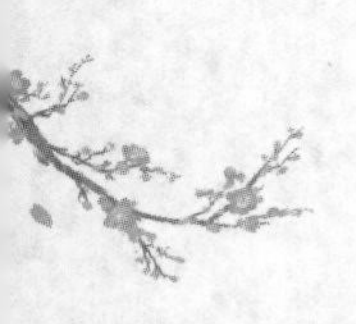

脾胃运化和升降功能发挥有赖于肝木疏泄功能的正常发挥。肝木升发太过，或肝木郁滞，升发不及，可导致土虚木乘，木不疏土或木旺乘土等情况发生，影响脾胃升降，导致升降失常，清陷浊逆。在治理脾胃的同时还应该注意调肝，根据气血阴阳的情况合理地使用疏肝、平肝、泻肝、柔肝等治法。

四、小结

不寐的核心病机总属于阴阳失交，阳不入阴。“胃不和则卧不安”是中医诊治不寐的重要理论之一，脾胃不和、气血亏虚、升降失常、实邪阻滞均会导致阴阳失调，交通障碍，从而引起失眠。故治疗当注重顾护脾胃，恢复中焦气机，升降有常，调和阴阳，使神有所安而寐安。

参考文献

[1] 陈静，徐蕾，曹正民，等. 姚乃礼治疗失眠常用方剂浅析 [J]. 辽宁中医杂志，2023，50（7）：32–35.

[2] 冯佳琪，张丽丽，王丽，等. 姚乃礼教授基于“通其道”辨治失眠的经验 [J]. 中国医药导报，2023，20（7）：139–142.

[3] 胡伶姿. 姚乃礼教授基于“胃不和则卧不安”理论诊疗慢性胃炎伴失眠的临床研究 [D]. 北京：北京中医药大学，2019.

从肺论治脾胃病

肺与脾胃在生理功能上密切相关，主要体现在气机升降和水液代谢方面。肠易激综合征、胃食管反流等脾胃疾患往往与肺脾胃功能失调相关，临床可采用宣肺、降肺、理肺、润肺等治法，通过调节肺气以复脾胃升降，调补肺脏以补脾胃之虚。

一、从肺论治脾胃病的基础

1. 经络相互连属

肺、胃、大肠在解剖位置结构上相近，联系密切。肺在膈上，胃在膈下。

胃、大肠在口、咽、食管之下，咽在喉后，咽主纳入水谷，喉主呼吸空气，口及咽喉同为饮食、呼吸之路，体现了肺、胃、大肠在解剖上的联系。在中医理论中，脏腑之间通过经络系统相互联系，构成复杂的网络。《灵枢·经脉》曰“肺手太阴之脉，起于中焦，下络大肠，还循胃口，上膈属肺”；《素问·平人气象论》云“胃之大络，名曰虚里，贯膈络肺”，说明肺与胃在经络上存在连属的关系。“大肠手阳明之脉……下入缺盆，络肺，下膈，属大肠”，说明肺与大肠互为表里，可直接通过经络属络建立联系。

2.五行相生，同司津液代谢

《薛生白医案》言：“脾为元气之本，赖谷气以生；肺为气化之源，而寄养于脾者也。”在五行系统中，肺为辛金，脾为己土，胃为戊土，土可生金，脾胃与肺存在五行相生的关系。脾胃为后天之本，脾胃健旺自然可上输精气以壮肺，有助于肺发挥正常的生理功能。脾胃虚弱，母病及子，肺脏最易受病，导致肺脏虚弱，宣发肃降无力，主气之能失职。同样，若肺气虚损，布散精气无力，则脾胃失于精气濡养，致肺脾两虚。

肺、脾、胃、大肠等多脏腑共同参与津液的运化和疏布过程。《素问·经脉别论》载：“饮入于胃，游溢精气，上输于脾，脾气散精，上归于肺，通调水道，下输膀胱，水精四布，五经并行。”胃为水谷之海，为水液代谢的起始，水谷入胃，经受纳腐熟后形成食糜，再经过小肠分清别浊后化为食物残渣，大肠接受小肠下传的食物残渣，并吸收水分使之形成粪便，其中脾的运化功能在水液的代谢过程中起着重要作用。脾运化转输精微及水液给肺，肺通过宣发作用将水液升达上焦，以荣养皮毛和头面，通过肃降作用将水液下润五脏六腑，同时将废液经膀胱排出体外。因此肺、脾、胃、大肠在水液代谢方面联系密切，并可相互影响。《素问·咳论》曰：“其寒饮食入胃，从肺脉上至于肺，则肺寒。”脾为生痰之源，肺为贮痰之器，若脾胃受损，运化水液失常，导致痰浊水湿不化，痰浊上扰于肺，壅滞肺脏，导致肺失宣降，发为痰饮咳嗽。《血证论》云“津液足则胃上输肺，肺得滋养，其叶下垂，津液又随之而下”，若肺经燥热或肺气亏虚，肃降无力，津液难以下润脏腑，可引起脾、胃、大肠阴津亏虚，导致脏腑阴虚证候。

3.气机升降相因

《医门法律》云：“呼出心肺主之，吸入肾肝主之，呼吸之中，脾胃主之。

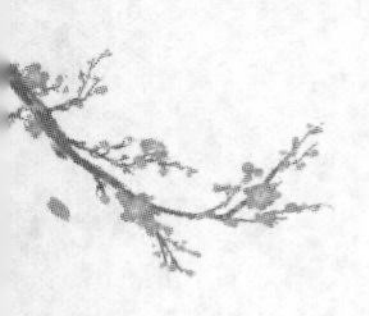

故惟脾胃所主之中焦，为呼吸之总持。”肺居于上焦，为五脏华盖，气之上源，主气司呼吸，呼浊吸清，脾胃为气机升降的枢纽，肺为脾胃气机升降的外轮，肺的宣发肃降功能和脾胃之升降密切相关。《四圣心源》中指出：“胃降则心肺亦降，故金水不滞。”肺主宣发肃降，与秋季收敛肃杀之气相应，其气以肃降为主。胃为气机枢纽的一环，其气以降为顺，以通为和，肺胃皆需要通降，存在协同作用。胃气和降有利于肺气肃降，同时肺气肃降也有助于胃气通降，正如《四圣心源·咳嗽根原》云：“咳嗽者，肺胃之病也……胃土上逆，肺无降路……呼吸壅碍，则咳嗽发作。”脾气升清有助于肺气宣发，肺气宣散也可促进水谷精微的运化布散。脾胃升降失常，清陷浊逆，势必影响肺的宣发肃降，同理肺失于宣发肃降也可影响脾胃之升降。

《素问·血气形志》言：“阳明与太阴为表里，是为手之阴阳也。”肺与大肠在五行皆属于金，在脏腑层面互为表里两经。肺在上易为燥邪所伤，大肠在下易化燥伤阴，两者在性质上皆喜润恶燥。《医门法律》云：“肺气清肃，则周身之气莫不服从顺利。”肺主一身之气，肺气清降，其气下助大肠传导，津液随气下润大肠，使腑气润降无碍。倘若肺气壅滞，气机肃降失职，可引起大肠传导无力，大便难出。气机不展，津液难以敷布，大肠失于濡润，则大便干结难解。另一方面，大肠腑气顺畅也会影响肺之宣降，肠闭气机上逆可导致肺气肃降失权。正如《医醇賸义·秋燥》所言：“肺与大肠相表里，补其脏必兼疏其腑，泻其腑必兼顾其脏，此脏腑相连，不可分割之定理也”。

二、从肺论治胃食管反流

胃食管反流指因胃、食管交界处结构和功能障碍，食管清除功能及上皮清除能力减退，引起胃肠内容物反流至食管及以上部位的消化系统疾病。本病最常见的表现为反酸、烧心、胸骨后疼痛，部分患者有吞咽困难、胸骨后异物感等不典型表现。有些患者因反流物刺激食管外组织而并发咽喉炎、慢性咳嗽和哮喘等疾病。西医多采取对症治疗，如抑酸抗酸、促进胃肠动力等，抑酸药物虽可在短期内改善症状，但是需要长期服用，停药后容易复发。

历代中医典籍中未明确记载“胃食管反流”这一病名，但根据临床表现可将其归于“吞酸”“食管瘅”“梅核气”“胃痞”“噎膈”等范畴。本病病位在食管，但食管在生理结构上与胃相连，属于胃系的一部分，如《医学实在易》云："咽窍俗名食管……咽系柔空，下接胃本……乃粮运之关津，以司六腑之出纳者也。"食管的疾病实则与胃息息相关，其病机总不离胃气上逆。

《素问·五脏生成》提出"诸气者，皆属于肺"。肺主治节，朝百脉，对全身之气血津液起着调节作用，肺气失调，可引起脾胃升降失司，中焦气滞，胃失和降。胃之通降，除了要求胃保持本身顺降之性外，还受到肺之制约。肺气肃降能帮助胃气顺降；肺胃不和，肺气上逆，可引起胃气上逆而见反酸烧心。肺主一身之气，通调三焦水道，肺气失于肃降，气机郁滞于上，水液无以下行，化为痰浊，停滞于上，而见咽部异物感。针对此种情况，需要在通降胃气的基础上保持肺肃降之能，可合入紫苏子、炙枇杷叶、苦杏仁等肃降肺气，助胃气降泻逆气。苦杏仁、紫苏子降肺宽胸散结，开肺气下行之路；《冯氏锦囊秘录》载枇杷叶"禀天地清寒之气，四时不凋，味苦，气平，平即凉也……以性凉而善下气，故降火而清肺胃，以治呕哕消渴，肺热喘咳……总性凉清润下气之功也"，其可清降肺胃逆气。痰阻之象明显者可合入二陈汤、半夏厚朴汤等，融治肺胃为一身。痰阻于中上焦日久，有化热之势，胃肠相贯通，肺与大肠互为表里，热传于肠腑，肠腑不通，影响中焦气机畅通，加重胃食管反流，可选用厚朴、枳实、瓜蒌通腑泄热；或选用小陷胸汤宽胸散结，清肺化痰，下气通腑。肺气失降，津液难以下行，胃阴不足，胃气上逆，可在通降肺胃的同时合入北沙参、麦冬、太子参益胃养阴。

三、从肺论治肠易激综合征

肠易激综合征是一种功能性胃肠疾病，主要以肠道功能紊乱为特征，表现为腹痛、腹胀、排便习惯改变或大便性状改变等。根据罗马Ⅳ标准可将其分为腹泻型、便秘型、混合型和不定型4种亚型。本病病因尚未完全明确，目前认为其发病机制与肠道过度反应、肠道感觉过敏、中枢神经系统调节功能紊乱、肠道微生态失调等有关，归属于中医学"腹痛""泄泻""便秘""郁证"等范畴。

肠易激综合征是胃肠道心身疾病，心理因素在疾病发生发展过程中起着重要作用，患者往往伴有心理方面的异常，焦虑、抑郁、精神紧张等不良情绪可诱发或加重肠易激综合征。中医学认为情绪归属神的范畴，神藏于心，而分管于五脏，故有"五神脏"之称。《黄帝内经》云："诸气膹郁，皆属于肺。"

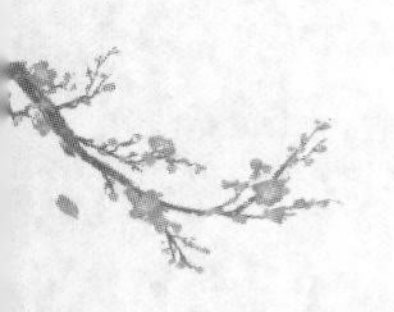

肺为五脏之一，主治节，调节一身之气，在志为悲忧。肺气失调，气机郁滞，可导致悲伤、抑郁等负面情绪的产生。针对焦虑、抑郁等情志不舒的问题，中医多从心肝论治，多强调疏肝解郁安神。但对于肠易激综合征伴有心理问题者，单纯采用疏肝之法效果不甚理想，此时可配合行气理肺之法，舒展肺脏气机，使气舒神安，常用紫苏叶、香附、瓜蒌、薤白、桔梗、杏仁等宣降肺气，宽胸理气，解除肺脏滞气，有效缓解症状。

肠易激综合征同时伴有排便习惯和大便性状的变化，可表现为腹泻、大便稀溏，也可伴有大便干结，排便困难。大便溏薄多为体内水湿停聚，水液代谢失常的表现。若肺主通调水道功能正常，水液各走其道，水谷分消而大便正常。肺失宣发，水液并走肠道，则大便不成形。此时可采用宣发肺气之法，使多余的水液上承，常用麻黄、防风、荆芥等风药。风能胜湿，其性主升主动，既可祛湿，又可宣发上焦之滞气，开提肺气，达到以上治下的目的。便秘型肠易激综合征多归因于大肠传导功能失职，肺与大肠相表里，肺气亏虚可导致大肠传导无力，引起气虚便秘。此时可培土生金，选用参苓白术散，并酌加润肠通便之品。肺热壅盛或肺阴不足均可导致大肠燥热内结，常用宣白承气汤清肺热，通肠腑，以增水行舟。

参考文献

[1] 王丽，张润顺，包一珺，等. 姚乃礼教授辨治脾胃病的经验浅析[J]. 时珍国医国药，2022，33(6)：1436-1438.

[2] 汪青楠. 姚乃礼教授对胃食管反流病的病机认识及临床疗效观察[D]. 北京：中国中医科学院，2021.

[3] 赵辉. 姚乃礼教授治疗胃食管反流病的临床经验研究[D]. 北京：北京中医药大学，2017.

[4] 张若宣. 姚乃礼教授治疗腹泻型肠易激综合征经验总结及健脾和肝汤临床观察[D]. 北京：北京中医药大学，2021.

[5] 白云峰，白宇宁，张润顺. 姚乃礼从肺论治肠易激综合征[J]. 中国中医基础医学杂志，2024，30(2)：319-322.